コツと理論がわかる

犬と猫のX線撮影ガイド

ポジショニング・撮影条件・疾患別の撮影方向の考え方

新坊弦也 著

緑書房

はじめに

近年，オンライン学習コンテンツやSNSの普及により，画像診断の学習や読影の外注が容易になり，X線診断に関する情報を得る手段が多様化しています。しかし，X線診断を考えるうえで決して忘れてはならない事実があります。それは，すべてのX線画像は，その診療施設の獣医師が撮影するものであり，他人任せにはできないということです。

獣医師の撮影技術はX線画像の画質に直結し，画質は診断精度に大きな影響を与えます。画質が劣悪であれば，たとえ読影を外注しても明確な診断を得ることは難しく，そのような画像でいくら症例を経験しても読影力は向上しません。一方で，常に高品質な画像を撮影できれば，X線画像から得られる情報量が最大化され，限られた症例数でも質の高い診断経験を積むことが可能です。このように，撮影技術の向上こそが読影力向上の第一歩と言えるでしょう。

現状では，獣医師も愛玩動物看護師も就職先の動物病院で先輩から撮影法を教わるのが一般的だと思います。その結果，撮影条件を十分に理解せず，なんとなく保定を行い，胸部や腹部はとりあえず右ラテラル像とVD像を撮影するというように，X線検査が形骸化してしまう場合が少なくありません。さらに，撮影技術を学ぼうと欧米の教科書を開いても，鎮静や全身麻酔下での撮影が前提となっていることが多く，覚醒下での動物の保定方法や詳細な撮影技術については学ぶことができません。これがX線検査を苦手と感じる獣医師の多さの一因となっているのではないでしょうか。

本書は，隔月刊『伴侶動物画像診断』に寄稿した連載『コツと理論がわかる！X線撮影トレーニング』（2020年8月～2022年6月，全11回）の原稿をベースに，大幅に情報を追加・変更したもので，「なぜそのように撮影するのか」を丁寧に解説している点が特徴です。単に各部位のポジショニングを紹介するだけでなく，何を撮影すべきか，どのような条件設定にすべきか，そしてどのように保定すれば適切なポジショニングができるか，といったポイントを具体的に解説しています。特に保定法については，「こういう理由でこう押さえる」といった形で，暗黙知にとどまりがちな部分を言語化することに注力しており，類書にはないユニークな内容となっています。そのため，本書は撮影技術を学びたい学生や新人獣医師，愛玩動物看護師の方々はもちろん，後進を指導する立場にある獣医師にも大いに役立つはずです。本書を通じて，一人でも多くの獣医師がX線診断に対する苦手意識を払拭してくれることを願ってやみません。

最後に，本書の刊行にあたり，連載企画の段階から適切なアドバイスをいただき，編集作業にご尽力いただいた緑書房の齊藤真央氏に，心より感謝申し上げます。

2025年1月

新坊弦也

目次

Ⅳ　脊椎

Ⅴ　四肢

本書の使い方

「Introduction」として，撮影の失敗例と会話形式の解説を掲載しています。正しい撮影法は，次ページ以降を読むと分かるようになっています。

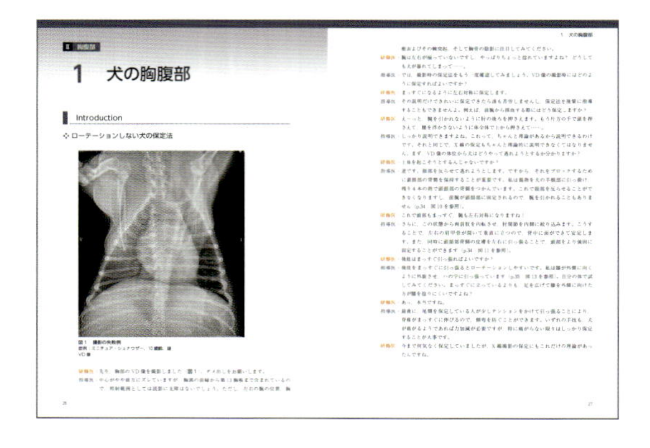
1　犬の胸腹部

Introduction

ローテーションしない犬の保定法

コツ では，読影しやすいきれいな画像を撮影するためのポジショニングのコツや，特別な対応が必要なケースなどを解説。

ロジック では，「こういう理由で，こう保定する」という保定の理論を解説。

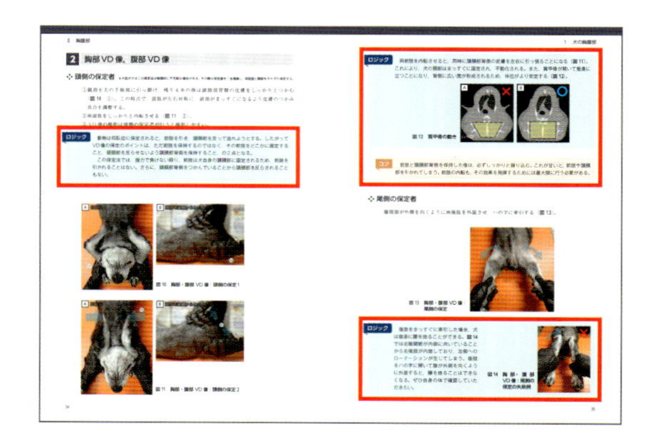
2　胸部VD像，腹部VD像

頭側の保定者

尾側の保定者

節のおわりに，その部位のポジショニングと撮影範囲をまとめています。ひと目で確認できるので，レントゲン室での撮影時にも活用できます。

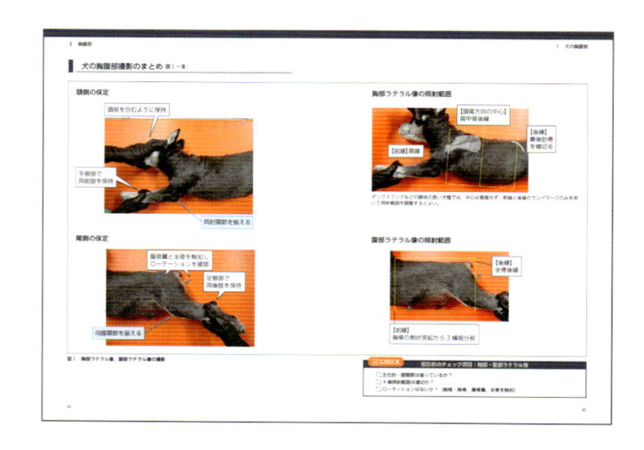
犬の胸腹部撮影のまとめ

頭側の保定

胸部ラテラル像の照射範囲

尾側の保定

腹部ラテラル像の照射範囲

I

撮影条件

1 撮影条件と画質の関係

Introduction

❖ 線量不足

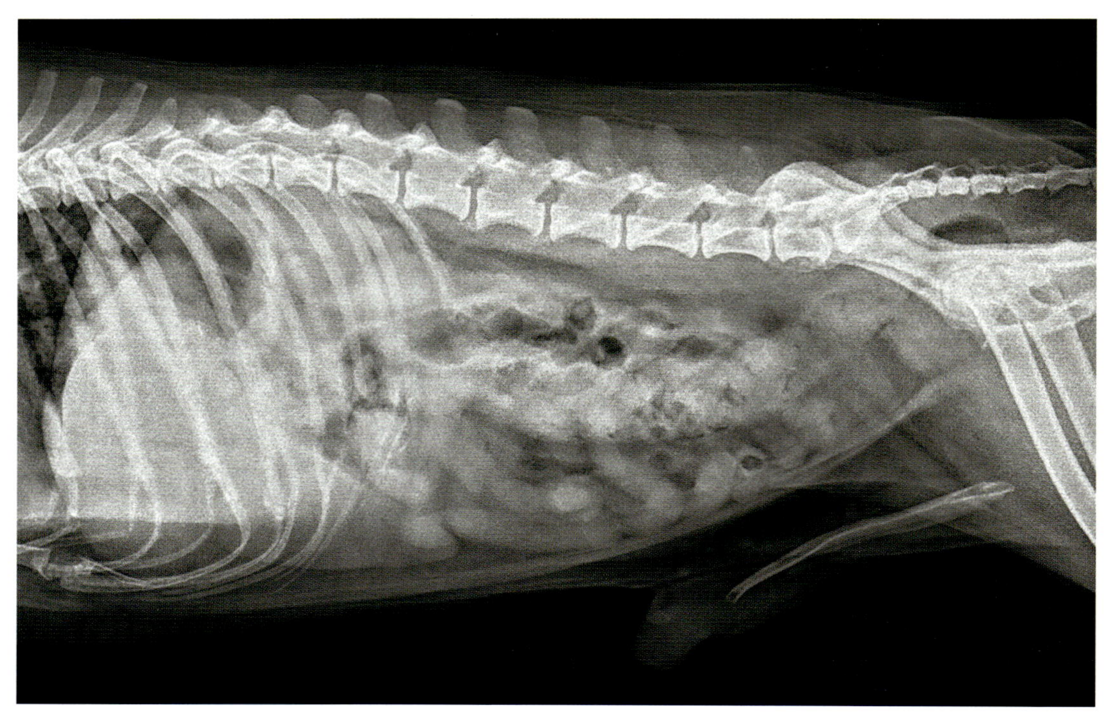

図1 撮影の失敗例
症例：イングリッシュ・コッカー・スパニエル，13歳齢，雄
右ラテラル像

研修医・先生，腹部のラテラル像を撮ったんですけど，なんだかいつもと画質が違うような気がします……（**図1**）。

指導医・これは撮影条件をミスしましたね。どんな設定で撮りましたか？

研修医・あっ，この症例の前に猫の肢端部を撮って，そのまま設定を変えずに撮影してしまいました。

指導医・では正しい撮影条件で撮り直してみてください。

研修医・はい。失敗した画像はすごくザラザラしていますね（**図2**）。

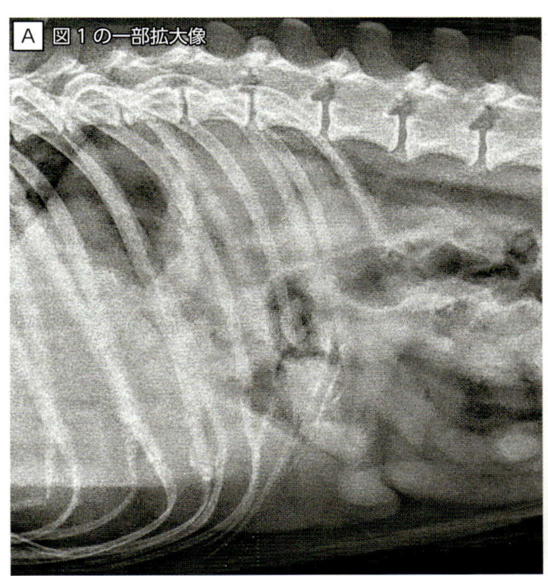

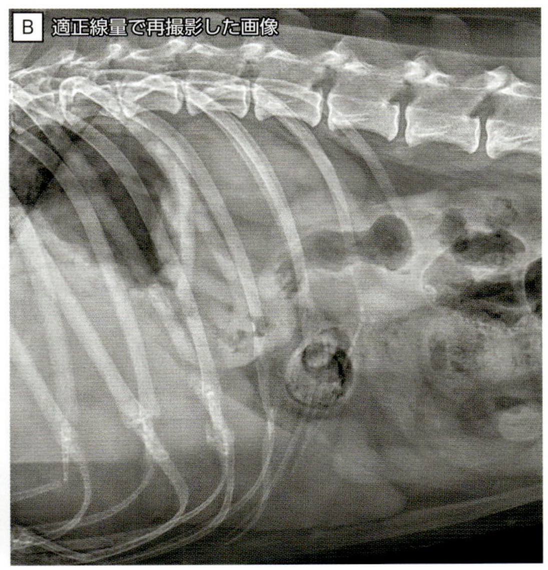

図2　図1の画像（A）と適正線量で再撮影した画像（B）の比較
線量不足の画像（A）ではざらつき（ノイズ）が目立ち，臓器の辺縁が潰れてしまって評価困難である。

指導医・これがデジタルシステムにおける線量不足です。CR，DRでは線量不足や線量過多であってもアナログのように画像が真っ白になったり真っ黒になったりしません。黒化度は自動で調整されます。しかし，線量不足の場合は今回のようにざらついた画像になってしまいます。これを粒状性の悪化，あるいはノイズの増加と呼びます。

研修医・でも，拡大するとよく分かりますけど，撮影直後にはなかなか気づけませんね。

指導医・デジタルシステムにおいては，撮影線量の簡易的な目安となる「感度指標値」という数値がすべての画像に必ず付与されます。撮影条件が適切であったか，撮影後には必ず感度指標値をチェックする必要があります。

研修医・はい。ちなみに線量過多だとX線画像はどうなりますか？

指導医・相当な過線量でない限り問題は生じません。しかし，線量を上げれば上げるほどノイズが減るというわけではありませんし，撮影時間を伸ばすことはブレのもとになりますから，適正条件で撮影することが大事です。

研修医・なるほど。今まで全く意識していませんでした……。

指導医・では今回はデジタルシステムにおける撮影条件と画質の関係について解説しましょう。

1　撮影条件のパラメータ

X 線の撮影条件は，①管電圧（kV），②管電流（mA），③撮影時間（s）の 3 つのパラメータからなる。

① 管電圧（kV）：X 線のエネルギー（透過力）と線量を規定する。
② 管電流（mA）：単位時間あたりの線量を規定する。
③ 撮影時間（s）：X 線を照射しつづける時間を表す。

さらに，管電流（mA）と撮影時間（s）の積として管電流時間積（mAs）が定義され，線量は管電圧（kV）と管電流時間積（mAs）の値によって決まる。

たとえば，80 kV，250 mA，0.02 s で撮影した場合と，80 kV，100 mA，0.05 s で撮影した場合はともに 80 kV，5 mAs となるため，画質は全く同一となる。しかし，撮影時間が長いほど画像が呼吸によってブレてしまう可能性が高くなるため，通常は可能な限り管電流を高く，撮影時間を短く設定することが必要となる。

X 線発生装置によっては，mAs 表示のみで，管電流，撮影時間を個別に設定できない機種も存在するが，管電圧と mAs の値によって自動で管電流，撮影時間が切り替わっている。この場合も，管電流の値は取扱説明書に記載されているはずであるため，自身が撮影している設定では管電流，撮影時間の数値がいくらなのかを把握しておくべきである。

2　デジタルシステムにおける撮影条件と画質の関係

デジタルシステム（CR，DR）では，機種にもよるが，撮影条件が変わっても黒化度とコントラストが自動で調整され，ほぼ同じ見た目の画像が得られる。したがって，撮影条件の不備が原因で診断に用いることができないような質の低い画像が得られることはほとんどないかもしれない。ただし，線量不足によるノイズ，撮影時のブレは画像処理では補正できないため，ある程度の撮影条件に関する知識は必要である。

❖ ノイズ

ノイズは線量不足に起因する画像のざらつきのことである。**図 3** は，管電圧を 65 kV と一定にして，1，2，4，8 mAs でアクリルファントムを撮影した画像である。1，2 mAs の画像ではノイズが目立つが，4，8 mAs の画像では明らかなノイズは認められない。このように，デジタル画像では線量を上げることにより画像のノイズを低減できるが，いずれプラトーに達する。

❖ ブレ

線量不足によるノイズを恐れて常に過線量で撮影する，というのも考えものである。管電流には上限があるため，mAs を上げることは，通常は撮影時間の延長を意味する。したがって，mAs を必要以上に高く設定すると，ノイズは低減するものの今度は画像がブレてしまう可能性が高くなる（**図 4，5**）。画像のブレは極端に読影を困難にするため，最も避けたいアーティファクトである。

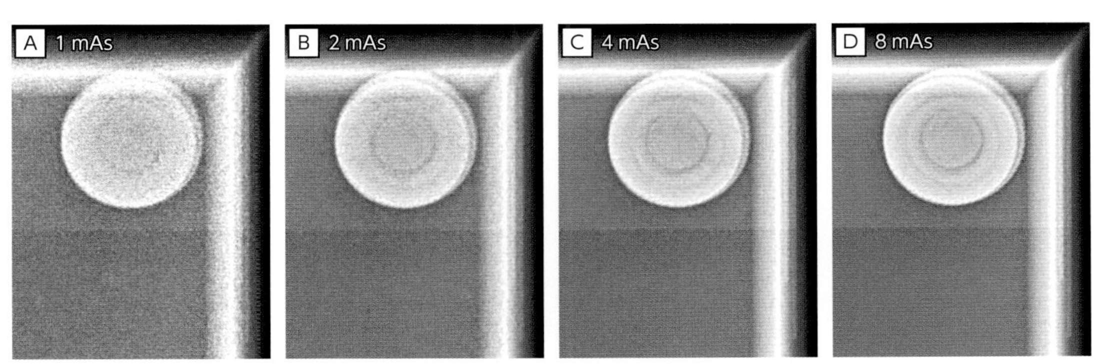

図3　mAsを変えて撮影したアクリルファントムの画像
管電圧は一定で，Aから順に1，2，4，8 mAsで撮影している。Aではノイズが顕著であり，BもCと比較すると明らかにノイズが目立つ。CとDは線量としては2倍の差があるが，ノイズは大きくは変わっていない。EI値（感度指標値）はAから順に41，104，212，433である。

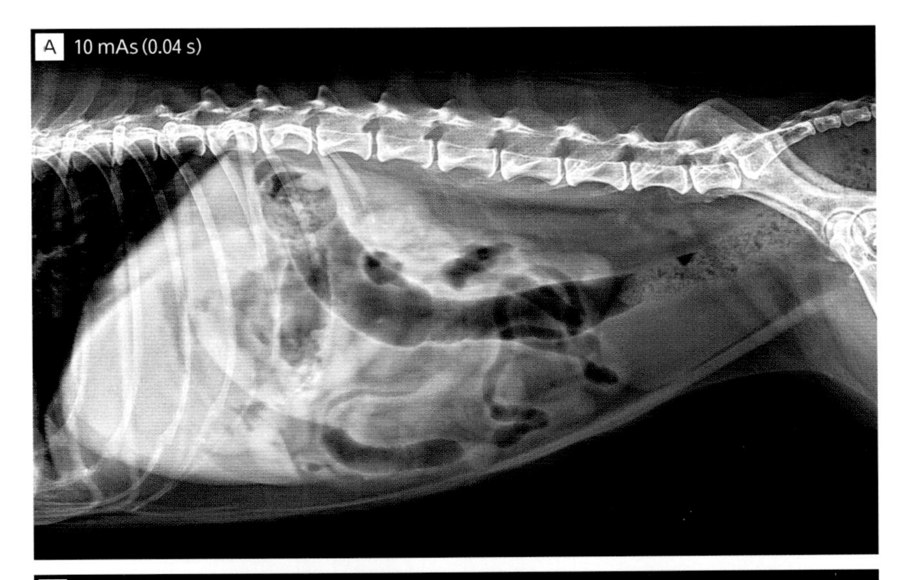

図4　ブレのある腹部ラテラル像の例
A，Bとも管電圧は同一であるが，Aは10 mAs（0.04 s），Bは5 mAs（0.02 s）で撮影されている。一見するとAはきれいに撮影されているようにみえるが，横隔膜の領域に着目するとブレが明らかである。

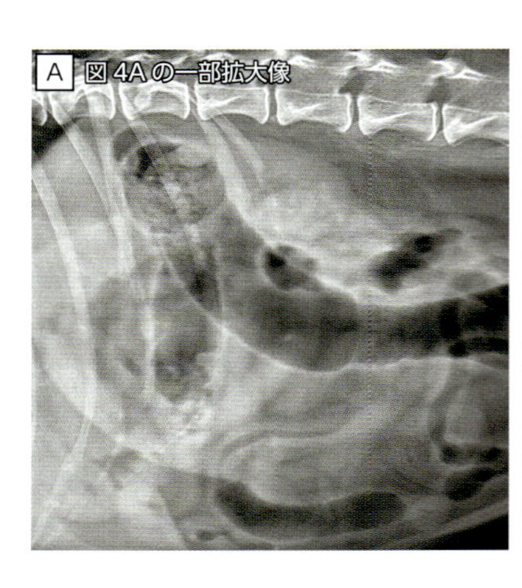

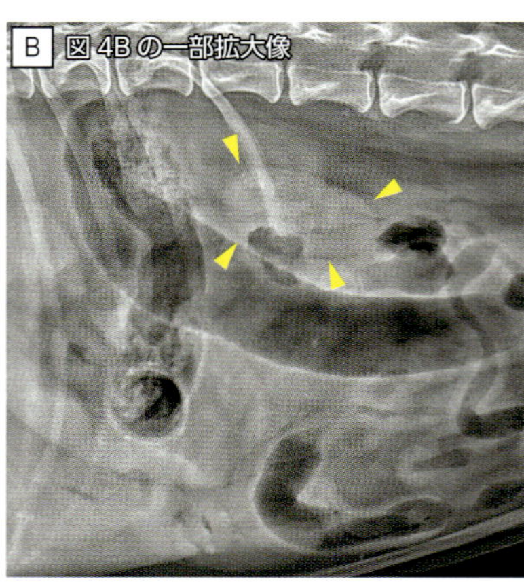

図5　図4の拡大像
図4を拡大してみると，Aの画像では臓器の辺縁もブレていることが分かる。たとえばBの画像では左腎の辺縁は明瞭に確認できる（矢頭）。特にこの症例では左腎が萎縮しているが，Aの画像ではそれを診断することが困難である。両者には2倍の線量の差が存在するが，Bの画像はノイズが目立つわけでもなく，適正線量で撮影されており，Aの画像は線量過多である。

ではmAsは変えずに管電圧を上げることはどうか。ブレのある画像よりはよほど良いが，管電圧を必要以上に高く設定することは散乱線成分の増加につながり，コントラストの低下を招く（p.16，19参照）。可能であればデジタルシステムでの撮影では，アナログの条件よりもやや低電圧で撮影した方が，画質が向上することが報告されている[1]。やはり画質にこだわるのであれば，デジタルシステムにおいても適正条件で撮影することが望ましい。

感度指標値

デジタル画像において適正線量で撮影できているかどうか，どのように判定すればよいだろうか。ここで利用するのが感度指標値である。

デジタル画像においてはすべての画像に必ず感度指標値が付与されるが，これにはメーカー固有の値と，国際規格であるEI（Exposure Index）値が存在する[2]。メーカー固有の感度指標値はメーカーごとに算出法が異なり，線量に比例するものや反比例するものがある[3]。画像処理や管電圧の影響も受けるが，メーカーによって大まかな推奨値が存在し，正確ではないものの線量の目安として利用することができる。EI値は画像処理の影響を受けないが，やはり管電圧の影響を受ける。管電圧が同一であれば線量に比例するため，これも線量の大まかな目安として利用できるが，特に推奨値は存在せず，各施設・撮影部位・撮影目的によって目標となるEI値を決めて運用する。

基本的にはメーカー固有の感度指標値とその推奨値を利用して線量管理をすればよいが，本項ではEI値を用いて解説する。

図3に戻るが，左の画像から順にEI値は41，104，212，433であり，ほぼ線量に比例していることが分かる。前述のように，4，8 mAsの画像ではほとんどノイズの差は認識できないことから，EI値200が適正線量の目安となる。ただし，これはファントムを用いた実験にすぎず，ノイズがどの程度許容されるかは撮影部位，撮影目的，読影者によって異なるため，それぞれの撮影部位について適正線量の目安となる数値を自身の目で画像をみて決めておくとよい。

3 実際の運用

極論を言えば，伴侶動物診療におけるデジタルシステムでの撮影条件は「ノイズが目立たない線量で，かつブレない撮影時間」であればよい。アナログのフィルム撮影では被写体の厚みによって1 cmごとに管電圧を変化させる撮影条件表が用いられてきたが，デジタルシステムではたとえば5 cmおきに管電圧を変化させるとか，超小型・小型・中型・大型・超大型など動物の大きさごとに分けて条件を決めておくなど，大まかな撮影条件表で問題は生じない。ただし，必ず撮影後に感度指標値をチェックする癖はつけておくべきである。

撮影条件表の例はp.236，237を参照。

ロジック

体重と撮影部位による撮影条件のプリセットを使用している施設が多いと思うが，本来は，撮影条件は体重ではなく被写体の厚さで決まる。また，撮影条件は被写体のみではなく，X線検出器の感度の影響を受ける。CRなのかDRなのか，どのメーカーなのか，など製品によって感度が異なるわけである。したがって，すべての施設で共通して使える撮影条件など存在しない。自らが使用しているX線検出器の感度指標値はどのような数値（REX，S，EIなどがある）か，その感度指標値は線量とどのような関係（比例，反比例など）で変化するか，推奨値はいくらか，などについて知っておかないと，適切な撮影はできない。

❖ ブレを防ぐための条件設定

たとえば，呼吸促迫の症例で胸部を撮影したい場合，通常の撮影条件（仮に80 kV，2 mAsとする）ではブレてしまうかもしれない。特に猫は撮影時に呼吸を一時停止させることが難しい。このような場合，いつもの撮影条件よりも短時間で撮影することでブレを低減したい。ディテクタに到達する線量はmAsに比例し，管電圧の4～5乗に比例する[4]。診断用X線の領域においては，管電圧を15%上げることで線量は約2倍になるとされ，「15%ルール」と呼ばれる[5, 6]。したがって，管電圧を15%上げ，撮影時間を半減する（mAsは半分になる）ことで，線量を維持しつつブレを防ぐことができる（92 kV，1 mAsとなる）。

15%ルールは管電圧が50～100 kVのときには適用できるとされ[6]，伴侶動物診療では多くがこの範囲に該当するため有用と考えられる。100 kVを超える場合には，管電圧を20%上げればよい。このように，患者の状態に合わせて自在に撮影条件を変更できるようになれば，X線撮影は楽しくなってくる。

CHECK

撮影条件のポイント

管電圧，管電流，撮影時間

- □ 線量は管電圧（kV），管電流（mA），撮影時間（s）によって決まる
- □ 呼吸によるブレを避けるため，通常は管電流（mA）を高く，撮影時間（s）を短く設定する
- □ 線量不足によるノイズは，線量を上げると低減できるが，一定の線量を超えると大きな違いはなくなる
- □ 線量不足を避けるために mAs を不必要に上げて過線量で撮影するのは，ブレの原因になり得るため避けた方がよい
- □ 管電圧（kV）を不必要に上げることは，散乱線の増加によるコントラストの低下を招く

感度指標値

- □ 撮影後は感度指標値をチェックする
- □ 感度指標値がどの程度の数値であればノイズが許容されるのかを把握しておく

15%ルール

- □ 通常の撮影条件でブレてしまいそうなケースでは，管電圧を 15%上げ，撮影時間を半減すると，線量を維持しつつブレを防ぐことができる（管電圧が 50～100 kV のときに適用可能）

参考文献

1. 小田敍弘，田畑慶人，中野努．胸部 CR 撮影のための適正な線質の検討．日本放射線技術学会雑誌 70（11），2014，1265-1272.
2. Shepard SJ, Wang J, Flynn M, et al. An exposure indicator for digital radiography: AAPM Task Group 116 (executive summary). *Med Phys* 36(7), 2009, 2898-2914.
3. Seibert JA, Morin RL. The standardized exposure index for digital radiography: an opportunity for optimization of radiation dose to the pediatric population. *Pediatr Radiol* 41(5), 2011, 573-581.
4. Bushberg JT, Seibert JA, Leidholdt EM, et al. The essential physics of medical imaging, third edition. *Med Phys* 40(7), 2013, 077301.
5. Ching W, Robinson J, McEntee M. Patient-based radiographic exposure factor selection: a systematic review. *J Med Radiat Sci* 61(3), 2014, 176-190.
6. Al-Balool G, Newman D. The relationships between kV, mAs and thickness in film-based radiography: 25% and 15% rules. OK? *Radiography* 4, 1998, 129-134.

2 グリッドの適切な使用法

Introduction

❖ グリッドが不要な部位

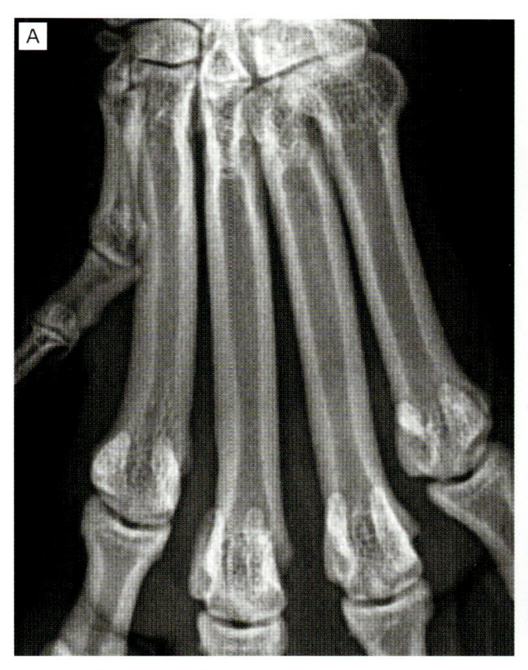

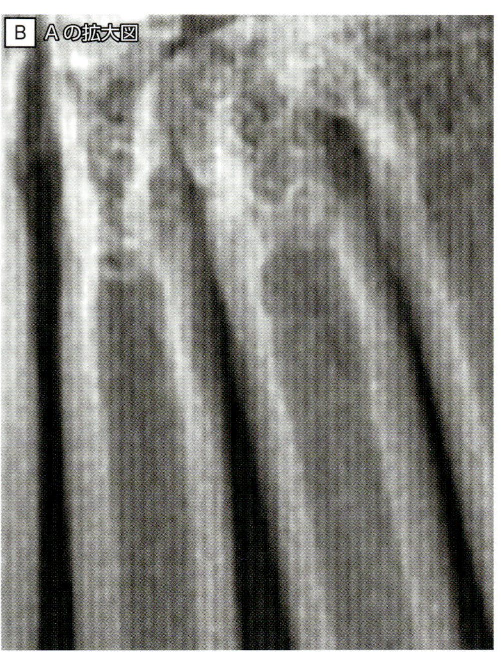

図1 撮影の失敗例
症例：柴犬，7歳齢，雌

研修医・先生，肢端部（指骨）の撮影をしたんですけど，なんだか変なラインが出てしまいました（**図1**）。機械のエラーでしょうか？

指導医・これはグリッド縞（モアレ縞）です。グリッドを使って撮りましたね？

研修医・あれ，ダメでした？

指導医・X線が被写体に当たると散乱線（コンプトン散乱による）が生じるのですが，これは画像のコントラストを低下させてしまいます。そこで，散乱線の影響が無視できない場合にはグリッドを用いて散乱線を除去します。

研修医・コンプトン散乱……大学の授業で習った覚えがありますが，今回の撮影では気にしなくてよいということでしょうか？

指導医・散乱線が増加する要因としては主に①被写体が厚いこと，②照射範囲が広いこと，③撮影管電圧が高いこと，が挙げられますが，今回の撮影ではいずれも該当しないので，グリッドは不要です。

研修医・でも胸部，腹部の撮影でいつもグリッドを使っていますけど，こんなラインは出ないですよ？

指導医・それは画像処理で消しているだけですよ。肢端部ではグリッドを使わないので，プリセットに画像処理を入れていなかったんです。この画像でも，後から画像処理をかければ消すことができます。

研修医・そうなんですか。しかし，後から消せるならそれでよいのではと思ってしまったのですが……逆にグリッドを使うデメリットってあるんですか？

指導医・グリッドを使うと，散乱線だけではなく画像生成に必要な一次X線の一部も除去されてしまうため，必要な線量が増えます。その分，撮影時間が長くなってブレる可能性が高くなったり，動物および保定者の被ばく量が増えます。

研修医・なるほど。撮影部位ごとにグリッドの適否を考える必要があるわけですね。

1　グリッドの基本知識

❖グリッドの使用目的

X線画像はX線管球からまっすぐにディテクタに到達する一次X線により生成される。しかし，X線が被写体に入射すると，その一部はランダムに散乱（コンプトン散乱）する。このランダムに放出されるX線は散乱線（二次X線）と呼ばれる。散乱線は画像のコントラストを低下させる最も大きな要因であり，これを除去する目的でグリッドが使用される。

❖グリッドのタイプ

グリッドはブッキーブレンデ（運動グリッド）とリスホルムブレンデ（静止グリッド）に大別されるが，獣医学領域ではほとんどの場合に後者が用いられており，グリッドといえばリスホルムブレンデのことを指す。医療関係者からはしばしば「リス」と呼称される（そして後述のグリッド縞は「リス目」と呼ばれる）。

グリッドにはシンプルな板状の製品や，カセッテやフラットパネルディテクタ（FPD）に被せるようなキャップ状の製品が存在する（**図2**）。専用の撮影台では天板に板状のグリッドが装着されている。そうでない場合には，キャップ状のものが使用しやすい。

❖グリッドの構造（図3）

グリッドは薄い鉛箔と中間物質（多くの場合アルミニウム）が交互に配列した構造をしており（**図3A**），一次X線は中間物質を通過してディテクタに到達する一方で（**図3B**：→），角度のついた散乱線は鉛箔に吸収される（**図3B**：→）。このように，グリッドは選択的に散乱線を除去することにより画像のコントラストを改善させる役割を担う。

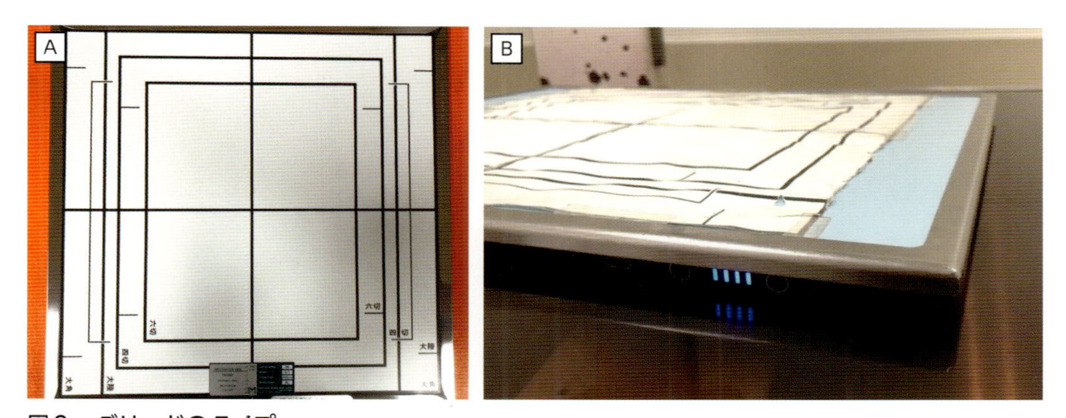

図2　グリッドのタイプ
Aのようなシンプルな板状のものや，Bのようにディテクタに被せるだけのキャップ状のものがある。

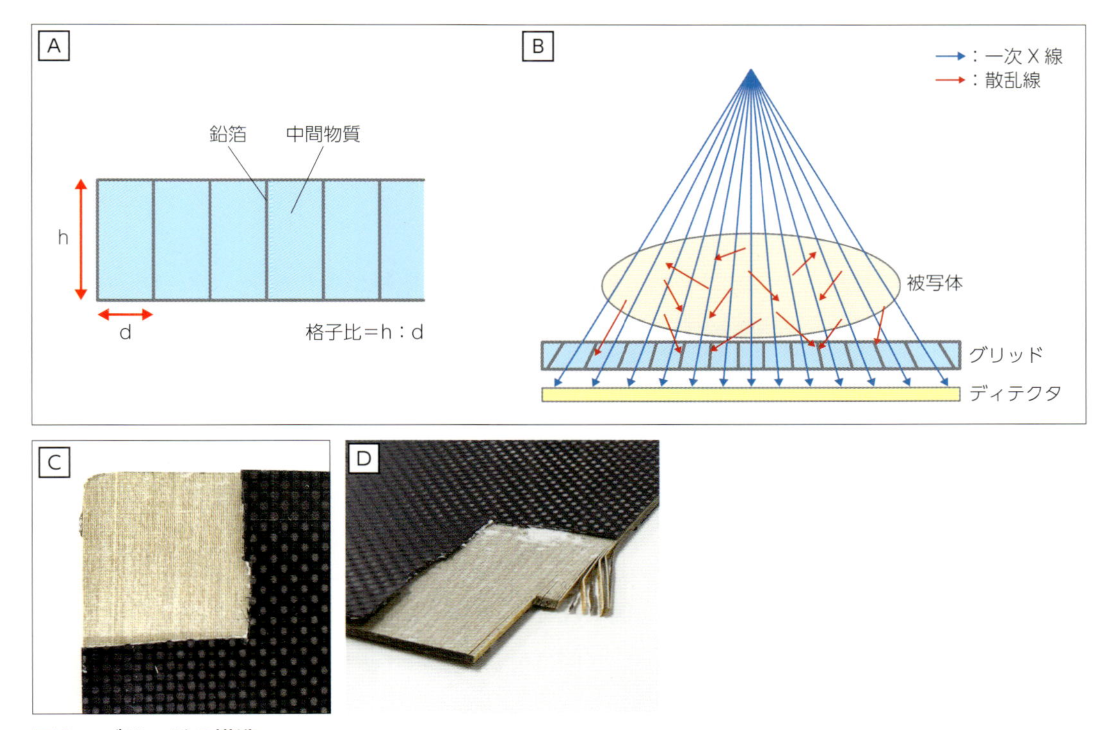

図3　グリッドの構造
A：グリッドは鉛箔と中間物質（多くの場合アルミニウム）が交互に密に配列した構造をしている。鉛箔の高さ（h）と間隔（d）の比（h：d）を格子比と呼ぶ。
B：鉛箔の配列にはX線管球の焦点に集束するよう傾斜がつけられており，一次X線（青矢印）は中間物質を透過してディテクタに到達するが，被写体から発生する散乱線（赤矢印）は鉛箔に吸収されてディテクタには到達しない。
C，D：中間物質が木材で構成されたグリッドの写真。

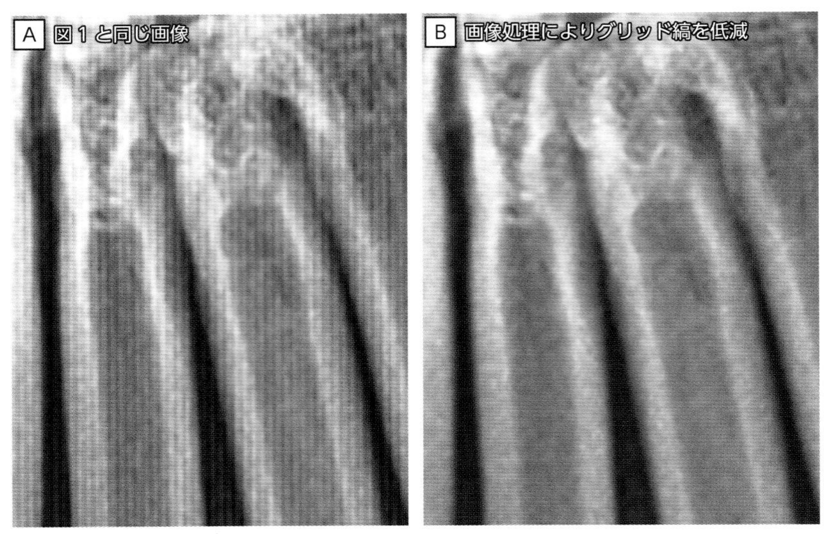

図4　グリッド縞低減の画像処理
デジタルシステム（CR，DR）では画像処理によりグリッド縞を低減することが可能である。A（図1と同一画像）にグリッド縞低減処理を適用したものがBである。

❖グリッド縞（モアレ縞）

グリッドを使用した際には必然的に画像上にグリッド縞が現れるが，CR，DRのデジタルシステムにおいては画像処理によりグリッド縞の陰影を低減することができる（**図4**）。

2　グリッドの性能と効果

グリッドの性能を表す指標としては，格子比（グリッド比）と格子密度（グリッド密度）がある。

- 格子比…鉛箔の高さ（h）とその間隔（d）の比（h：d）のことである。5：1や14：1など，間隔を1として表現する（**図3A**）。
- 格子密度…グリッドの中心部における1 cmあたりの鉛箔の数のことである。34本/cmや，60本/cmなどがある。

❖格子比，格子密度と散乱線除去効果の関係

格子比，密度ともに高いほど散乱線の除去効果は高くなる。ただし，グリッドは一次X線も一部吸収することから，グリッドを用いる際には相応に線量を増加させる必要がある。当然のことながら，一次X線が除去される量も格子比，密度が高いほど多くなる。

使用すべきグリッドの格子比は，撮影する管電圧を10で除した値が目安になるとされている。例えば，80 kVで撮影することが多い場合には8：1のグリッドを使用する，という具合である。

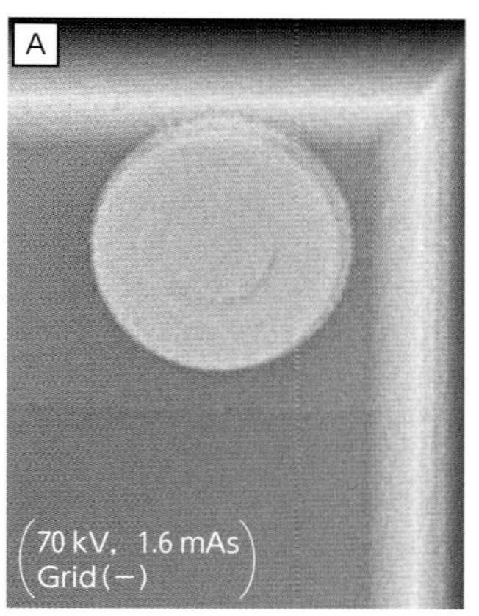

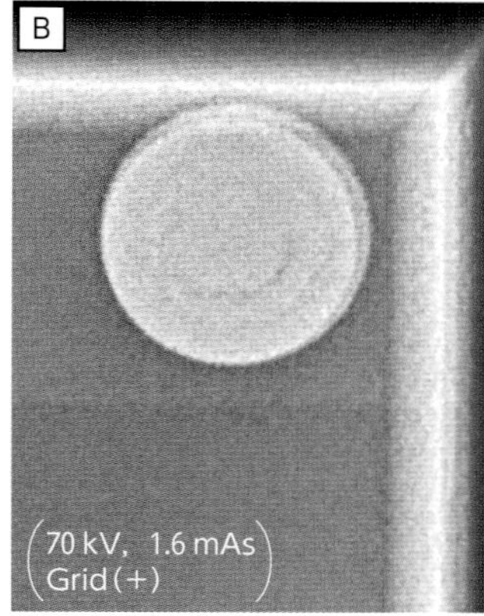

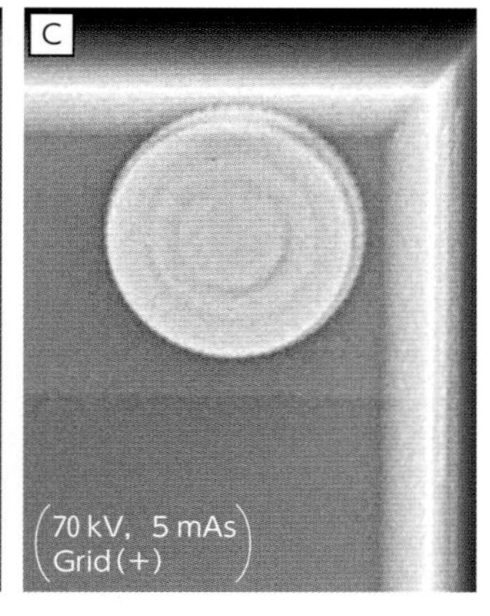

図5　グリッドが画質に与える影響
A はグリッドを使用せずに 70 kV，1.6 mAs でファントムを撮影した画像であり，EI 値は 306 である。
B は同一の撮影条件でグリッドを使用して撮影した画像であり，EI 値は 92 でノイズが目立っている。C は B から線量を 3 倍の 5 mAs にして撮影した画像であり，EI 値は 337 である。
A と B を比較すると，撮影条件が同一の場合，グリッドを使用することにより「コントラストは改善し，ノイズは悪化する」という，グリッドの画質に与える影響を理解できる。
A と C は同等の EI 値，つまり同等のノイズレベルになっている。このように，グリッドを使用する際には相応に線量を増加させる必要がある。

❖ グリッドが画質に与える影響

伴侶動物臨床では主に 6：1〜10：1 のグリッドが用いられていると思われる。これらの格子比では，グリッドを使用した場合にディテクタに到達する線量は，使用していない場合と比較して 2〜4 分の 1 になる[1]。

つまり，グリッドを使用することは，「散乱線を除去することによりコントラストを改善させる一方で，一次 X 線も除去されることによりノイズが悪化する」という効果をもたらす。**図5**はファントムを撮影した画像であるが，A は 70 kV，1.6 mAs でグリッドを使用せずに撮影した画像である。この状態でグリッドを使用して撮影した画像が B であり，コントラストは明らかに改善しているが，ノイズが目立っている。この状態から線量を 3 倍の 5 mAs に増加させた画像が C であり，ノイズが低減されており，最も画質が良い。このように，コントラストを改善させるためにグリッドを使用する場合には，相応に線量を増加させる必要がある。

3　グリッドの適否

散乱線が増加する要因は，主に以下の 3 つである。

散乱線が増加する要因

①被写体が厚いこと，②照射野が広いこと，③撮影管電圧が高いこと

具体的には，被写体の厚さが 10 cm を超える場合や，管電圧が 60 kV を超える場合にはグリッドを使用することが推奨されている。筆者は子犬，子猫を除いて，胸部，腹部の撮影にはグリッドを使用している。

骨関節の撮影，特に四肢においては被写体の厚さが 10 cm を超えることはほとんどない。また照射野も胸部，腹部と比較して狭く，管電圧は 40～50 kV 程度の低電圧で撮影することから，散乱線の影響は小さい。散乱線の画質への影響が小さいのであれば，グリッドを使用せずに，その分だけ mAs を低減して撮影すべきである。これは，保定者の被ばく量を低減することになるからである。また，基本的には mAs を低減することは撮影時間を短縮することを意味するため，撮影時の体動によるブレを防止することにもつながる。ただし，骨関節とはいえ，股関節や大型犬の肩関節の場合，被写体として厚いことから，筆者はグリッドを用いて撮影している。

4　グリッド使用時の注意点

X 線の入射角度

グリッドを使用する際の注意点として，グリッドの中心に対して垂直に X 線を入射させる必要がある。鉛箔は X 線の焦点に集束するよう角度をつけて配置されているため，X 線とグリッドの中心がずれた場合や，X 線が斜入する場合には，照射野の中で場所によってグリッドを透過する一次 X 線の量に差が生じてしまう（**図6**）。そうすると，画像の一部でノイズが強く生じるような結果になる。したがって，X 線管球を傾斜させて鼻腔の DV 像を撮影する際（Ⅲ -2「上気道疾患の頭部撮影」参照）などには，グリッドを用いることはできない。

散乱線補正処理

近年では，グリッドを使用せずに撮影した画像から散乱線成分を推定して画像処理により除去する「散乱線補正処理」が，DR において利用可能である（**図7**）。

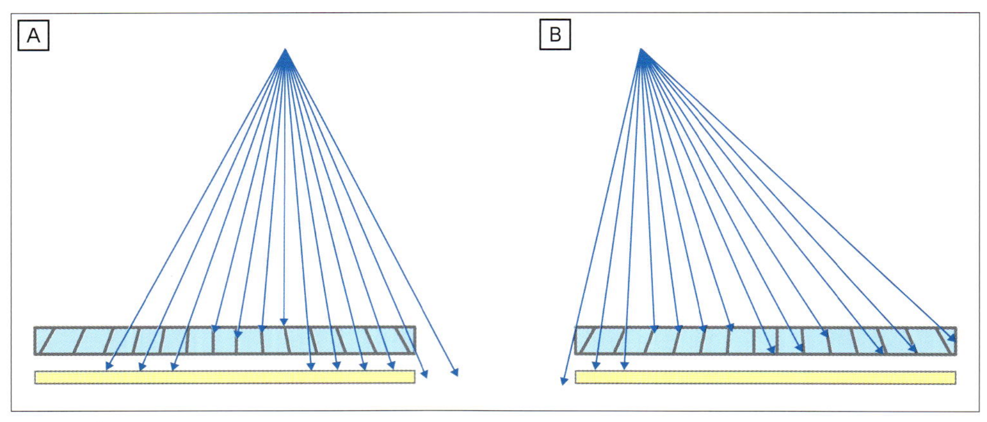

図6　グリッド使用時の注意点
グリッドを使用する際には，「グリッドの中心に垂直に X 線が入射する」ことが前提である。X 線束の中心がグリッドの中心とずれたり（A），グリッドに対して X 線が斜入する（B）場合には，位置によってグリッドを透過する一次 X 線の量にムラが生じてしまう。
したがって，鼻腔の DV 像のように X 線管球を傾斜させて撮影する場合（Ⅲ-2「上気道疾患の頭部撮影」参照）にはグリッドは使用できない。

これは，医学領域における回診用X線装置を用いた病室撮影のために開発された画像処理である。病室撮影では入院患者の背中にディテクタを敷いて撮影するため，グリッドの中心に対して垂直にX線を照射することができず，グリッド使用の是非が問題となっていたが，これを克服する目的で散乱線補正処理が開発された。筆者は，この画像処理が動物においても一定の画質改善効果を有することを，牛を用いた実験により明らかにした[2]が，伴侶動物臨床においては医学領域と同様のシチュエーションはなく，X線の入射角度を適切にコントロールできればグリッドに対してX線が斜入することはないため，あえて使用する必要性を感じていない。

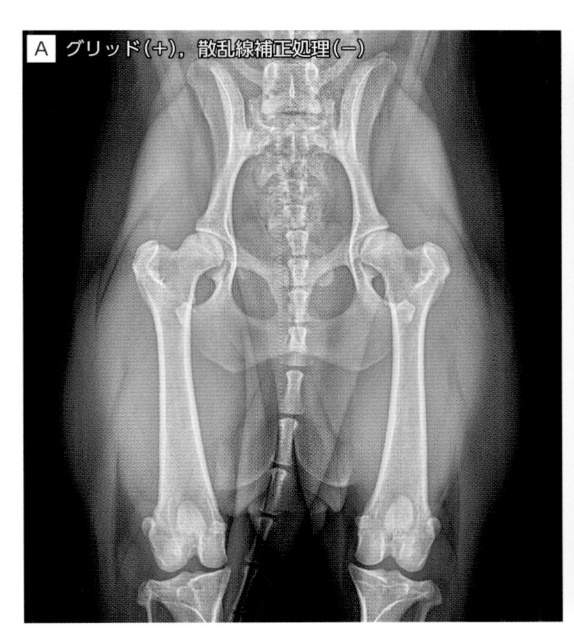

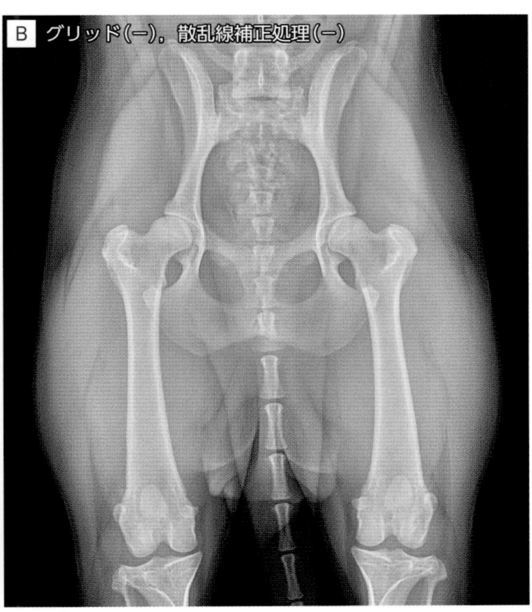

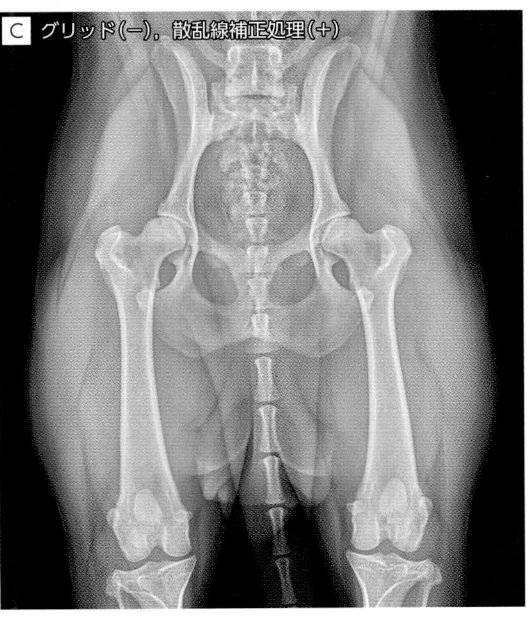

図7　散乱線補正処理
A〜Cは犬の骨盤のVD像であるが，Aはグリッドを使用して撮影したもの，Bはグリッドを使用せずに撮影したもの，CはBに散乱線補正処理を適用したものである。散乱線補正処理以外の画像処理は同一にしている。
[AとBの比較]
BはAと比較してコントラストが悪く，散乱線の影響が画像に表れている。
[BとCの比較]
CはBよりもコントラストが改善している。ただし，散乱線補正処理を導入するにあたっては，事前に散乱線補正処理を適用した画像と実際のグリッドを使用した場合の画像を比較して満足のいく画質になっているか検証することが必要である（実際，Aと比較するとややコントラストは劣っている）。

5 焦点サイズと幾何学的不鋭（ボケ）

通常の医療用X線管球は大焦点と小焦点を撮影条件に応じて使い分けることができるようになっている（**図8**）。焦点サイズは幾何学的不鋭（ボケ）に関係し，大焦点よりも小焦点の方が画像の鮮鋭度が高くなる一方で，大電流を流すことができない。例えば，撮影条件の管電流を上下させると，100 mA 以下（装置によって異なるが）なら小焦点，それを超える場合は大焦点に，自動で切り替わるようになっている。つまり，小焦点を用いて撮影することは，画像の鮮鋭度を向上させることができる一方で，使用可能な管電流が小さくなるために撮影時間が延長することを意味する。

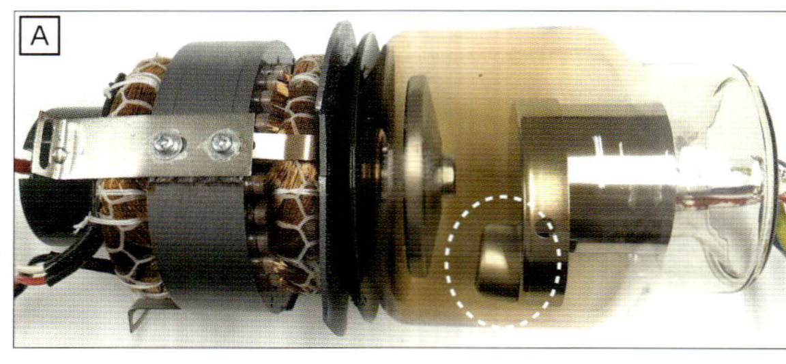

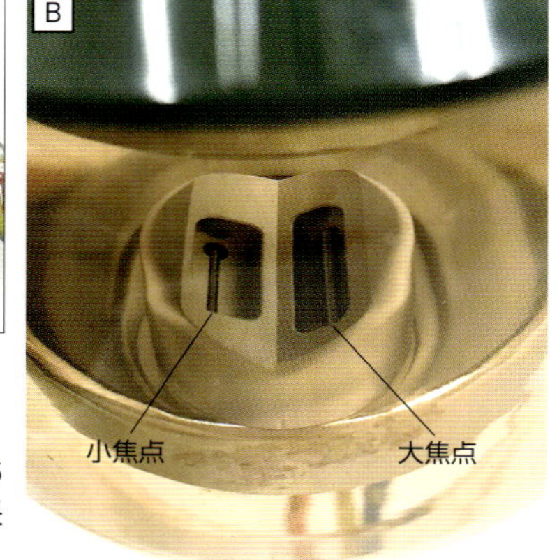

図8　X線管球の構造
AはX線管球の全体像，Bは陰極（A：点線）の拡大像である。陰極には長さの異なる2本のフィラメントが存在し，長い方が大焦点，短い方が小焦点である。

6 四肢の撮影における画質向上のポイント

先述のように，四肢の撮影においてはグリッドを使用する必要がなく，mAsは小さく抑えることができる。したがって，撮影時間は短くなるため，小焦点を用いて撮影するのに都合がよい。幾何学的不鋭については，焦点サイズの他に焦点－被写体間距離，被写体－ディテクタ間距離が密接に関わっている（**図9**）。

ゆえに，四肢の撮影においては，

① グリッドは使用せず
② 被写体とディテクタを密着させ
③ 小焦点を用いて

撮影することにより，画質を最大限に向上させることができる（焦点－被写体間距離を長くしてもよいのだが，やや面倒であることから筆者は実施していない）。

ただし，半影が0.3 mmを超えない限り，人間の目には鮮鋭度の低下を認識することはできないとされており，医学領域においては従来の四肢の小焦点撮影による鮮鋭度の向上について疑問視する報告も見受けられる[3]。

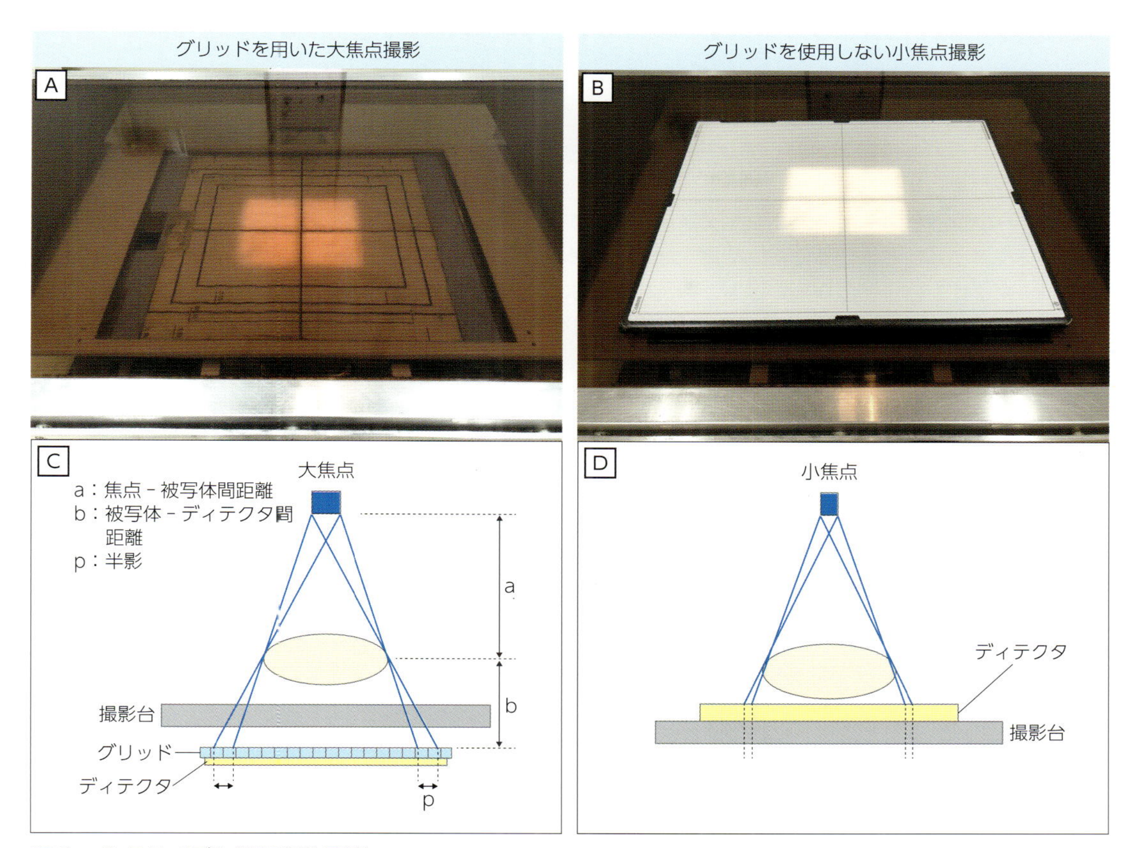

図9　焦点サイズと幾何学的不鋭
グリッドを用いた大焦点撮影の設定（A）と，グリッドを使用しない小焦点撮影の設定（B），および各々の幾何学的不鋭の模式図（C，D）を示す。
グリッドを用いて撮影する場合，X線の焦点との位置関係がずれないように，グリッドおよびディテクタは撮影台の下にセットする（A）。グリッドを用いない場合はディテクタを撮影台の上に置くことができる（B）。これにより被写体 - ディテクタ間距離が小さくなり，小焦点撮影とあわせることにより半影（p）を小さくする，つまり鮮鋭度を向上させることができる（D）。

☑ CHECK

グリッド使用のポイント

グリッドの効果

□ グリッドを使用すると，ディテクタに到達する散乱線が除去される。一次 X 線も一部除去されてしまう
→コントラストが改善され，ノイズが悪化する
→ノイズが悪化する分だけ線量を増加させる必要あり

□ 格子比，格子密度が高いほど，散乱線（および一次 X 線）の除去量が多くなる

□ 使用すべきグリッドの格子比の目安は，撮影する管電圧を 10 で除した値（主に 6：1～10：1）

グリッドを使用するケース

□ 被写体の厚さが 10 cm を超える場合

□ 管電圧が 60 kV を超える場合

□ 胸部，腹部の撮影

□ 骨関節（股関節および大型犬の肩関節を除く）には不要→線量を小さく（撮影時間を短縮）できる

撮影のポイント

□ グリッドの中心に対して垂直に X 線を入射させる

□ 四肢の撮影では①グリッドを使用せず，②被写体とディテクタを密着させ，③小焦点を用いて撮影する

参考文献

1. Brown LC. Optimizing the Image. In Brown M and Brown LC (eds). Lavin's Radiography for Veterinary Technicians, 6th ed, 2018, Elsevier, pp.80-130.
2. Shimbo G, Tagawa M, et al. Effects of scatter correction processing on image quality of portable thoracic radiography in calves. *Jpn J Vet Res* 66(2), 2018, 105-112.
3. Gorham S, Brennan PC. Impact of focal spot size on radiologic image quality: A visual grading analysis. *Radiography* 16(4), 2010, 304-313.

Ⅱ

胸腹部

1 犬の胸腹部

Introduction

❖ ローテーションしない犬の保定法

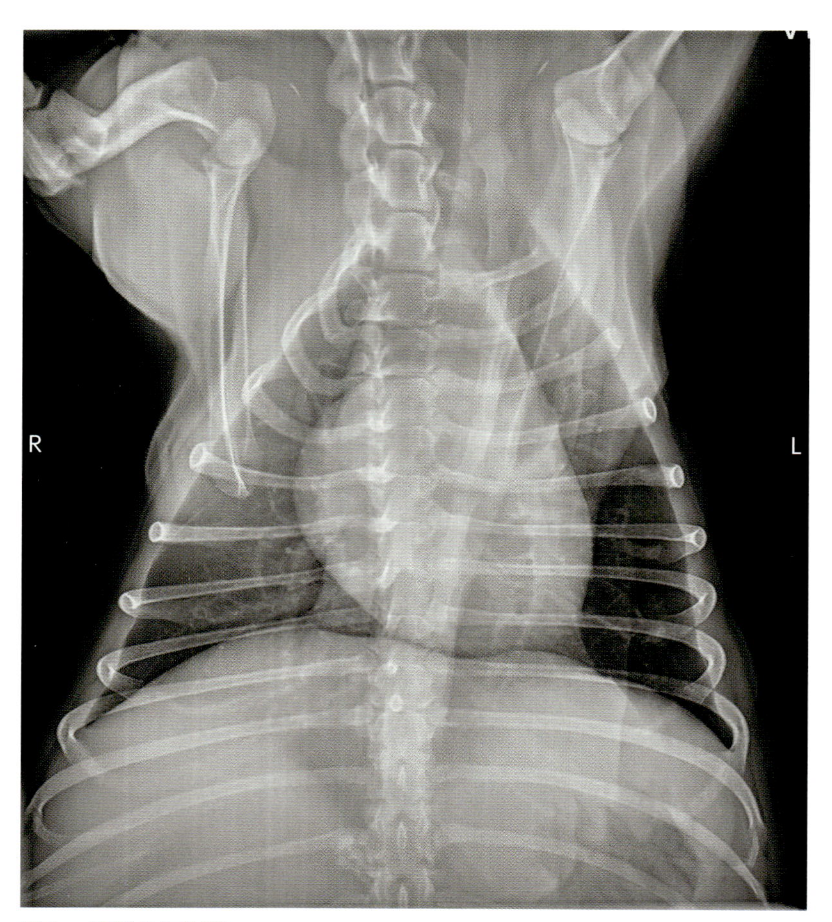

図１　撮影の失敗例
症例：ミニチュア・シュナウザー，10 歳齢，雄
VD 像

研修医・先生，胸部の VD 像を撮影しました（**図１**）。ダメ出しをお願いします。

指導医・中心がやや前方にズレていますが，胸部の前縁から第 13 胸椎まで含まれているので，照射範囲としては読影に支障はないでしょう。ただし，左右の腕の位置，胸椎およびその棘突起，そして胸骨の陰影に注目してみてください。

研修医・腕は左右が揃っていないですし，やっぱりちょっと捻れていますよね？ どうしても犬が暴れてしまって……。

指導医・では，撮影時の保定法をもう一度確認してみましょう。VD 像の撮影時にはどのように保定すればよいですか？

研修医・まっすぐになるように左右対称に保定します。

指導医・その説明だけできれいに保定できたら誰も苦労しませんし，保定法を後輩に指導することもできませんよ。例えば，前腕から採血する際にはどう保定しますか？

研修医・えーっと，腕を引かれないように肘の後ろを押さえます。もう片方の手で頭を押さえて，腰を浮かさないように体全体で上から押さえて……。

指導医・しっかり説明できますよね。これって，ちゃんと理論があるから説明できるわけです。それと同じで，X 線の保定もちゃんと理論的に説明できなくてはなりません。まず，VD 像の体位から犬はどうやって逃れようとするか分かりますか？

研修医・上体を起こそうとするんじゃないですか？

指導医・逆です。頚部を反らせて逃れようとします。ですから，それをブロックするために頭頚部の背側を保持することが重要です。私は親指を犬の手根部に引っ掛け，残り 4 本の指で頭頚部の背側をつかんでいます。これで頚部を反らせることができなくなりますし，前腕が頭頚部に固定されるので，腕を引かれることもありません（p.34：図 10 を参照）。

研修医・これで頭部もまっすぐ，腕も左右対称になりますね！

指導医・さらに，この状態から両前肢を内転させ，肘関節を内側に絞り込みます。こうすることで，左右の肩甲骨が開いて垂直に立つので，背中に面ができて安定します。また，同時に頭頚部背側の皮膚を左右に引っ張ることで，頭部をより強固に固定することができます（p.34：図 11 を参照）。

研修医・後肢はまっすぐ引っ張ればよいですか？

指導医・後肢をまっすぐに引っ張るとローテーションしやすいです。私は膝が外側に向くように外旋させ，ハの字に引っ張っています（p.35：図 13 を参照）。自分の体で試してみてください。まっすぐに立っているよりも，足を広げて膝を外側に向けた方が腰を捻りにくいですよね？

研修医・あっ，本当ですね。

指導医・最後に，尾側を保定している人が少しテンションをかけて引っ張ることにより，脊椎がまっすぐに伸びるので，側弯を防ぐことができます。いずれの手技も，犬が痛がるようであれば力加減が必要ですが，特に痛がらない限りはしっかり保定することが大事です。

研修医・今まで何気なく保定していましたが，X 線撮影の保定にもこれだけの理論があったんですね。

1 胸部ラテラル像，腹部ラテラル像

❖ 頭側の保定者

①手根部で両前肢を保持し，直上からみて両肘関節が揃っていることを確認する（**図2**：①）。
②頭部の保定は親指を下顎骨の間に入れ，頭部を包むように保持する（**図2**：②）。犬が嫌がる場合には頬骨を保持する。パンティングしている症例では，この状態で掌で外鼻孔を部分的に塞ぐことで深呼吸させることが可能である（息を吹きかけることにより一時的に呼吸を停止させる方法もあるが，その後にまたパンティングが始まるため，結局最大吸気での撮影が困難になる場合が多い）。

犬が攻撃的な場合は，カラーを装着してカラーごと頭部を保持する（p.52 猫のラテラル像と同様）。

❖ 尾側の保定者

①足根部で両後肢を保持し，直上からみて膝関節が揃っていることを確認する（**図3**：①）。
②腸骨翼および坐骨を触知し，ローテーションが生じないよう角度を調整する（**図3**：②）。
③２名で撮影する場合，ラテラル像の撮影は尾側の保定者が行うと撮影しやすい。保定は片手で行い，もう一方の手で照射範囲を調整し，ローテーションを確認して撮影する。

頭側の保定者が前肢を十分に伸展させられていないとき，ほとんどの場合に後肢の牽引が不十分であることが原因である。頭側の保定者が牽引しても動物が前後に動かないよう，尾側の保定者は力の調整に注力する。

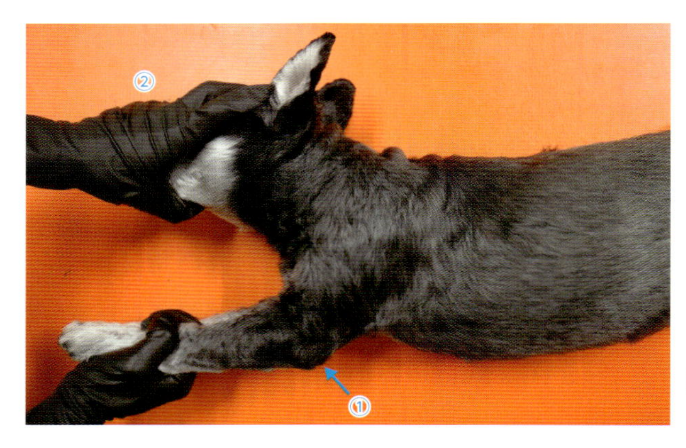

図２　胸部・腹部ラテラル像：頭側の保定

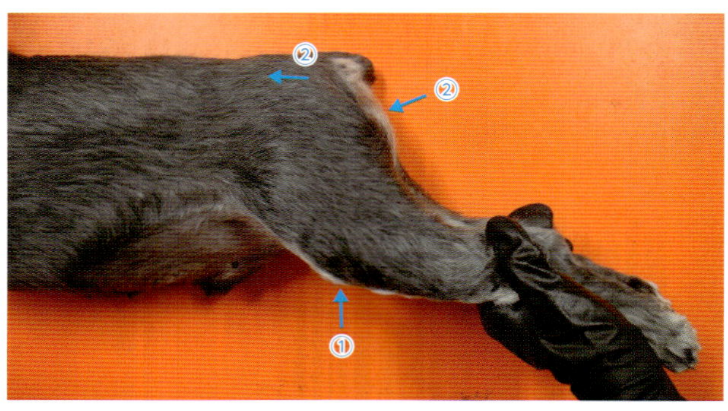

図３　胸部・腹部ラテラル像：尾側の保定

コツ　前肢牽引のコツ

前肢を牽引し難い場合は，肩関節を押さえながら頭側に牽引し，前肢を伸展させることがコツである。また，ダックスフンドやジャック・ラッセル・テリアのような四肢の短い犬種では，肩関節や肘関節は十分に伸展しない。このような場合には，前肢は頭側ではなく，背側に向かって牽引するとよい（**図4**）。

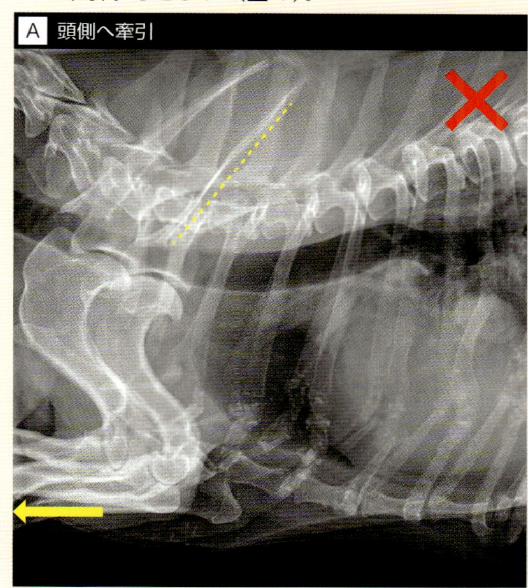

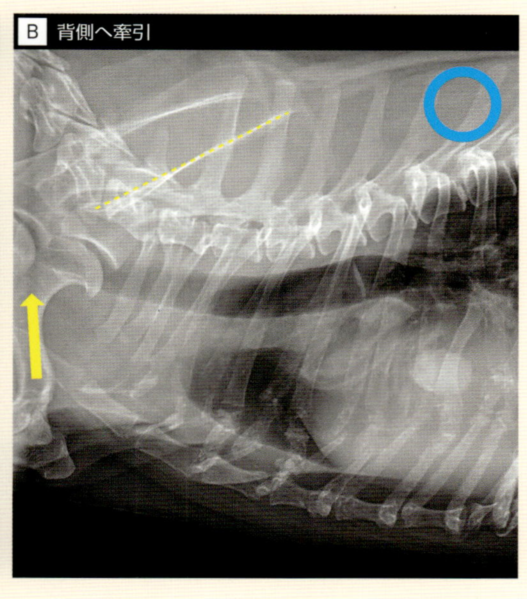

図4　ラテラル像における前肢の牽引の方法
ダックスフンドなどで，前肢を強く牽引しても前肢の陰影が前胸部に重複してしまう場合（A），背側に向かって牽引することにより（B），肩甲骨の角度（点線）が変化して重複を避けられる。

コツ　頭部の位置

頭部は自然な位置に保持し，背側に反りすぎたり腹側を向かせないように注意する（**図5**）。

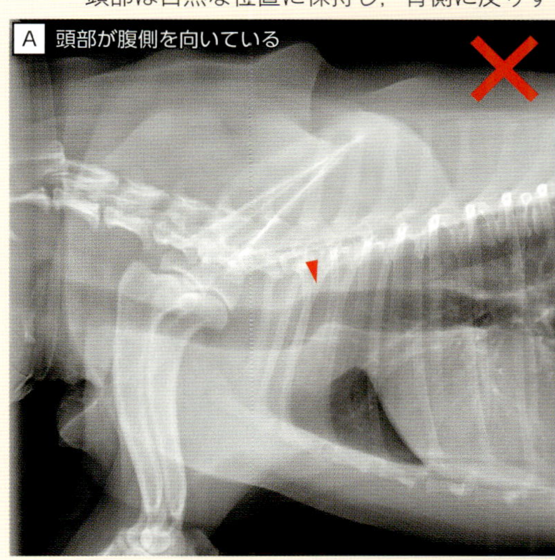

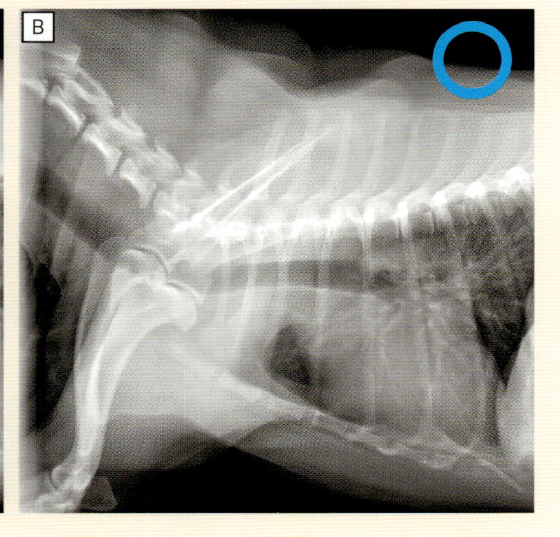

図5　頭部の位置によるアーティファクト
胸部ラテラル像において犬が腹側を向いていると，胸部気管が蛇行してしまう場合がある（A：矢頭）。前縦隔腫瘤により気管が偏位しているなどの誤解を生じることがあるため，不要なアーティファクトは生まないような保定を心がけるべきである。

❖胸部ラテラル像

照射範囲の設定

①前肢を牽引した状態で，肩甲骨の後縁を照射野の頭尾方向の中心とする（**図6**：①）
②照射野の前縁が肩峰の位置になるよう，照射野を調整する（**図6**：②※）
③照射野の後縁が最後肋骨を横切っていることを確認する（**図6**：③）

という3つのステップで調整すると容易である。

ダックスフンドなどの胴体の長い犬種では，肩甲骨の後縁を照射範囲の中心に，肩峰を前縁に設定すると，最後肋骨基部が後縁に入らない場合がある。このような場合には，中心は意識せず，前縁と後縁のランドマークのみを用いて照射範囲を調整するとよい。

※　本来は胸骨柄が前縁であるが，実際には前肢が邪魔になるため照射範囲を合わせることは難しい。そこで，胸骨柄と同じレベルに存在し，かつ表面に位置する肩峰をランドマークとすると合わせやすい。

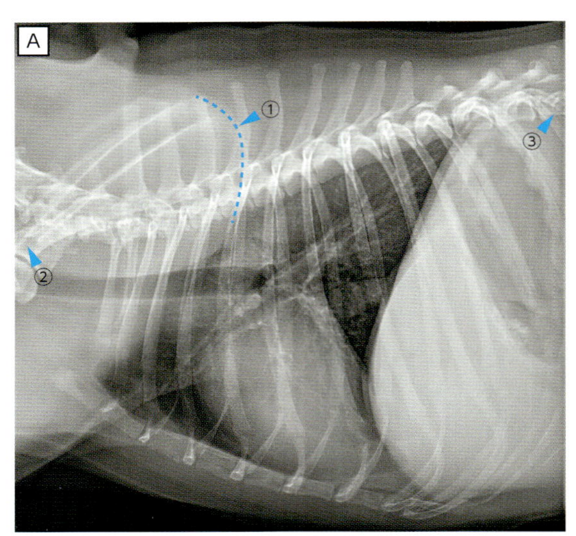

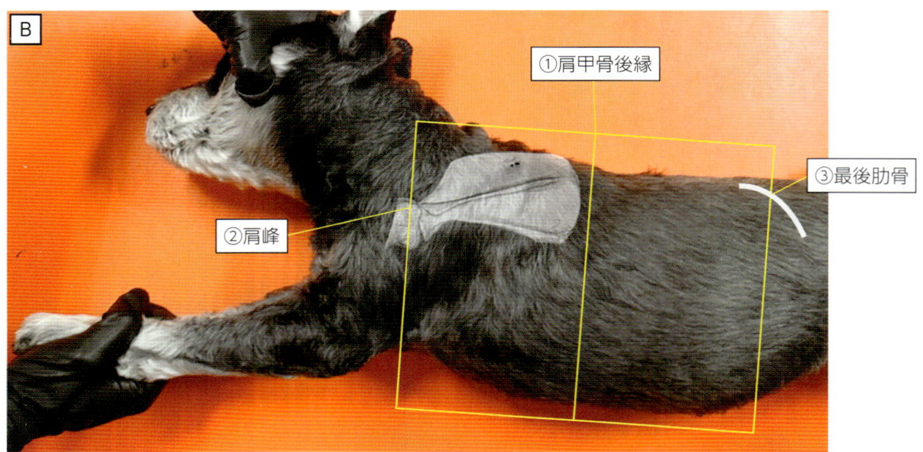

図6　胸部ラテラル像：撮影範囲

ローテーションの確認

胸椎の棘突起と胸骨を触って高さが揃っているかを確認したり，棘突起を摘むように触ることで棘突起が水平方向を向いているかを確認する。腸骨翼や坐骨など骨盤を触って確かめることも有用である。

❖ 腹部ラテラル像

照射範囲の設定

① 照射野の前縁…胸骨の剣状突起（**図7**：①）から３横指（人差し指から薬指を揃えた横幅）分前
② 照射野の後縁…坐骨後縁（**図7**：②）

とする。犬種によって中心の位置は変わるため，前縁と後縁のランドマークのみを用いて調整する。

ローテーションの確認

ローテーションの確認は，胸部と同様に胸骨，胸椎を確認するのに加え，両側の腸骨翼（**図7**：►）や坐骨を触ることで行う。

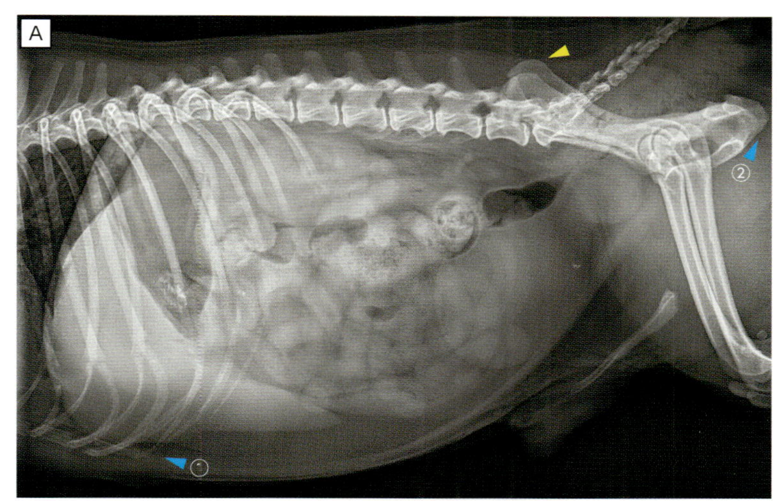

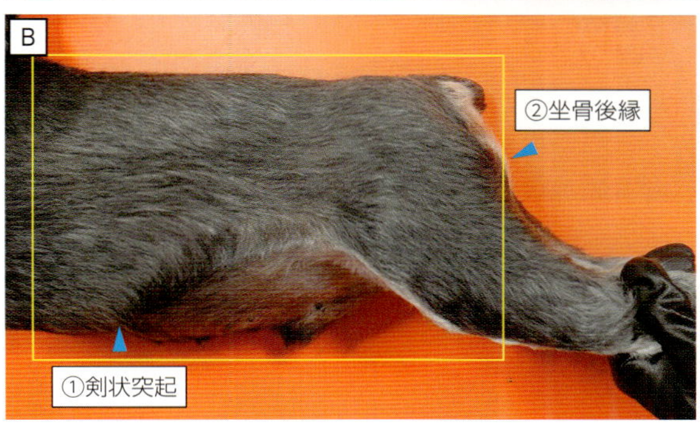

図7　腹部ラテラル像：撮影範囲

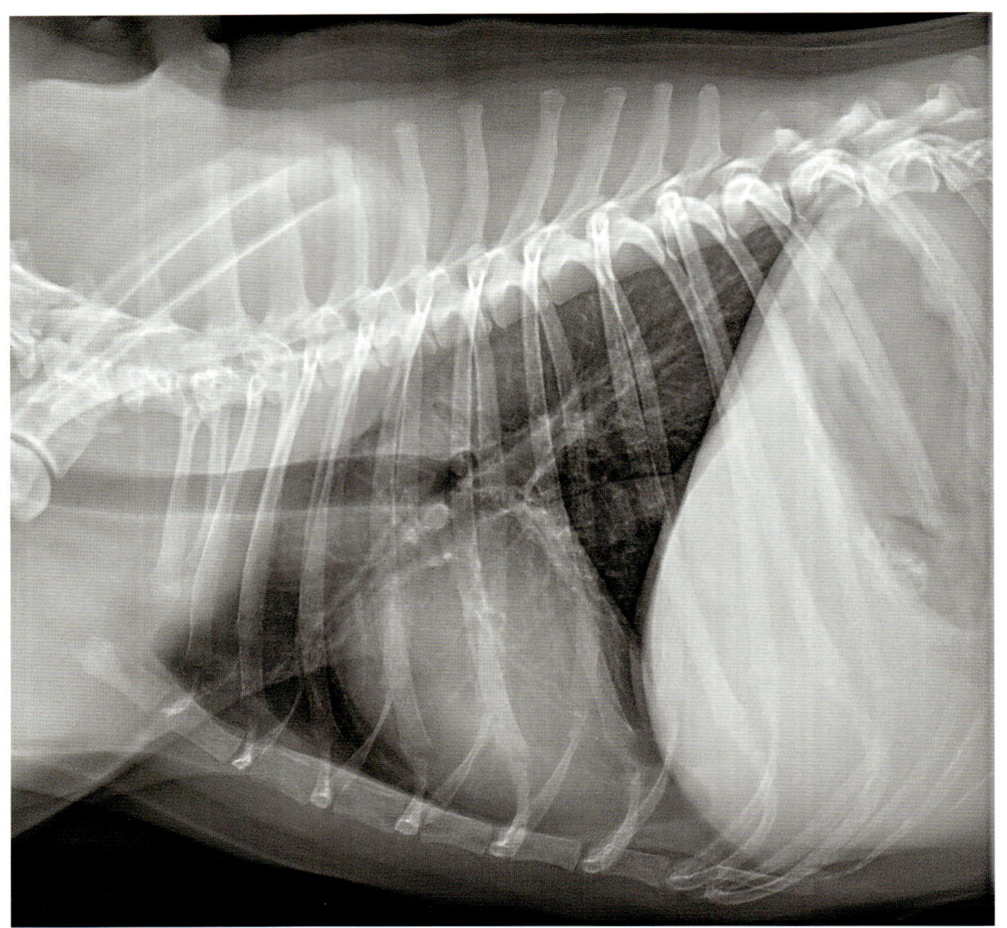

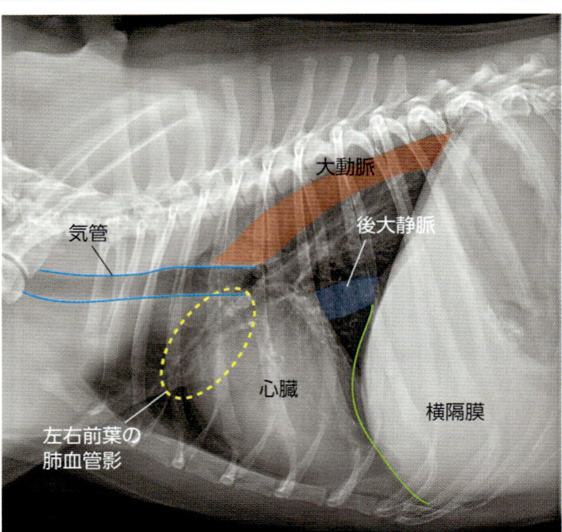

図８　犬の胸部ラテラル像

❖ 撮影後の確認

図8，9に撮影画像の例を示す。両側の肋骨基部の陰影（および，腹部ラテラル像の場合は両側の腸骨翼の陰影）が重複しているかを確認する。重複していない場合にはローテーションが生じているが，どちらの方向に傾いていたのかを画像から判断することは困難であり，もう一度丁寧にポジショニングを行って再撮影する必要がある。

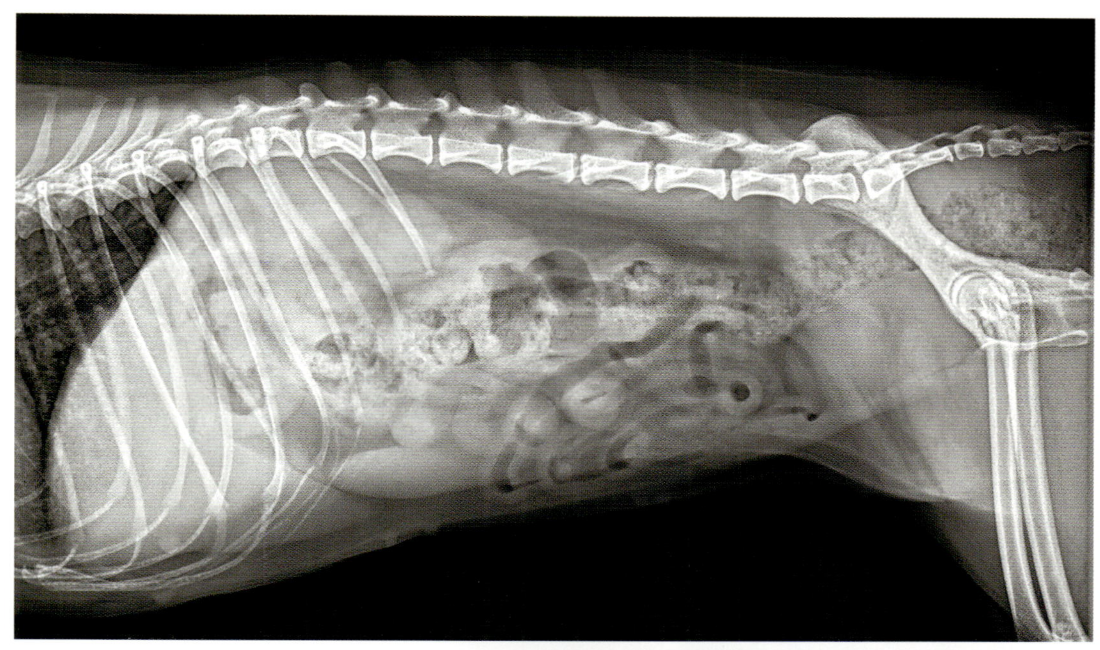

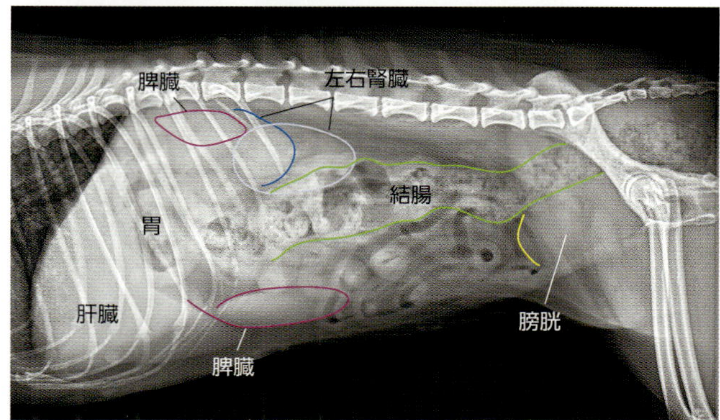

図9　犬の腹部ラテラル像

2 胸部 VD 像，腹部 VD 像

❖ 頭側の保定者

※大型犬ではこの保定法は物理的に不可能な場合がある。その際は保定者を１名増員し，両前肢と頭部をそれぞれ保定する。

①親指を犬の手根部に引っ掛け，残り４本の指は頭頸部背側の皮膚をしっかりとつかむ（**図 10**：①）。この時点で，前肢が左右対称に，頭部がまっすぐになるよう皮膚のつかみ具合を調整する。

②両前肢をしっかりと内転させる（**図 11**：②）。

③ VD 像の撮影は頭側の保定者が行うと撮影しやすい。

ロジック

動物は仰臥位に保定されると，前肢を引き，頭頸部を反って逃れようとする。したがって VD 像の保定のポイントは，ただ前肢を保持するのではなく，その前肢をどこかに固定すること，頭頸部を反らせないよう頭頸部背側を保持すること，の２点となる。

この保定法では，握力で負けない限り，前肢は犬自身の頭頸部に固定されるため，前肢を引かれることはない。さらに，頭頸部背側をつかんでいることから頭頸部を反らされることもない。

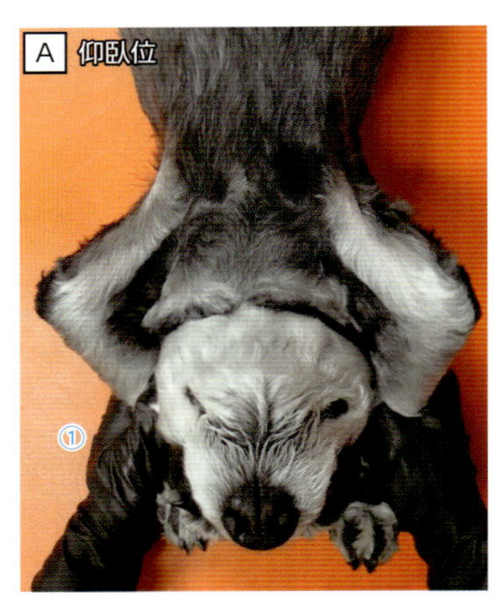

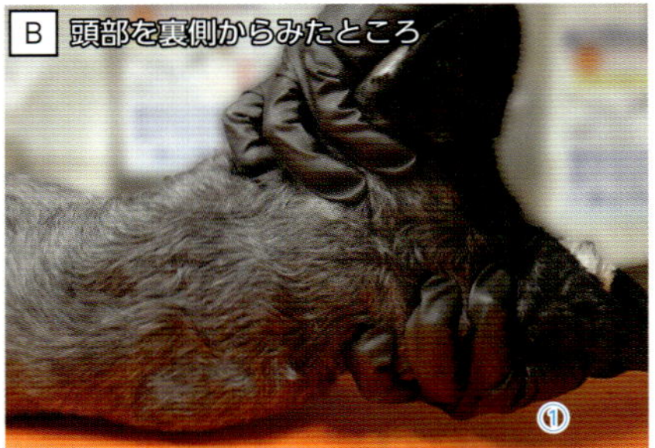

図 10　胸部・腹部 VD 像：頭側の保定 1

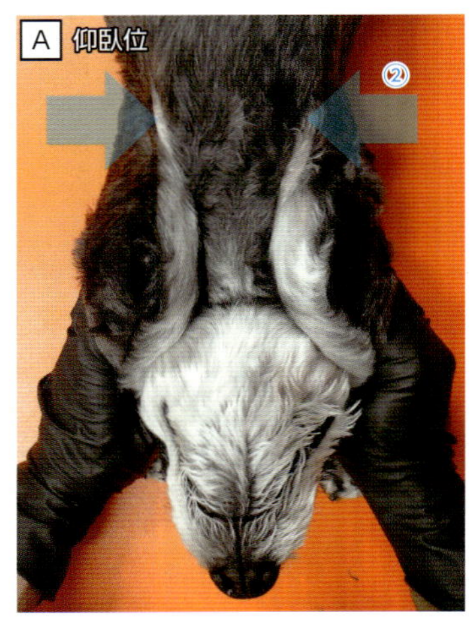

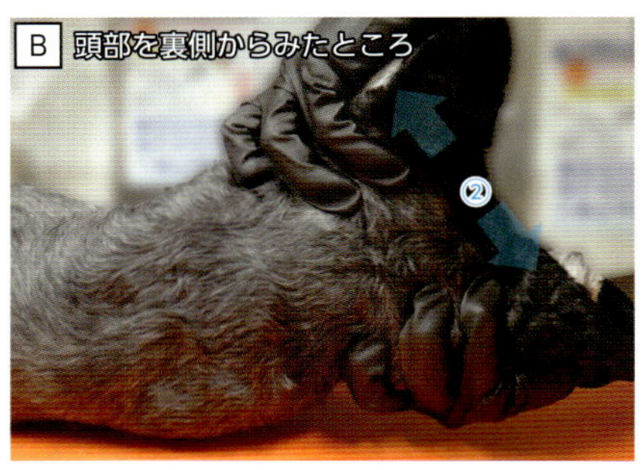

図 11　胸部・腹部 VD 像：頭側の保定 2

ロジック

両前肢を内転させると，同時に頭頸部背側の皮膚を左右に引っ張ることになる（**図 11**）。これにより，犬の頸部はまっすぐに固定され，不動化される。また，肩甲骨が開いて垂直に立つことになり，背側に広い面が形成されるため，体位がより安定する（**図 12**）。

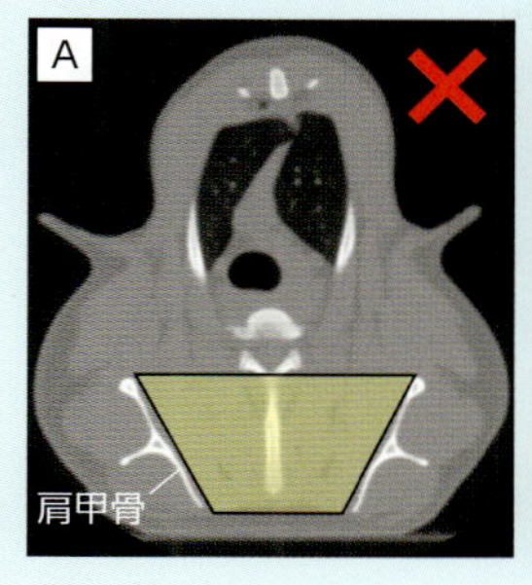

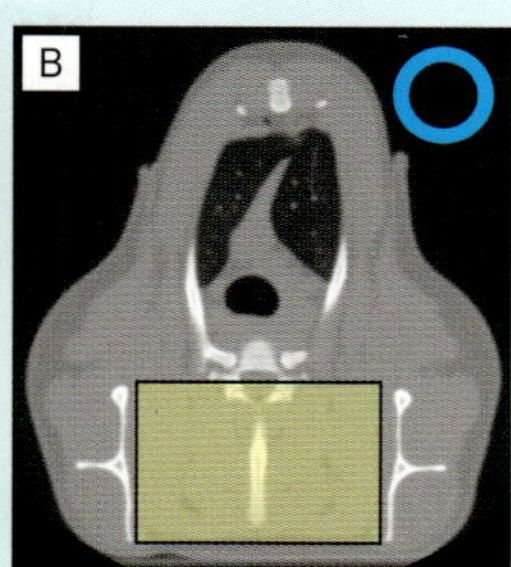

図 12　肩甲骨の動き

コツ

前肢と頭頸部背側を保持した後は，必ずしっかりと握り込む。これが甘いと，前肢や頭頸部を引かれてしまう。前肢の内転も，その効果を発揮するためには最大限に行う必要がある。

❖ 尾側の保定者

膝関節が外側を向くように両後肢を外旋させ，ハの字に牽引する（**図 13**）。

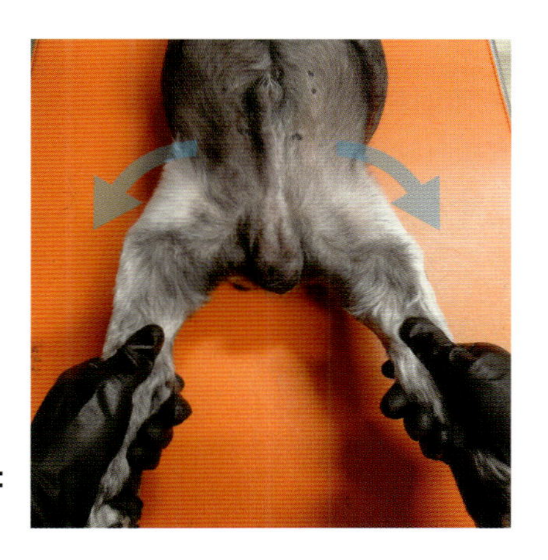

図 13　胸部・腹部 VD 像：尾側の保定

ロジック

後肢をまっすぐに牽引した場合，犬は容易に腰を捻ることができる。**図 14** では右膝関節が内側に向いていることから右後肢が内旋しており，左側へのローテーションが生じてしまう。後肢をハの字に開いて膝が外側を向くように外旋すると，腰を捻ることはできなくなる。ぜひ自身の体で確認していただきたい。

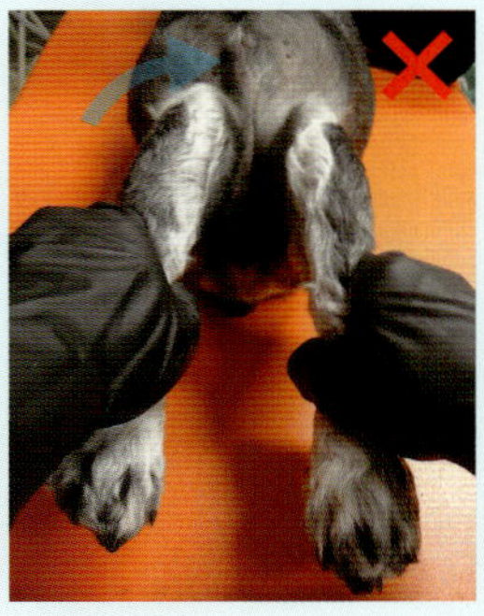

図 14　胸部・腹部 VD 像：尾側の保定の失敗例

❖胸部 VD 像の照射範囲の設定

ラテラル像で照射範囲を設定している場合

頭側，尾側の保定者ともに両手が塞がっており，犬を触って照射範囲をあわせることは難しい。筆者は通常，先にラテラル像を撮影しており，ラテラル像で設定した照射範囲のままで VD 像を撮影している。

このとき，照射範囲の前縁が犬の肘関節（図 15A：►）のすぐ尾側になるように犬の位置を調整して撮影すれば，適切なポジションとなる（ダックスフンドのような足の短い犬種では，照射範囲に肘関節が少し入る程度で撮影している）。

VD 像単独で照射範囲を設定する場合

以下のように照射範囲を設定する。

① 肩甲骨の後縁を照射野の頭尾方向の中心とする（図 15B：→）
② 照射野の前縁が胸骨柄の位置になるよう，照射野を調整する
③ 照射野の後縁が胸骨の剣状突起よりも尾側に来ていることを確認する

❖腹部 VD 像の照射範囲の設定

ラテラル像で照射範囲を設定している場合

筆者は胸部と同様，ラテラル像で設定した照射範囲のままで VD 像を撮影している。

尾側の保定者が坐骨後縁（図 16B：→）を触り，照射範囲の尾側縁に位置していることを確認する。

VD 像単独で照射範囲を設定する場合

以下のように照射範囲を設定する。

① 照射野の前縁…胸骨の剣状突起から 3 横指（人差し指から薬指を揃えた横幅）分前とする
② 照射野の後縁…坐骨後縁とする（図 16B：→）

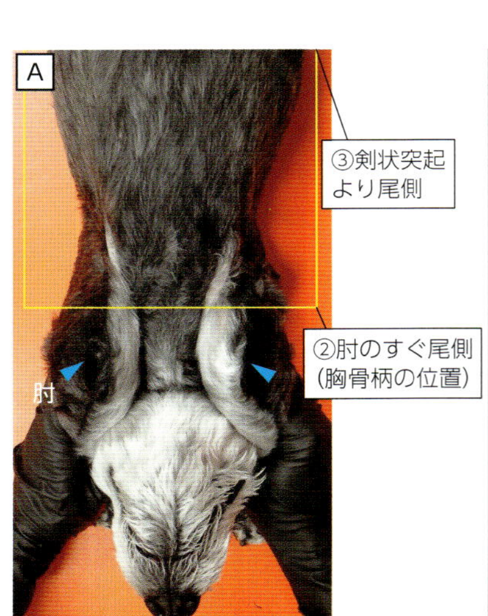

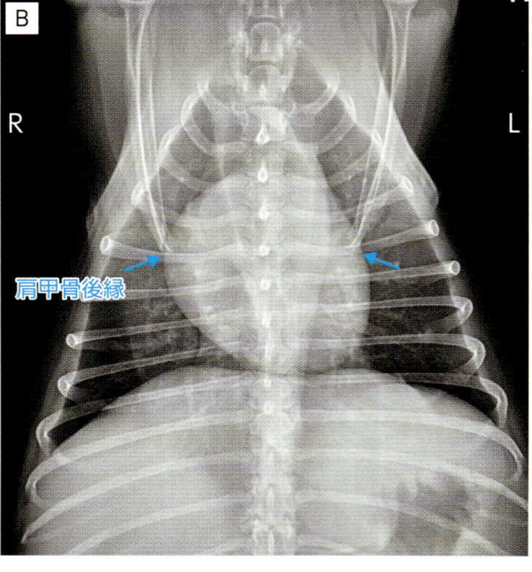

図 15　胸部 VD 像：撮影範囲
ラテラルで合わせた照射範囲で，肘（A：矢頭）のすぐ尾側が照射範囲の前縁になるイメージ。

❖ ローテーションの確認

2名で撮影する場合，頭側，尾側の保定者ともに両手がふさがってしまうため，目視でローテーションを確認する。ローテーションを一番認識しやすいのは正面から観察した場合であり，頭側の保定者が目視で確認するのが最も容易である。視点を低くして正面から犬を観察しながら傾きを調整する（**図17**）。適切な保定ができていれば犬が体を捻ることはないため，目視でも大きくローテーションが生じることはない。

3名で撮影する場合は，撮影者が胸骨および肋骨弓を触って対称性を確認する。

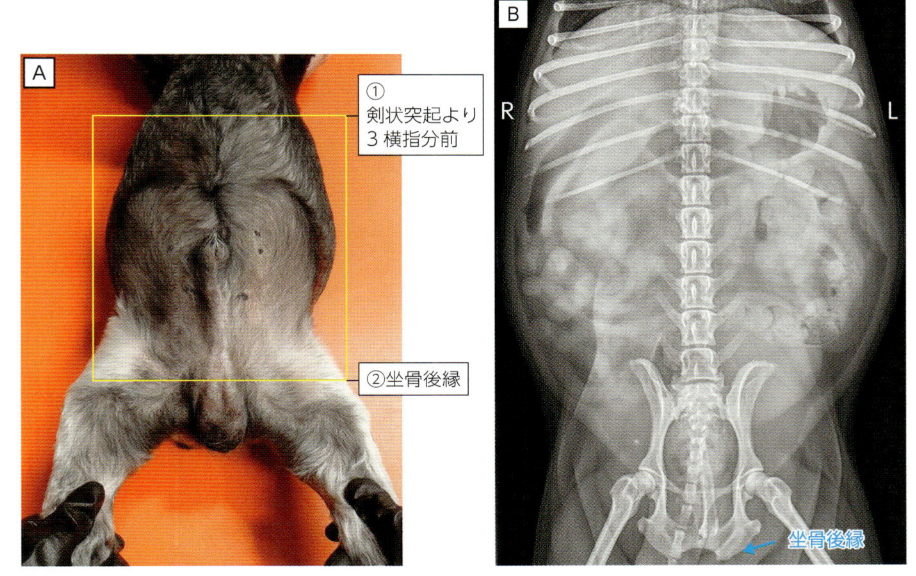

図16　腹部VD像：撮影範囲
尾側の保定者が坐骨尾側縁を触り，そこに照射範囲の尾側縁をあわせるイメージ。

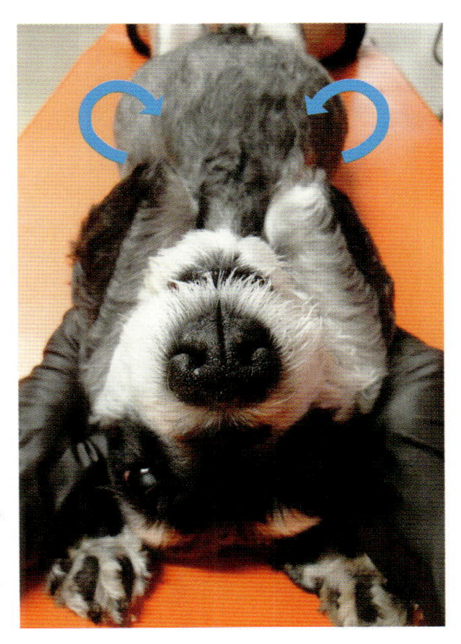

図17　胸部・腹部VD像：ローテーションの確認
頭側の保定者が低い視点で傾きを調整するイメージ

❖ 撮影後の確認

撮影後は，脊椎の棘突起の方向に着目する。**図18，19** の画像はほぼ完璧に撮影されているが，診断に影響はないものの棘突起はわずかに右側を向いている（**図18，19**：►）。もし再撮影するのであれば，今回の画像よりもわずかに棘突起を左側に向けるイメージで撮影するとよい。側弯が生じていた場合には，尾側の保定者がしっかりと牽引して脊椎を伸展させることで対応する。

ロジック　病的なものでない限り，側弯は単に脊椎がたわんでいる状態である。したがって，牽引することで脊椎はまっすぐに伸展するはずである（動物が痛がらないよう反応をみながら力を調整する）。

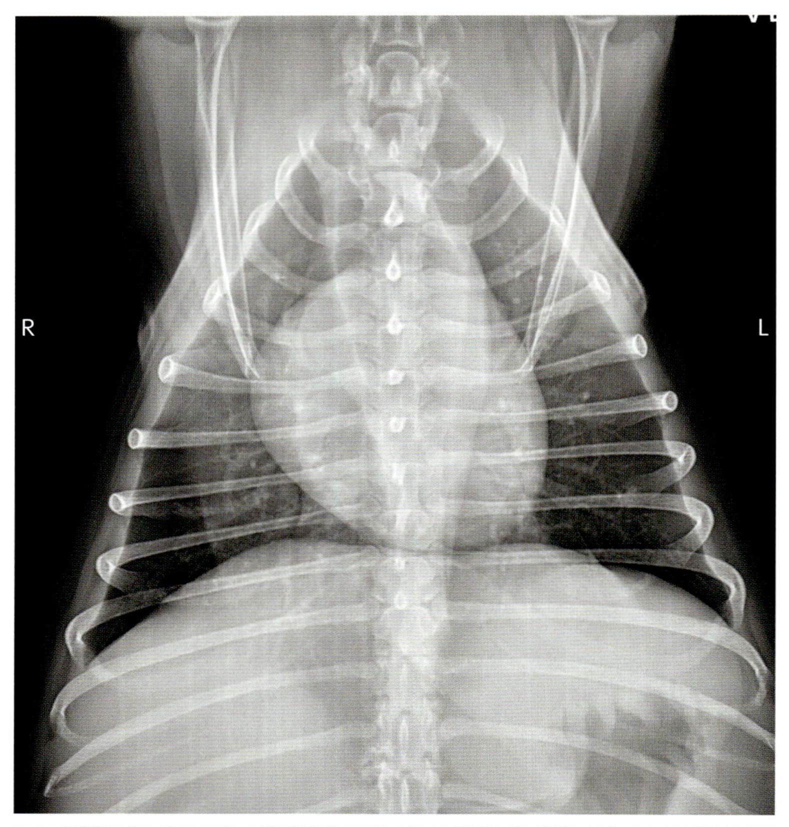

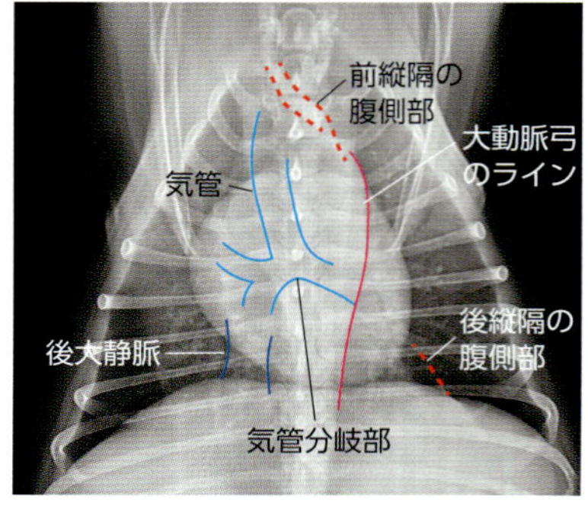

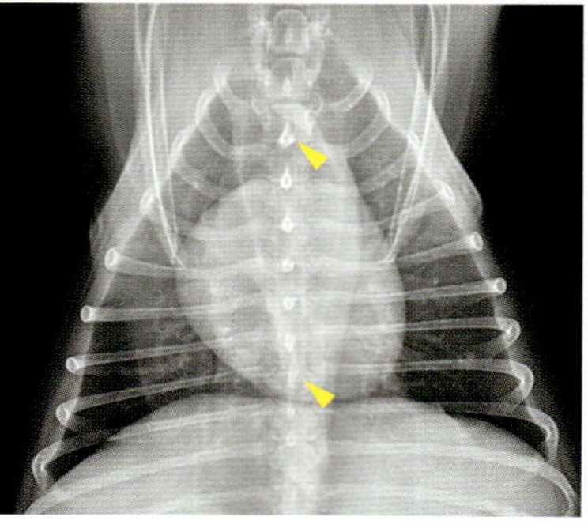

図18　犬の胸部
VD像

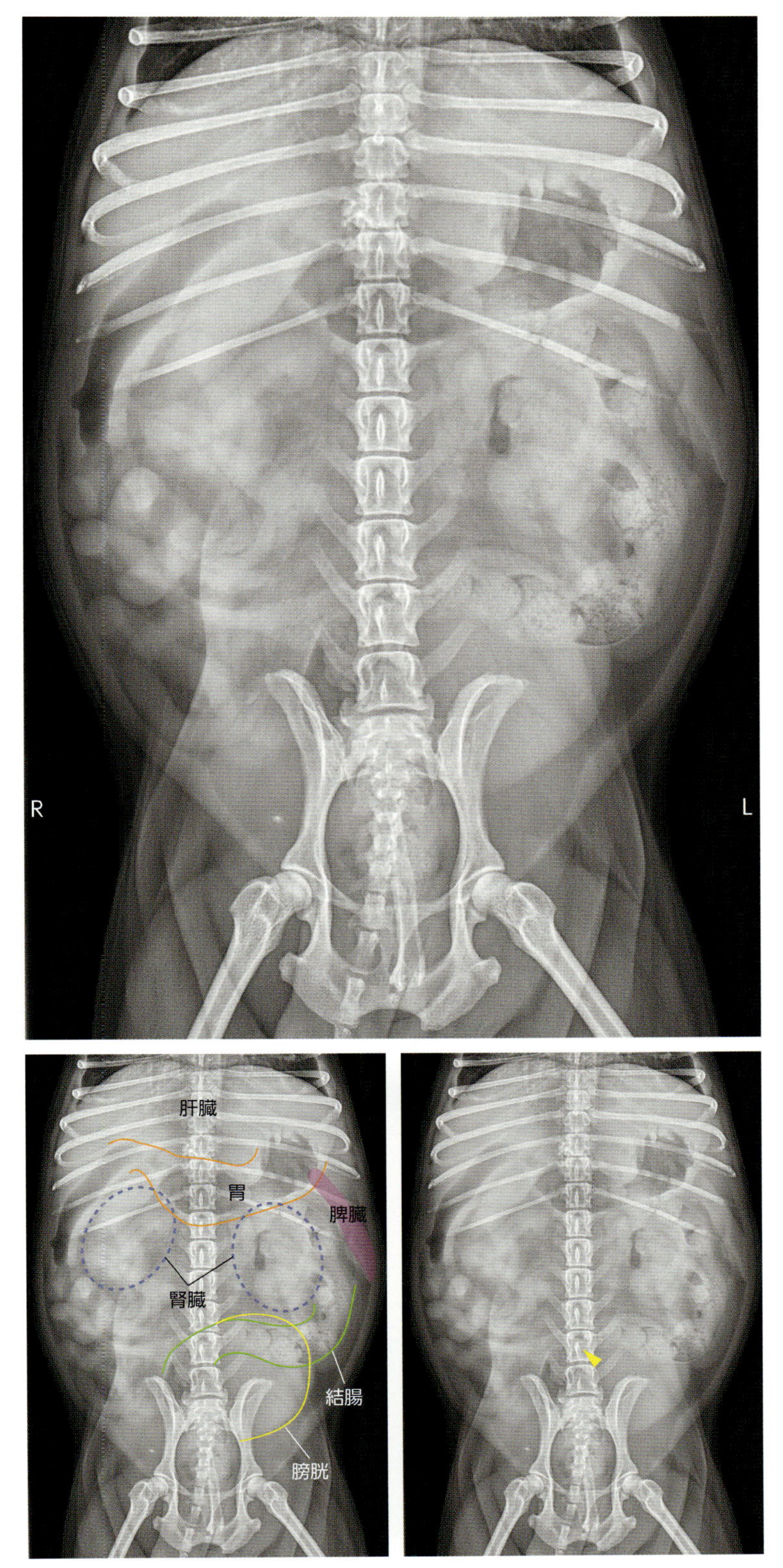

図 19　犬の腹部 VD 像

3　胸部 DV 像，腹部 DV 像

❖ 尾側の保定者

膝が外側を向くように両後肢を外旋して牽引する。筆者は足根関節を保持し，親指で踵骨を内側に捻り込むことによって後肢を外旋させている（図 20：①②）。

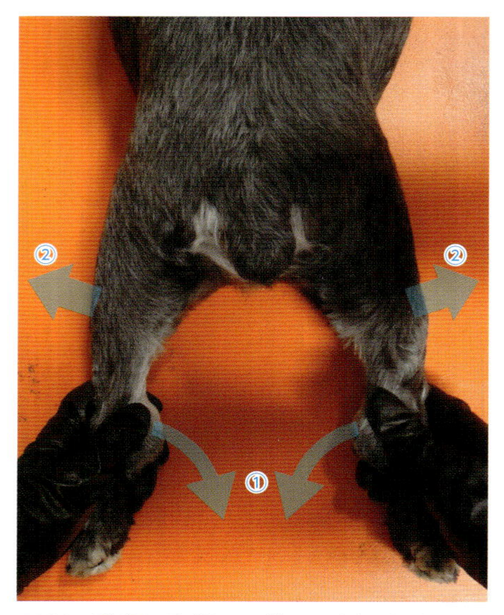

図 20　胸部・腹部 DV 像：尾側の保定

犬が暴れる場合

①犬が暴れる場合には，通常の「伏せ」の状態から後肢端を外側に向ける（図 21）。
②この体位を維持したまま，脊椎を伸ばすイメージで尾側に軽く牽引する。

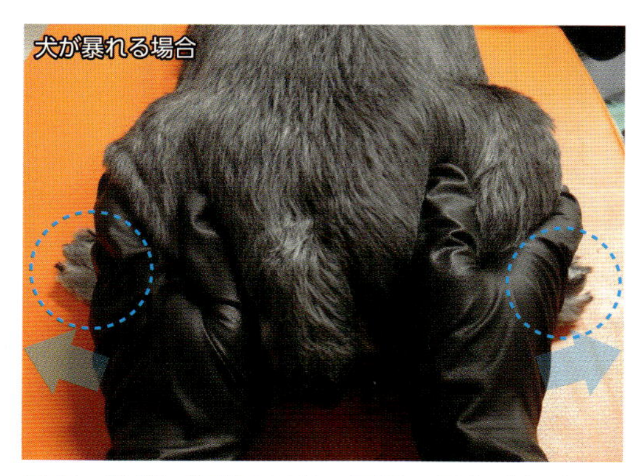

図 21　胸部・腹部 DV 像：尾側の保定（犬が暴れる場合）

ロジック　もし片側の肢端が内側を向いていると，犬は確実にそちら側に腰を落とすので，ローテーションは避けられない（図 22）。人間もしゃがんだ際には自然と両足先が外側を向いているはずである。

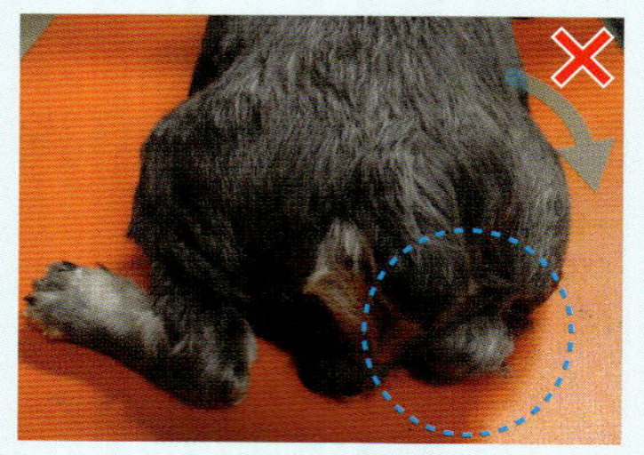

図 22　胸部・腹部 DV 像：尾側の保定（犬が暴れる場合）の失敗例

❖ 小型犬の頭側の保定

小型犬では前肢を完全に伸展させるのがよい（p.67 猫の DV 像と同様の手法である）。

①人差し指を犬の肘関節の近位あるいは，人差し指が照射範囲に入りそうなら前腕部に引っ掛けて，前肢を完全に伸展させる。

②この状態で，親指で頭部を押さえ込み，前肢と頭部を固定する（**図 23**）。

２名で撮影する場合は VD 像と同様に，頭側の保定者が目視でローテーションを確認する。

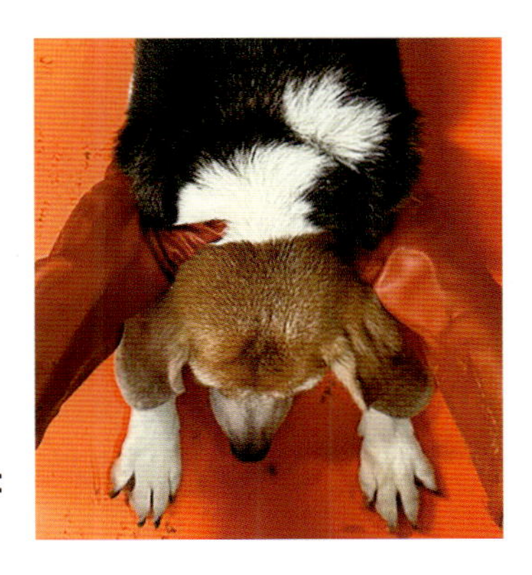

図 23　胸部・腹部 DV 像：頭側の保定

❖ 中型，大型犬の頭側の保定（３名で撮影する場合）

中型，大型犬では，理想的には３名で撮影を行う。

頭側の保定者は犬の手根部を保持して両前肢を牽引する。

撮影者が頭部を保持して，胸椎の棘突起を触って棘突起が垂直方向を向いてまっすぐに整列しているか確認しながら撮影する。

❖ 中型，大型犬の頭側の保定（２名で撮影する場合）

中型，大型犬を２名で撮影する場合には，前肢を牽引することは諦め，両前肢が左右対称になるように保定する（**図 24**）。

このとき，頭側の保定者が撮影を行うが，片手で頭部を保持し，犬を直上から観察しながら，もう片方の手で左右の肘関節の位置が揃うように調整する（**図 24**：-----）。

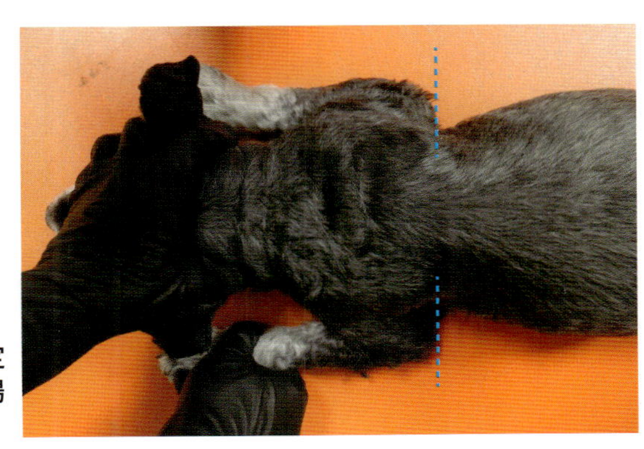

図 24　胸部・腹部 DV 像：頭側の保定（頭側の保定者が撮影も行う場合）

❖ 照射範囲の調整

図 25 は胸部撮影の図。

① 照射野の頭尾方向の中心…肩甲骨の後縁
② 照射野の前縁…肩峰
③ 照射野の後縁…最後肋骨を横切る

❖ ローテーションの確認

２名で撮影する際は VD 像と同様であるが，３名で撮影する場合には，撮影者は脊椎の棘突起を触って，脊椎がまっすぐに伸展しているか，それが正中線に乗っているかを確認する。

❖ 撮影後の確認

脊椎の棘突起の方向を確認する。例えば，棘突起が左側を向いているのであれば，左に傾いていたことを意味する。このような場合には，左前後肢をわずかに撮影台から持ち上げて再撮影すればよい。側弯が生じていた場合には，尾側の保定者がしっかりと牽引して脊椎を伸展させることで対応する。

図 26 は胸部 DV 像の撮影例。

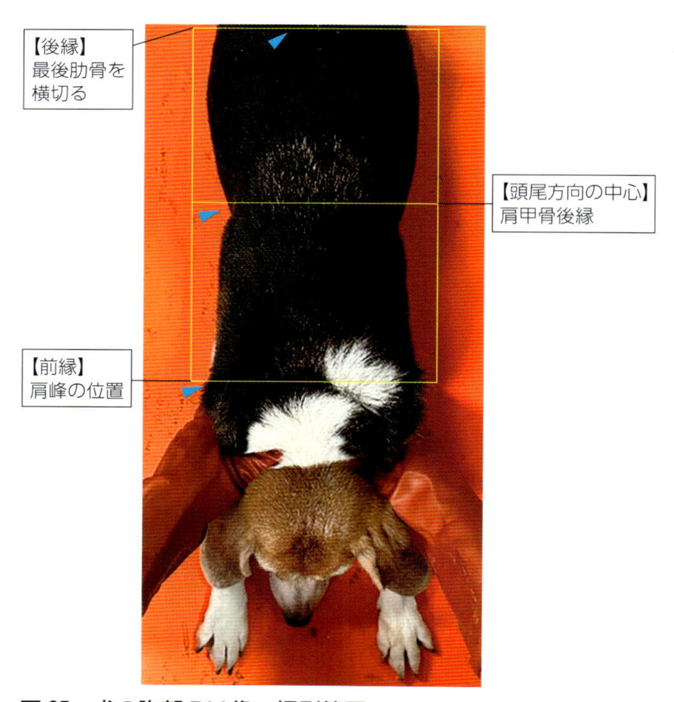

図 25　犬の胸部 DV 像：撮影範囲

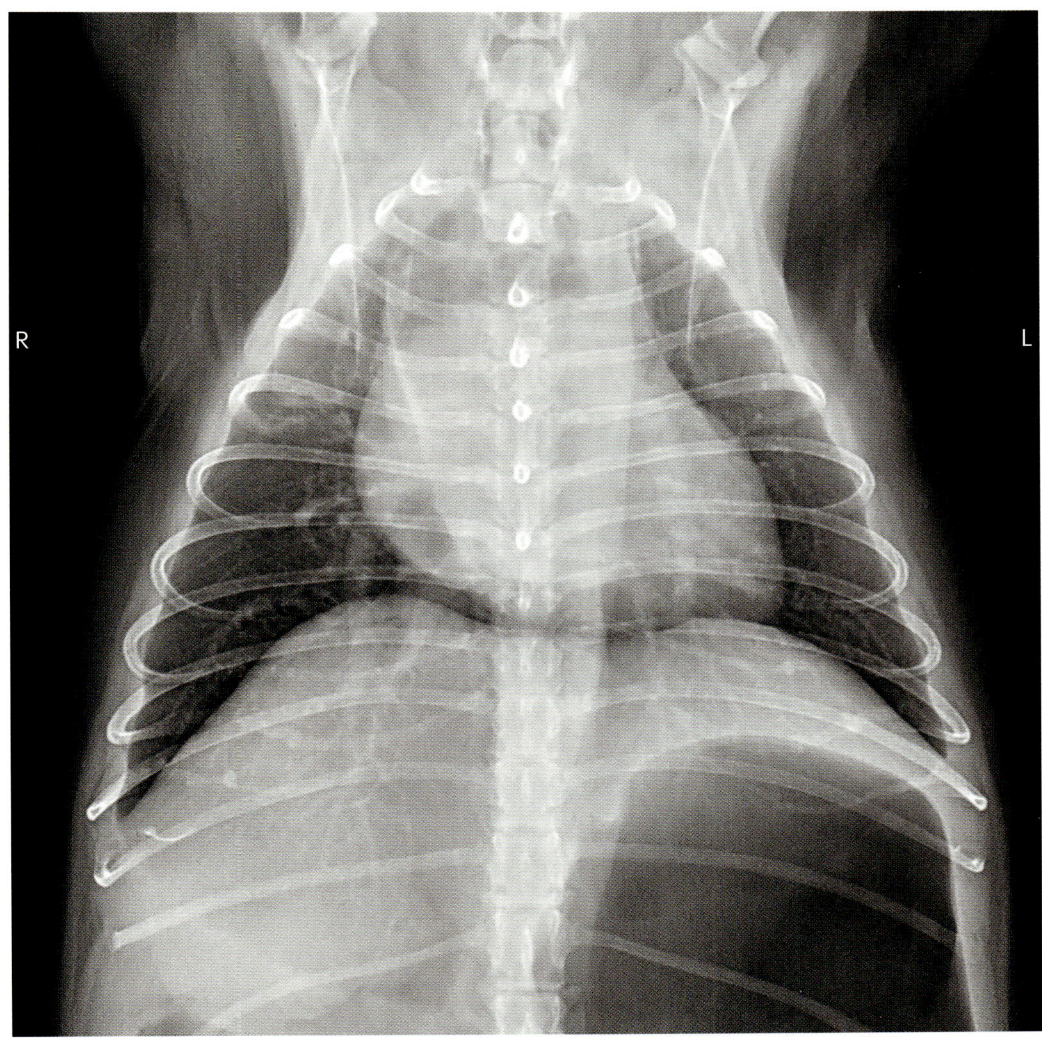

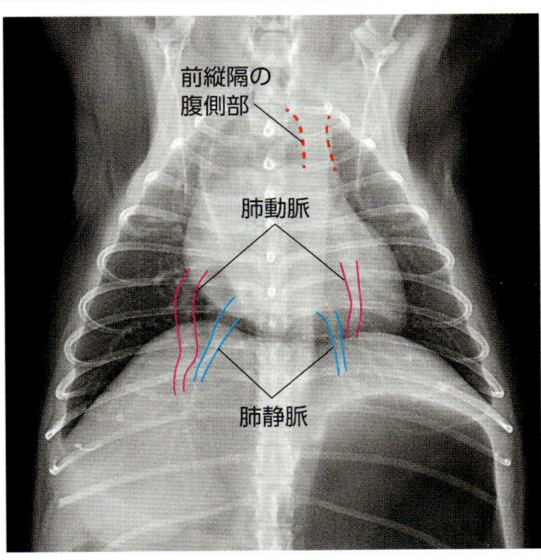

図 26　犬の胸部 DV 像

犬の胸腹部撮影のまとめ(図Ⅰ～Ⅲ)

頭側の保定

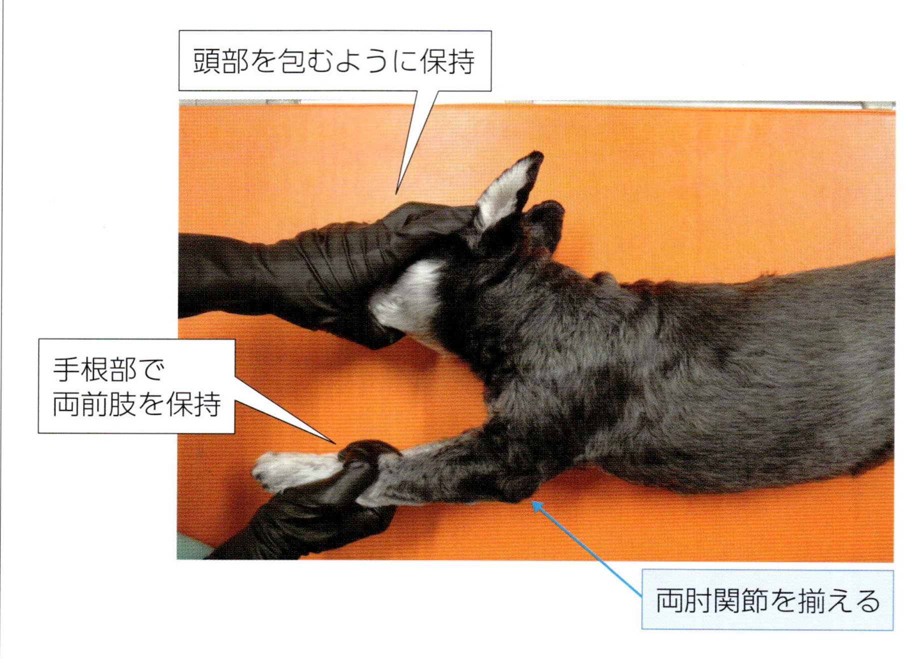

尾側の保定

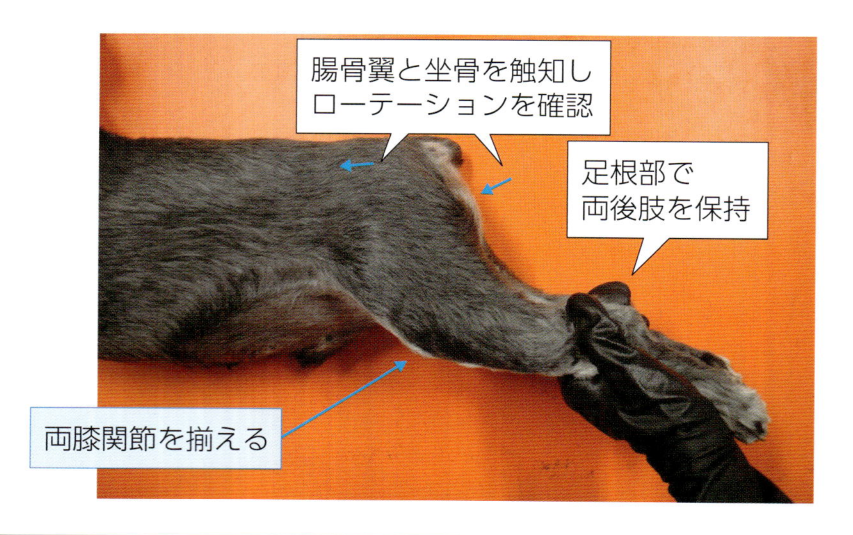

図Ⅰ　胸部ラテラル像，腹部ラテラル像の撮影

胸部ラテラル像の照射範囲

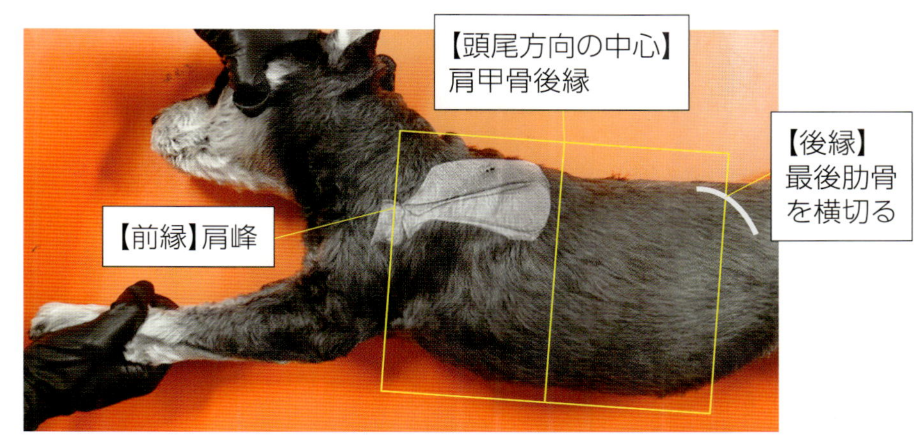

ダックスフンドなどの胴体の長い犬種では，中心は意識せず，前縁と後縁のランドマークのみを用いて照射範囲を調整するとよい。

腹部ラテラル像の照射範囲

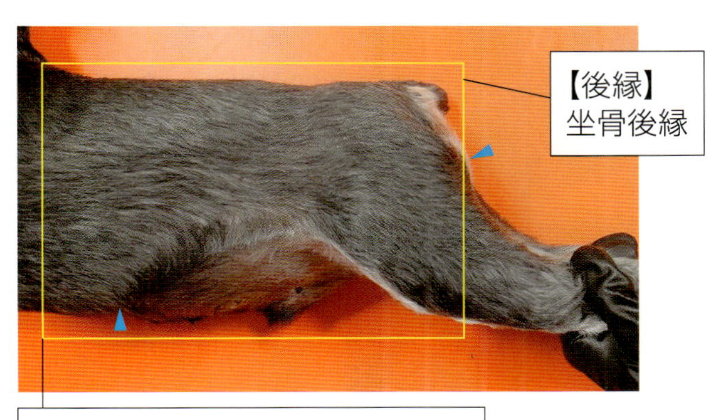

☑ CHECK　**撮影前のチェック項目：胸部・腹部ラテラル像**

- □ 左右肘・膝関節は揃っているか？
- □ X 線照射範囲は適切か？
- □ ローテーションはないか？（胸椎・胸骨，腸骨翼，坐骨を触知）

頭側の保定

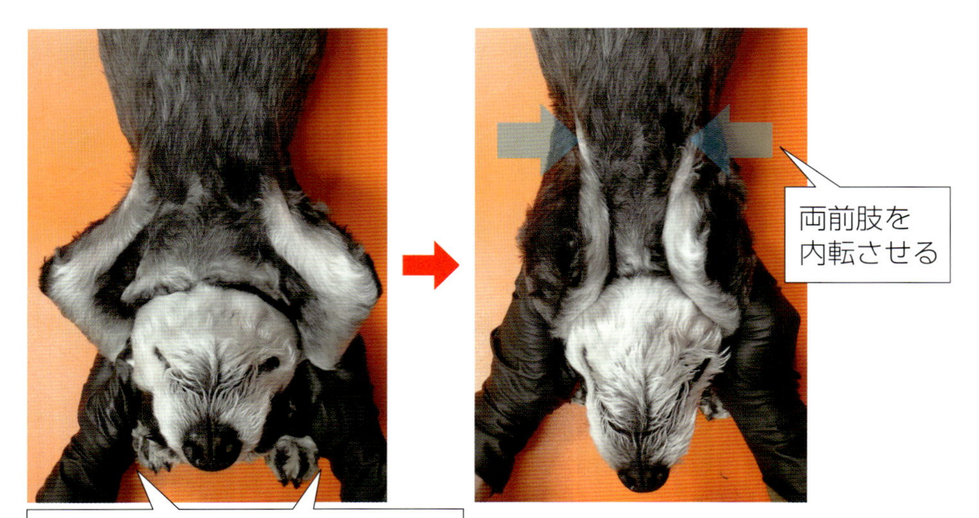

尾側の保定

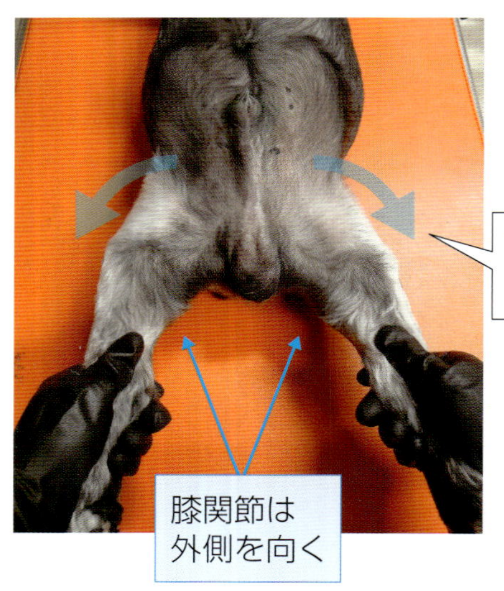

図Ⅱ 胸部 VD 像，腹部 VD 像の撮影

胸部 VD 像の照射範囲

ラテラルで合わせた照射範囲で，肘のすぐ尾側が照射範囲の前縁になるイメージ。

【後縁】
剣状突起より尾側

【前縁】
肘のすぐ尾側
（胸骨柄の位置）

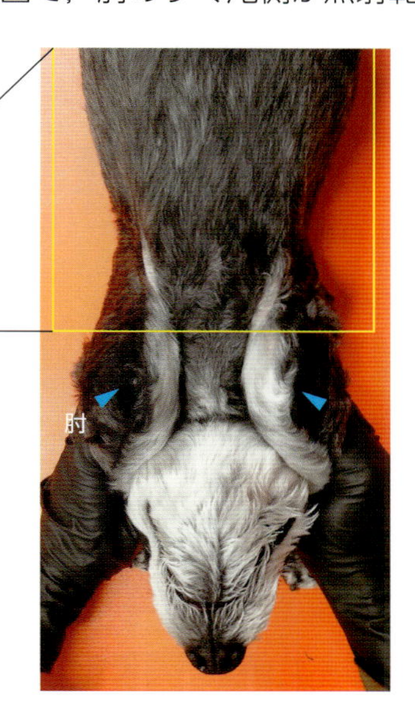

腹部 VD 像の照射範囲

ラテラルで合わせた照射範囲で，坐骨後縁が照射範囲の後縁になるイメージ。

【前縁】
剣状突起より
3 横指分前

【後縁】
坐骨後縁

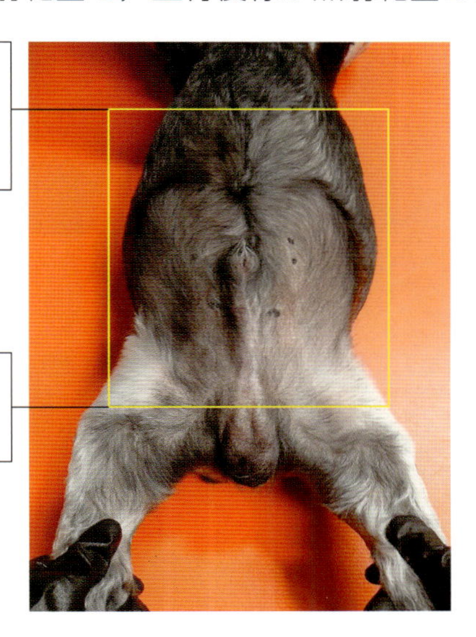

☑ CHECK　撮影前のチェック項目：胸部・腹部 VD 像

- □ 前肢は左右対称に，頭部はまっすぐに固定されているか？
- □ 後肢は外旋できているか？
- □ ローテーションはないか？（頭側の低い視点から犬を観察）

尾側の保定

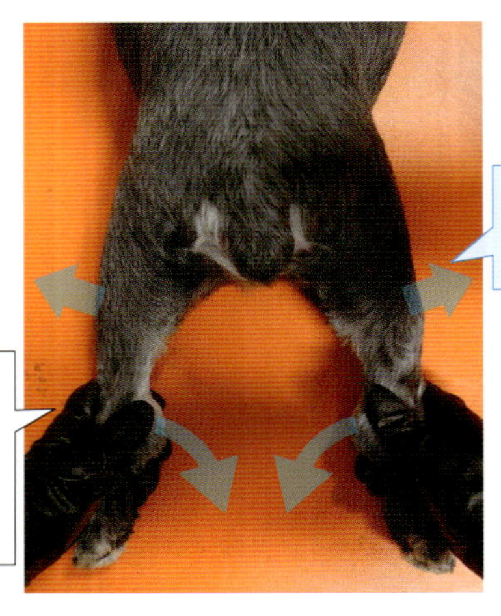

足根関節を保持。
親指で踵骨を内側に
捻りこむ
→後肢が外旋

尾側の保定（暴れる犬）

「伏せ」の状態

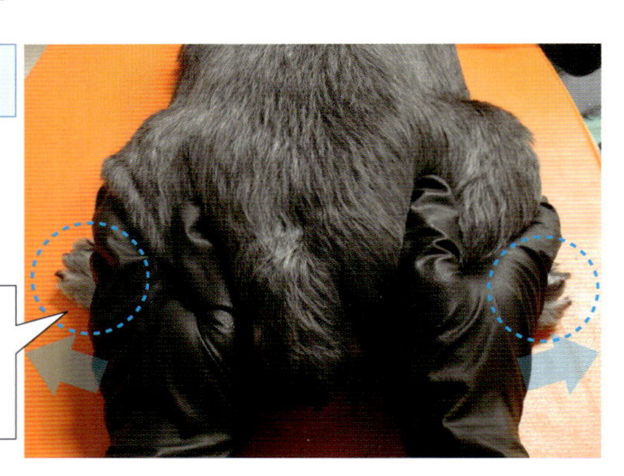

後肢端を外側へ向け，
脊椎を伸ばすイメー
ジで尾側に軽く牽引

頭側の保定（小型犬）

人差し指を犬の肘関
節の近位か前腕部に
引っ掛ける
→前肢を完全に伸展

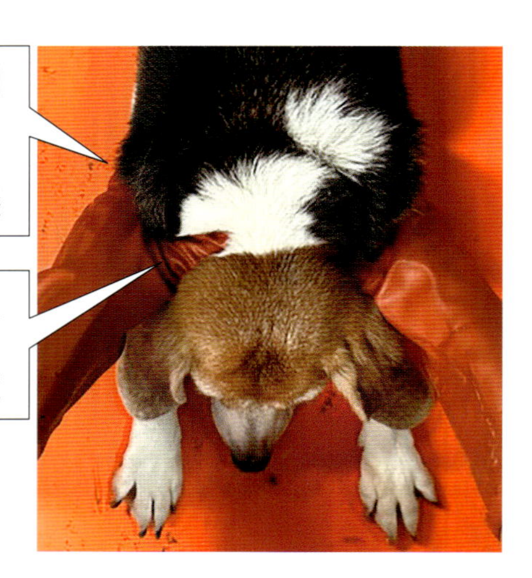

親指で頭部を押さえ
込む
→前肢と頭部を固定

図Ⅲ　胸部 DV 像，腹部 DV 像の撮影

頭側の保定（中〜大型犬） 理想的にはもう 1 名追加して 3 名で撮影する

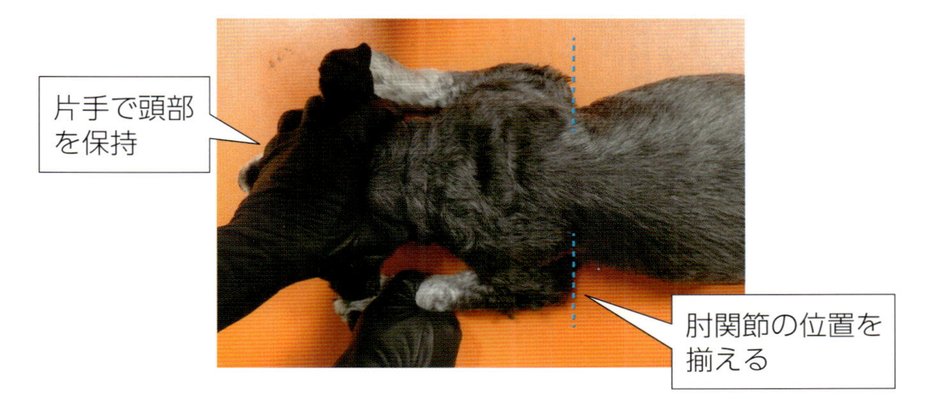

胸部 DV 像の照射範囲

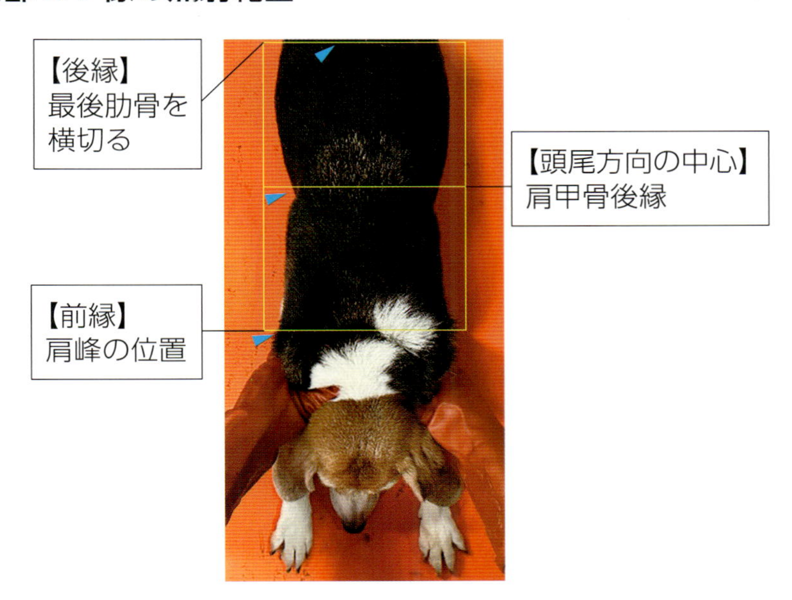

腹部 DV 像の照射範囲

ラテラルで合わせた照射範囲で，坐骨後縁が照射範囲の後縁になるイメージ。

CHECK　撮影前のチェック項目：胸部・腹部 DV 像

- □ 後肢は膝が外側を向くように牽引できているか？
- □ それが不可能な場合，伏せの状態で後肢の肢端が外側を向いているか？
- □ 前肢は完全に伸展できているか，あるいは左右肘関節の位置は揃っているか？
- □ ローテーションはないか？

2 猫の胸腹部

Introduction

❖ 攻撃的な猫の保定

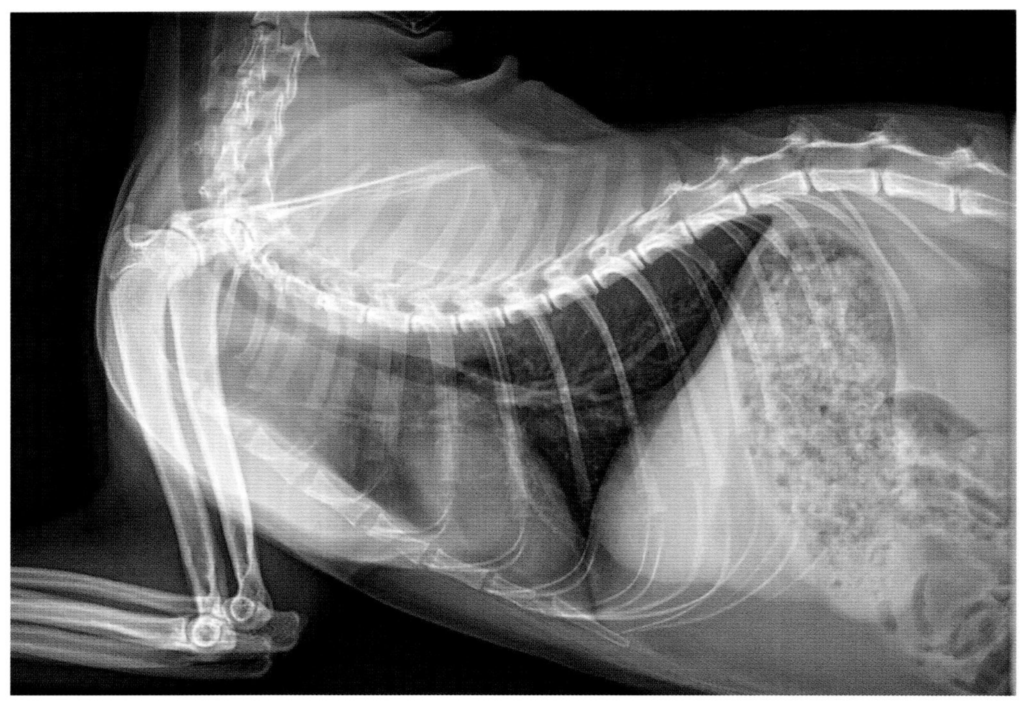

図1 撮影の失敗例
症例：雑種猫，1歳齢，雄
ラテラル像

研修医・先生，猫の胸部撮影をしたのですが……（**図１**）。

指導医・前肢が全く伸びていませんね。これでは前胸部に前肢の陰影が重複してしまって読影に支障がでますよ。

研修医・そうなんですけど，すごく怒ってしまって。VD 像は押さえられないので撮影できませんでした。

指導医・猫の保定テクニックは犬とは異なります。攻撃的な猫の場合，ラテラル像では腕を縮こめてしまうので，これをしっかりと伸ばすことが必要になります。

研修医・結構引っ張ったつもりなのですが……。

指導医・ただやみくもに引っ張っても前肢が縮こまったまま身体ごと前に移動してしまうだけなので，しっかりと肩関節を押さえながら前肢を伸ばしましょう（p.52：図２A を参照）。

研修医・なるほど。あと，カラーをつけていると頭を保定しづらいのですが，どうすればよいでしょうか。

指導医・猫は頭頚部を反らしがちなので，カラーをうまく利用して頚部を伸ばしてやる必要があります（p.52：図２B を参照）。

研修医・ラテラル像はこれでうまく保定できそうです。VD 像は全く保定できなかったのですが……。

指導医・猫の VD 像も基本的な保定の理論は犬と同じです。頭頚部を反らせないことと，前肢を引かれないように固定することです。

研修医・はい。でも犬と同じ保定の仕方では全然うまくいきませんでした。

指導医・猫は頭が小さく腕が長いので，暴れる個体では犬の保定法が通用しません。私は前腕からの採血の要領で，肘関節の後ろを押さえて腕を伸ばすようにしています。残りの４本の指で頭部を包み込むように保定します（p.58：図８，９を参照）。

研修医・犬とは全く違いますね。

指導医・猫がバンザイの姿勢になるようにしっかりと腕を伸ばしてしまえば，腕を引かれることはありません。あとは頭頚部を反らされないように背側で指をクロスさせてしっかりとホールドしてしまいましょう（p.58：図９B を参照）。次ページ以降ではカラーを装着した場合の猫の保定のテクニックについて解説しましょう。

1　胸部ラテラル像，腹部ラテラル像

❖ 頭側の保定者

①猫は前肢を縮こめようとするので，肩関節を押さえてしっかりと前肢を頭側に牽引する（**図2A**：①）。
②カラーをたたむように保持し，頚部を反らされないよう背側から頭腹側に向かって押し込む（**図2B**：②）。
③両前肢は手根部を保持し，直上からみて左右の肘関節の位置が揃っていることを確認する（**図2A**：③）

ロジック　カラーを着用した状態で撮影する場合，いかなる撮影法においてもカラーを頚部背側に食い込ませるように保持する。この目的は，カラーが外れるのを防ぐこと（外れるときは必ず背側から抜ける），腹側に余裕をもたせて気道を圧迫しないようにすること，の2つである。

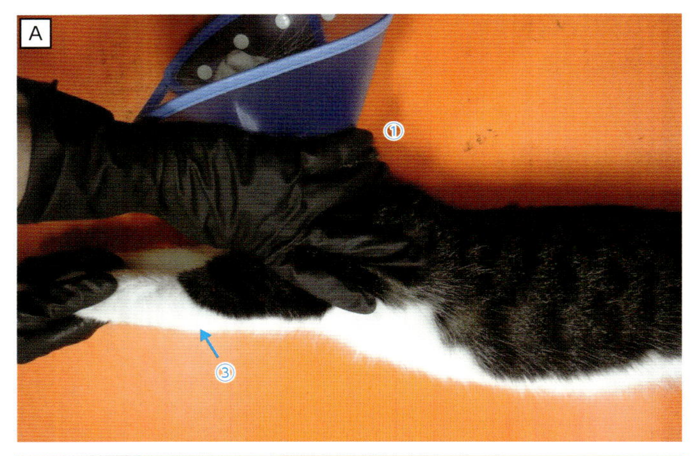

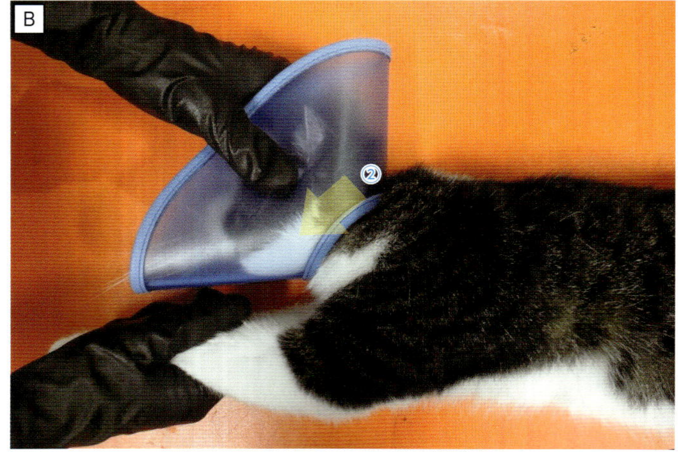

図2　胸部・腹部ラテラル像：頭側の保定

❖ 尾側の保定者

①尾側の保定は犬と同様，両後肢を足根部で保持し，直上からみて左右の膝関節の位置が揃っていることを確認する（**図3**：①）。
また，腸骨翼および坐骨を触ってローテーションがないか確認する。
必要に応じて，胸部撮影では骨盤を，腹部撮影では尾を保持する。

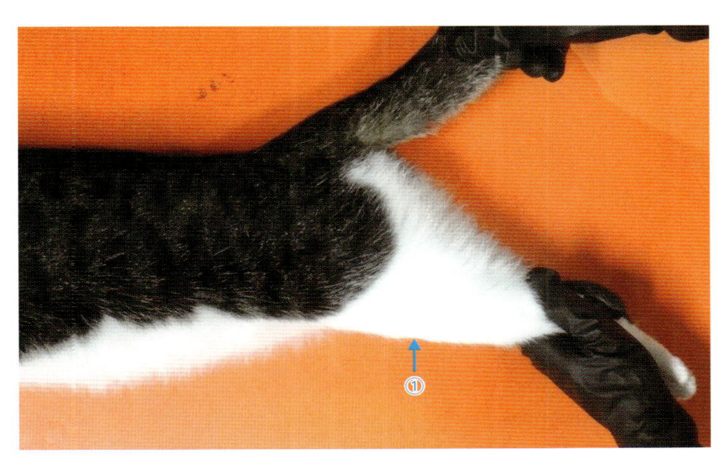

図3　胸部・腹部ラテラル像：尾側の保定

MEMO

❖ 胸部ラテラル像

照射範囲の設定

照射範囲の設定は犬と同様である。

① 前肢を牽引した状態で，肩甲骨の後縁を照射野の頭尾方向の中心とする（**図4**：①）
② 照射野の前縁が肩峰の位置になるよう，照射野を調整する（**図4**：②）
③ 照射野の後縁が最後肋骨を横切っていることを確認する（**図4**：③）（ただし，猫では最後肋骨は触知しづらい場合が多いため，場合によっては③は省略する）

ローテーションの確認

猫では過肥や疾患により腹部が膨満していない限り，ラテラル像でローテーションが生じることはほとんどない。腹部が膨満している場合，胸骨が胸椎よりも高くなりがちであるため，これらを触知してローテーションがないか確認する。

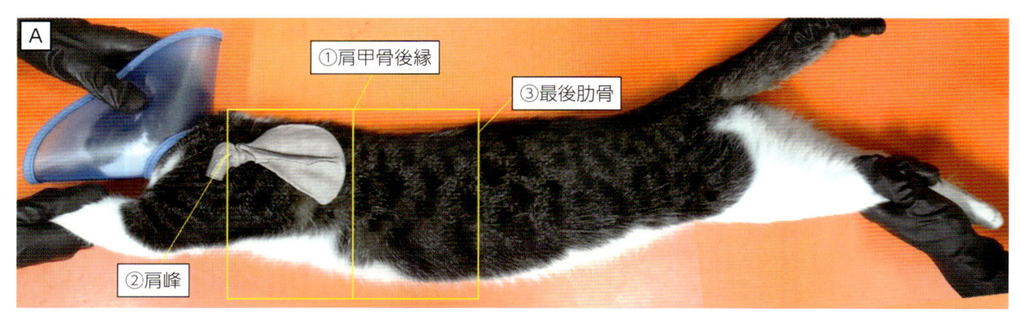

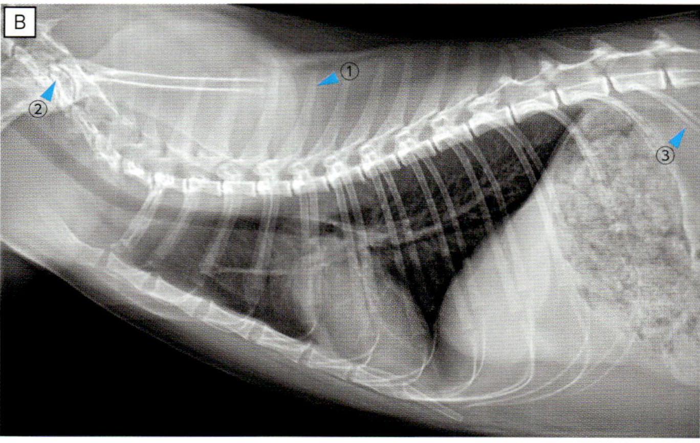

図4　胸部ラテラル像：撮影範囲

❖ 腹部ラテラル像

照射範囲の設定

照射範囲の設定は犬と同様である。

・照射野の前縁…胸骨の剣状突起（**図5**：①）から３横指（人差し指から薬指を揃えた横幅）分前
・照射野の後縁…坐骨後縁（**図5**：②）

ローテーションの確認

胸部ラテラル像と同様。

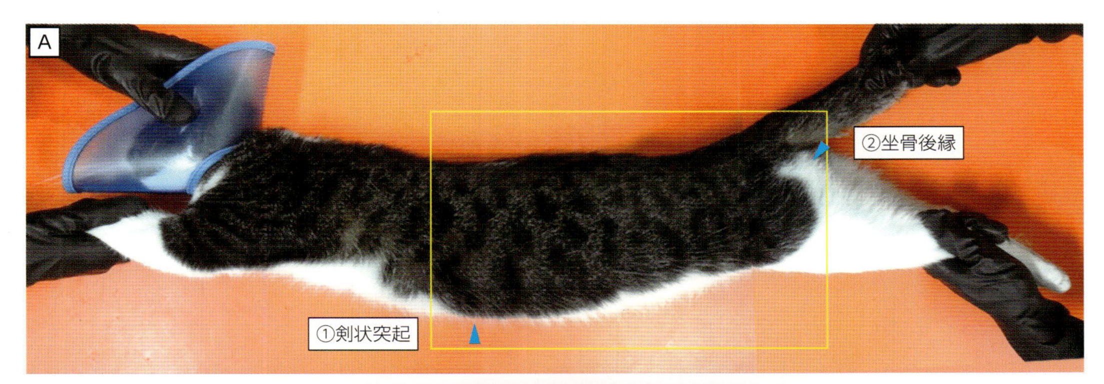

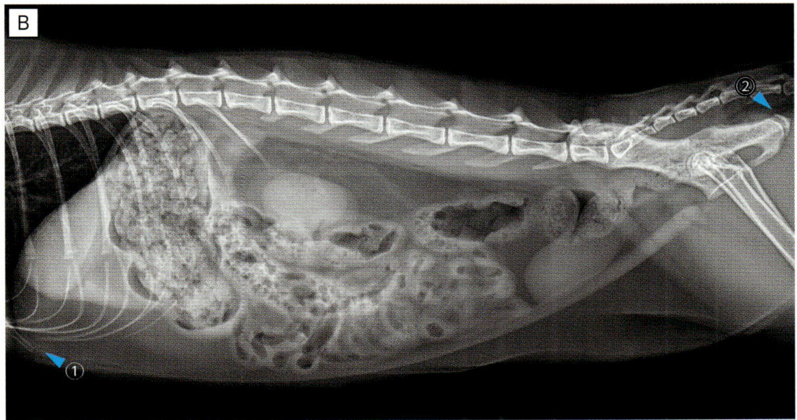

図5　腹部ラテラル像：撮影範囲

❖ 撮影後の確認

図6，7に撮影画像の例を示す。評価可能な画像であるかの確認のポイントは犬と同様である（p.33 参照）。

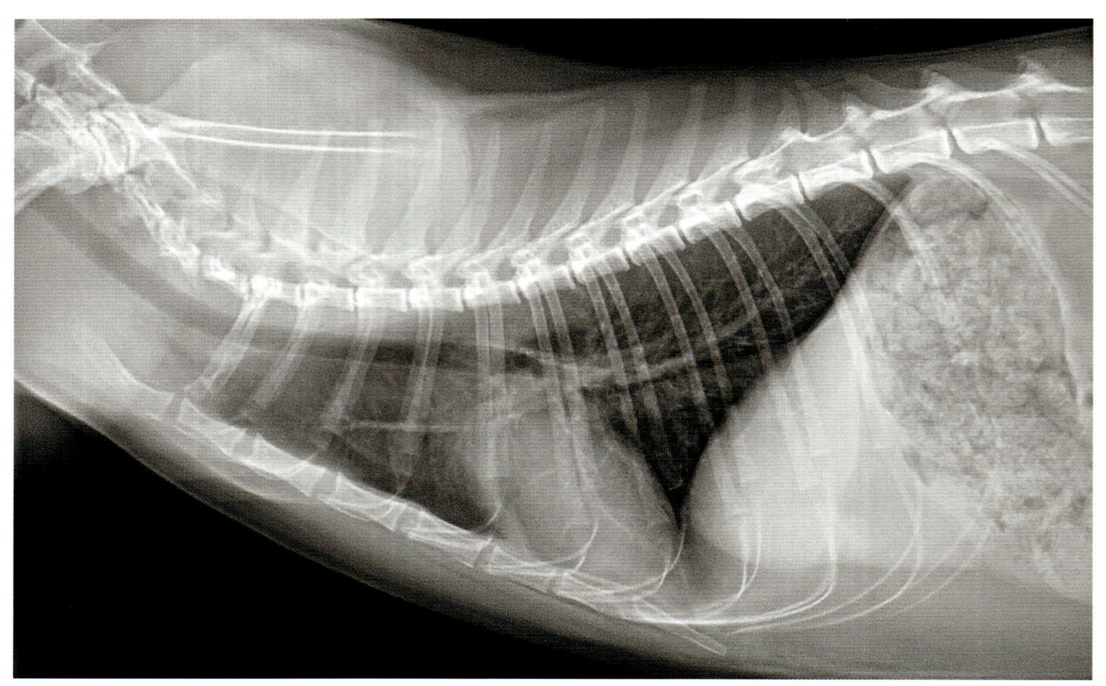

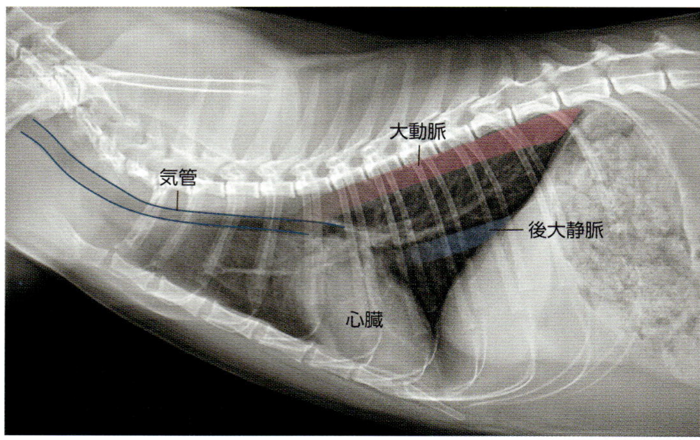

図6　猫の胸部ラテラル像

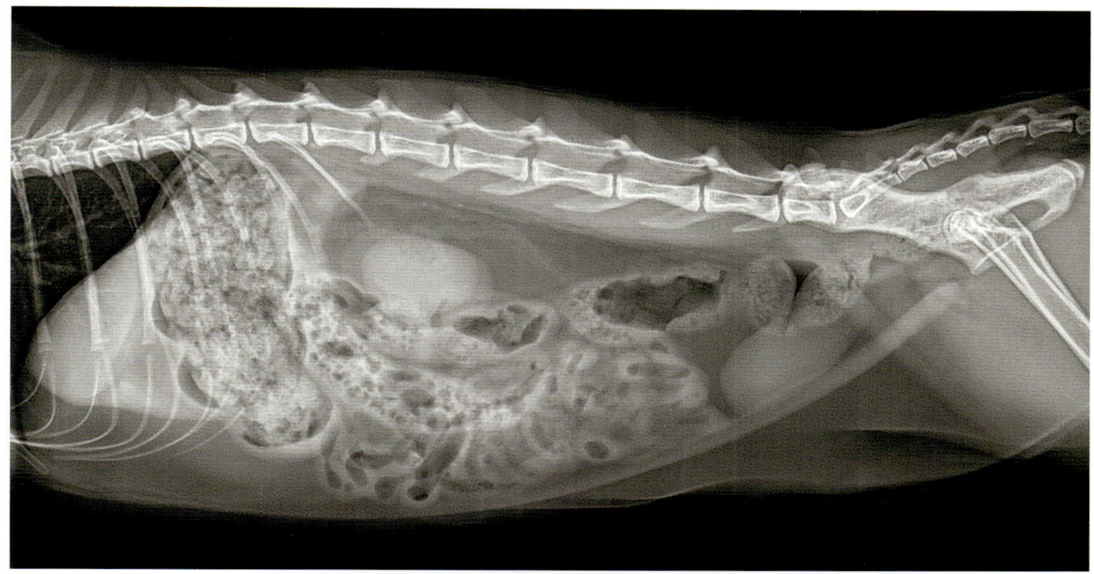

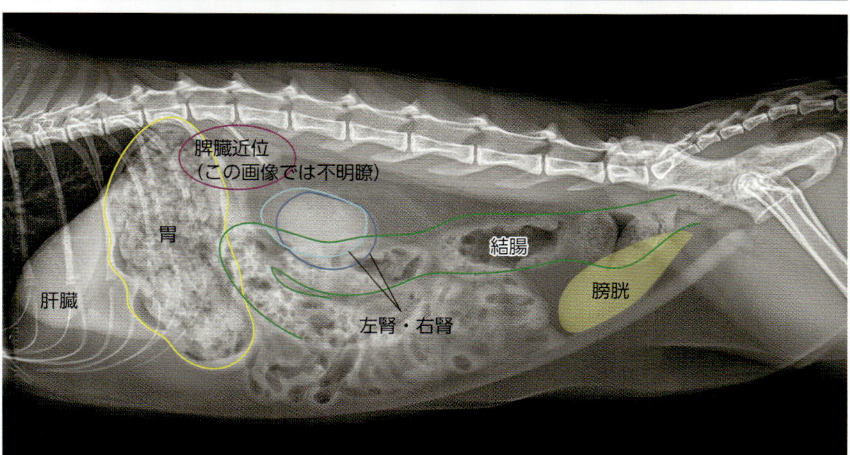

図７　猫の腹部ラテラル像

2 胸部 VD 像，腹部 VD 像

❖ 頭側の保定者

①人差し指を猫の肘関節の近位に引っ掛け（図８Ａ：①），猫がバンザイの姿勢になるように前肢を完全に伸展させる（図８Ａ，Ｂ）。

②残り４本の指で頭部を包み込むように保持する（図９Ａ，Ｂ：②）。

コツ 頭頚部を反らされないよう，背側で指をクロスさせてしっかりと固定するとよい（図９Ｂ：◌）。どうしても中指や薬指が伸びて照射範囲に入ってしまう場合は，この２本の指はたたんでしまい，小指だけで頭部を保持してもよい。

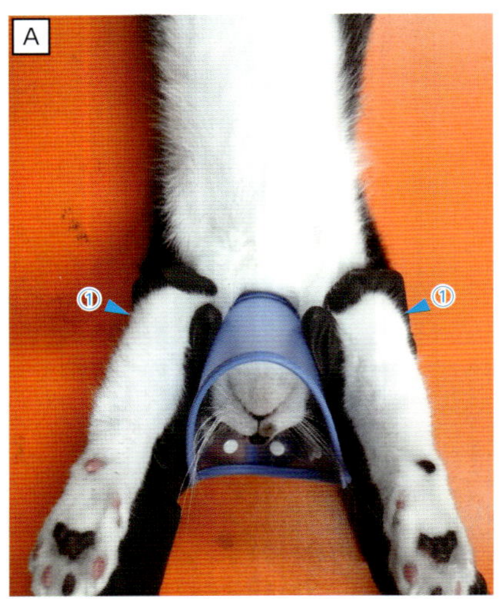

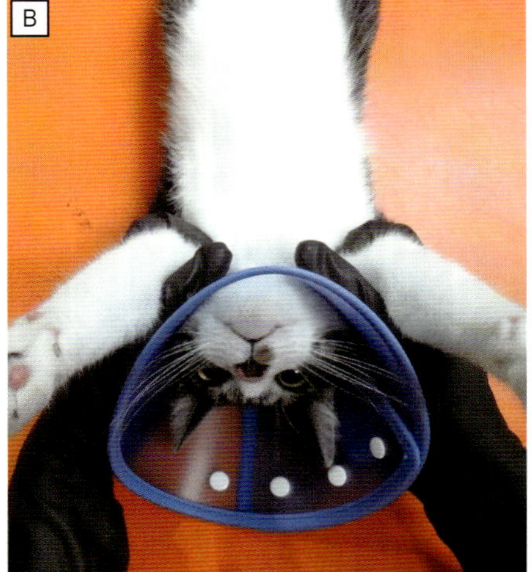

図８ 胸部・腹部 VD 像：頭側の保定１

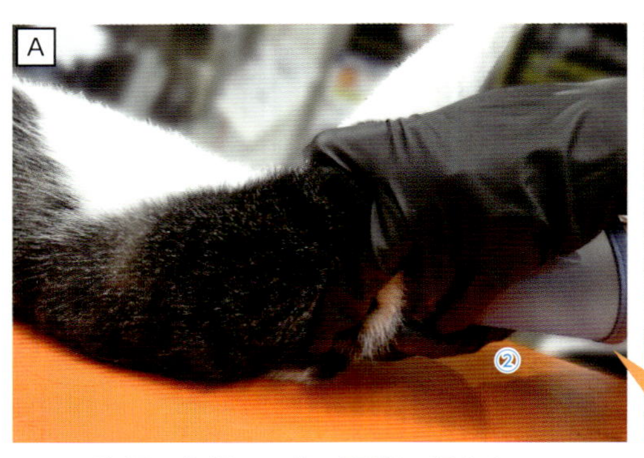

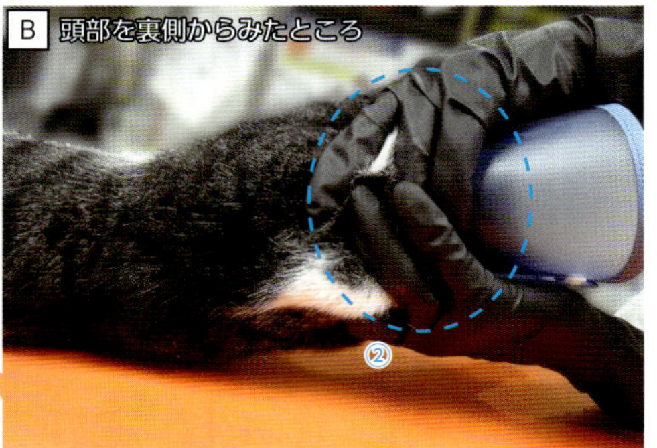

図９ 胸部・腹部 VD 像：頭側の保定２

❖尾側の保定者

後肢の保定は犬と同様である。

膝関節が外側を向くように両後肢を外旋させ，ハの字に牽引する（**図10**：①②）。

腹部撮影では尾が照射野に入らないよう，後肢と一緒に保持する。

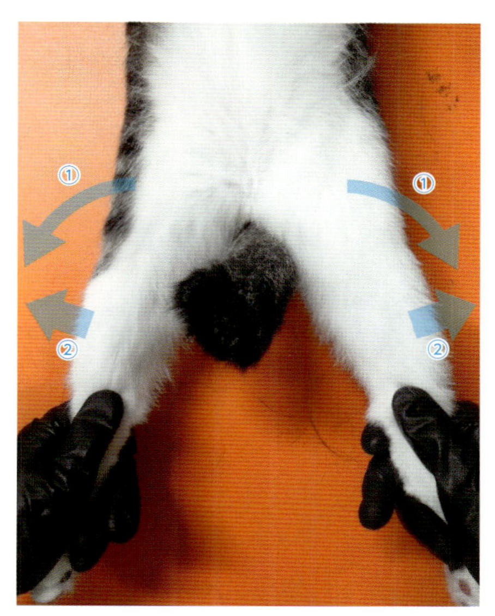

図10　胸部・腹部VD像：尾側の保定

ロジック　まっすぐに牽引したり（**図11A**），単純にハの字に牽引するだけで膝関節が内側を向いている（**図11B**）ようであればローテーションが生じやすいため，しっかりと外旋させることが重要である。

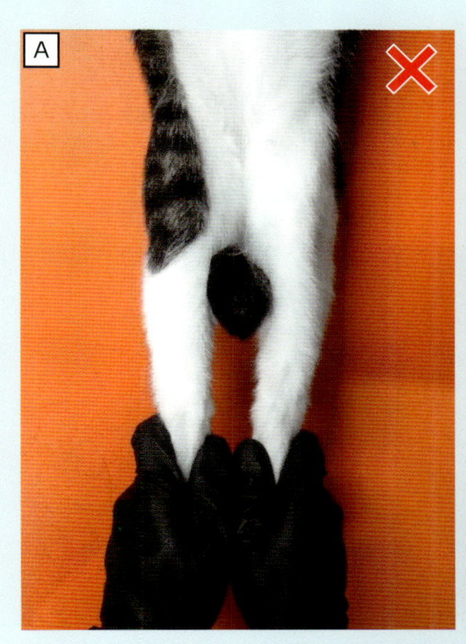

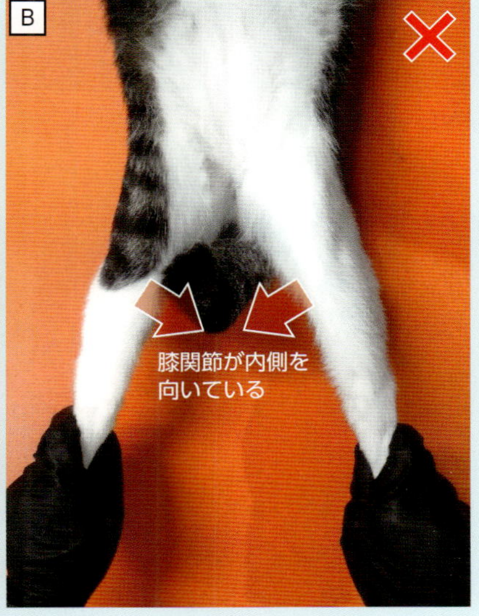

図11　胸部・腹部VD像：尾側の保定の失敗例

コツ　**腹部 VD 像では後肢を牽引しすぎない方が読影しやすい画像が得られる**

本来，腹部 VD 像はあまり後肢を牽引しすぎない方が腹部の緊張が緩み，臓器が左右方向にばらけるために読影しやすい画像が得られる。特に猫ではこの影響が顕著に現れるため，牽引しなくても撮影できそうな個体では両後肢を開排位（カエルの足状）に保持するとよい（**図 12C**：►）。

図 12A〜C は順に V 字マットを用いて撮影，後肢を牽引して撮影，牽引せずに撮影したものであるが，順に腹部の左右方向への広がり具合が大きくなっている（↔）。V 字マットを用いると脊椎をまっすぐに保定しやすいが，本来の目的である腹部臓器の読影に適した画像とはいえない。

例えば**図 13A，B** は尿管結石の症例の画像であり，後肢を牽引した場合は結石が腰椎横突起の陰影と重複しているが（**図 13A**：◌），牽引せずに撮影した場合は重複しておらず，読影が容易になっている（**図 13B**：◌）。

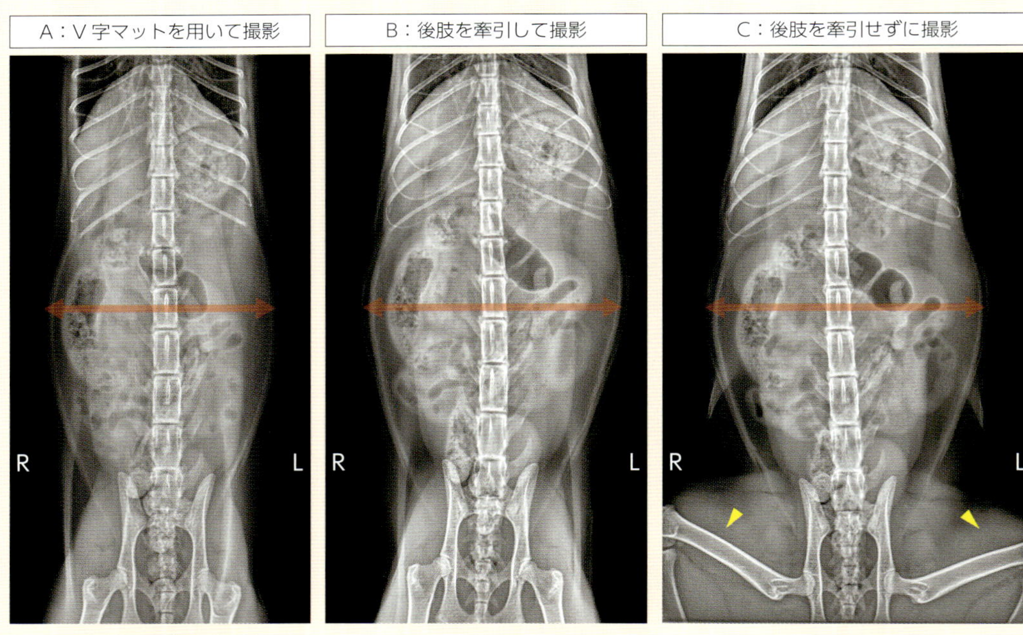

図 12　胸部 VD 像：撮影の工夫

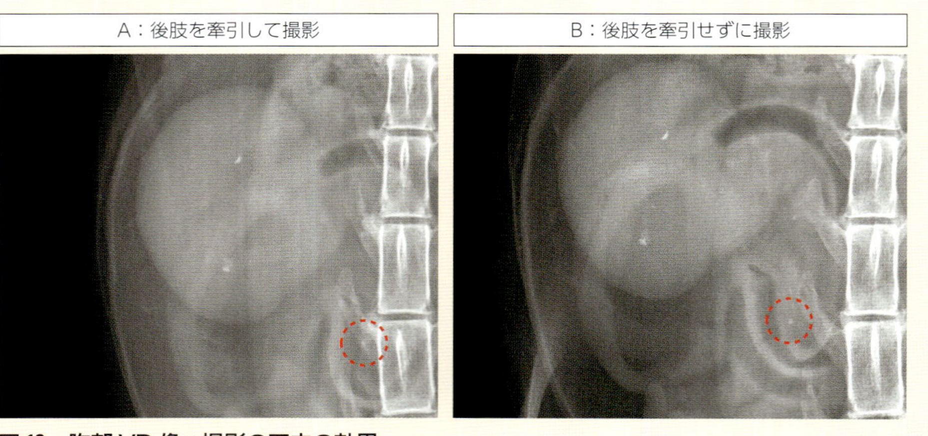

図 13　胸部 VD 像：撮影の工夫の効果

❖動物が暴れる場合

保定の工夫

特に VD 像は動物が暴れることが多いと思う。VD 像では側弯が生じないようある程度の力で脊椎に牽引をかける必要があるが，このときの牽引の方向にコツがある。特に後肢に関して，どうしても撮影台に後肢を近づけるような方向に牽引してしまいがちであるが，これは脊椎よりもむしろ股関節を伸展させるため，疼痛が生じやすい（**図 14A**）。保定している手の高さは変えず，まっすぐ尾側に牽引することがポイントである。場合によっては，少し後肢を浮かすような方向に牽引しても構わない（**図 14B**）。

頭側も同じで，しっかりと伸展させることが理想ではあるが，もし疼痛で暴れるようであれば，肩関節の伸展を緩めることにより対応できる（**図 15**）。

撮影できるタイミングを逃さない

いかに保定法に習熟したとしても，嫌がって暴れる症例は必ず存在する。このときの対応は，保定を緩めるでも強めるでもなく，ただ保定を維持してじっと待つことである。本書で紹介している保定法を実践すれば，犬も猫もまず逃れられない。ただ保定を維持しておけば，どこかで抵抗を諦めてくれるタイミングがやってくる。それを逃さずに撮影すれば，基本的にはどんなに攻撃的な犬や猫でも無鎮静で撮影できる。

ただし，動物がパニックに陥って危険だと判断した場合には即座に撮影を一旦中止して仕切り直す必要がある。また，VD 像で暴れるなら DV 像に変更するなどして，X 線検査で不必要に危険を冒してはならない。必要であれば鎮静も積極的に考慮すべきである。

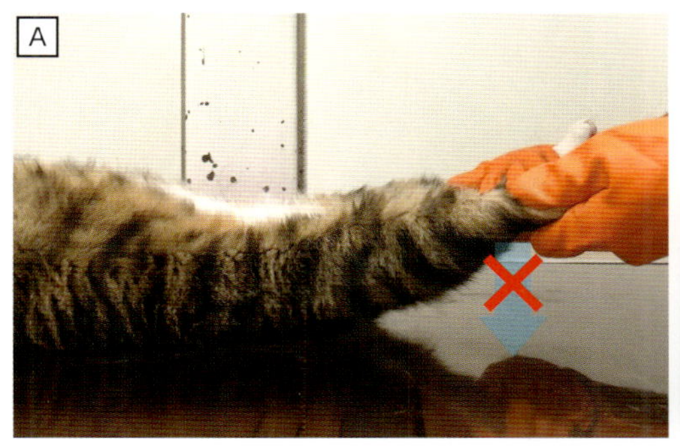

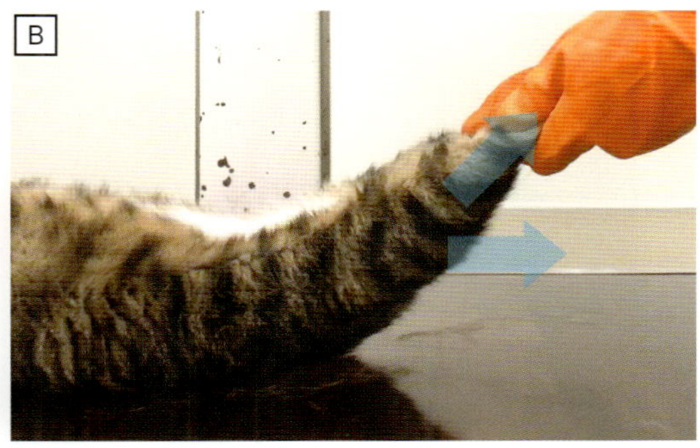

図 14　動物が暴れる場合：後肢の牽引のコツ
脊椎を伸展させたい場合，A のように後肢を撮影台に近づけてしまうと股関節を伸展させることになり疼痛が生じる場合がある。後肢は水平あるいは少し持ち上げるような角度で尾側に牽引するとよい（B）。

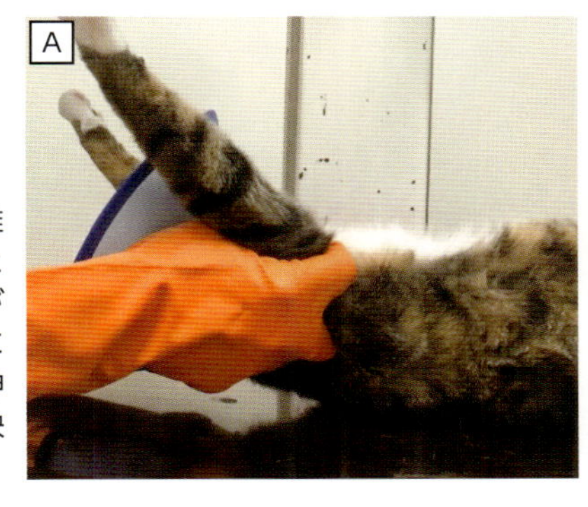

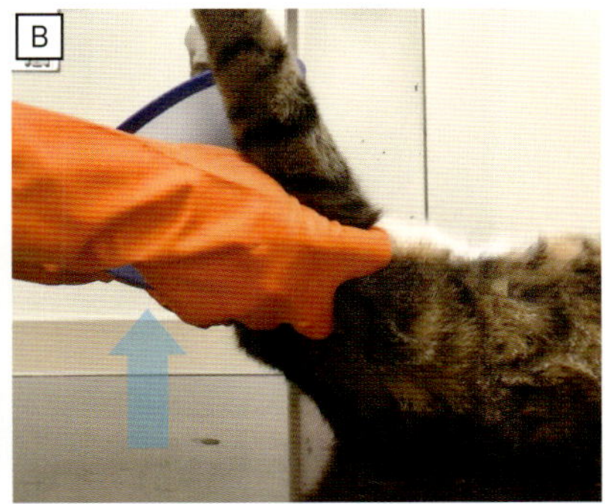

図 15　動物が暴れる場合：頭側の保定のコツ
A のようにしっかりと脊椎と肩関節を伸展させることが理想ではあるが，動物が暴れる場合には B のように頭部を浮かせて肩関節の伸展を緩めてやることで解決する場合がある。

❖ 胸部 VD 像の照射範囲の設定

ラテラル像で照射範囲を設定している場合

筆者は，通常は先にラテラル像を撮影しており，頭尾方向の照射範囲はそのままで，VD 像の撮影を実施している。目安として，「照射野の前縁は保定者の人差し指のすぐ尾側になる」と覚えておくとよい。

VD 像単独で照射範囲を設定する場合

照射範囲の設定は以下のとおりである。

① 肩甲骨の後縁（**図 16A**：→）を照射野の頭尾方向の中心とする
② 照射野の前縁が胸骨柄の位置（保定者の人差し指のすぐ尾側）になるよう，照射野を調整する
③ 照射野の後縁が胸骨の剣状突起よりも尾側に来ていることを確認する

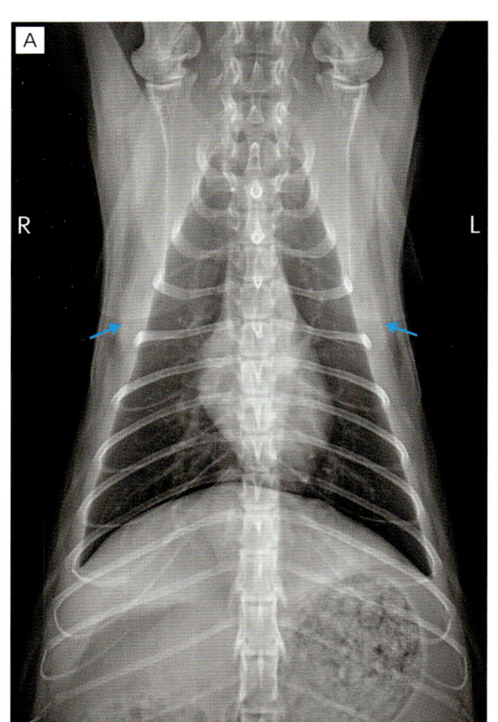

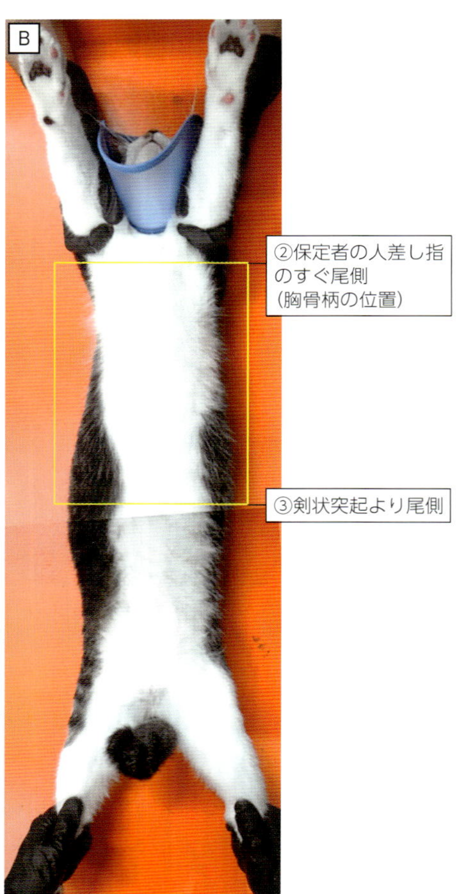

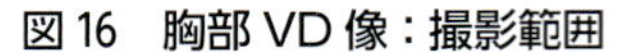
図 16　胸部 VD 像：撮影範囲

❖ 腹部 VD 像の照射範囲の設定

ラテラル像で照射範囲を設定している場合

筆者は胸部と司様，頭尾方向の照射範囲はラテラル像のままで，撮影を実施している。坐骨後縁が照射野の後縁にあることを確認して撮影する。

VD 像単独で照射範囲を設定する場合

照射範囲の設定は以下のとおりである。

・照射野の前縁…胸骨の剣状突起から3横指（人差し指から薬指を揃えた横幅）分前
・照射野の後縁…坐骨後縁（図 17A：→）

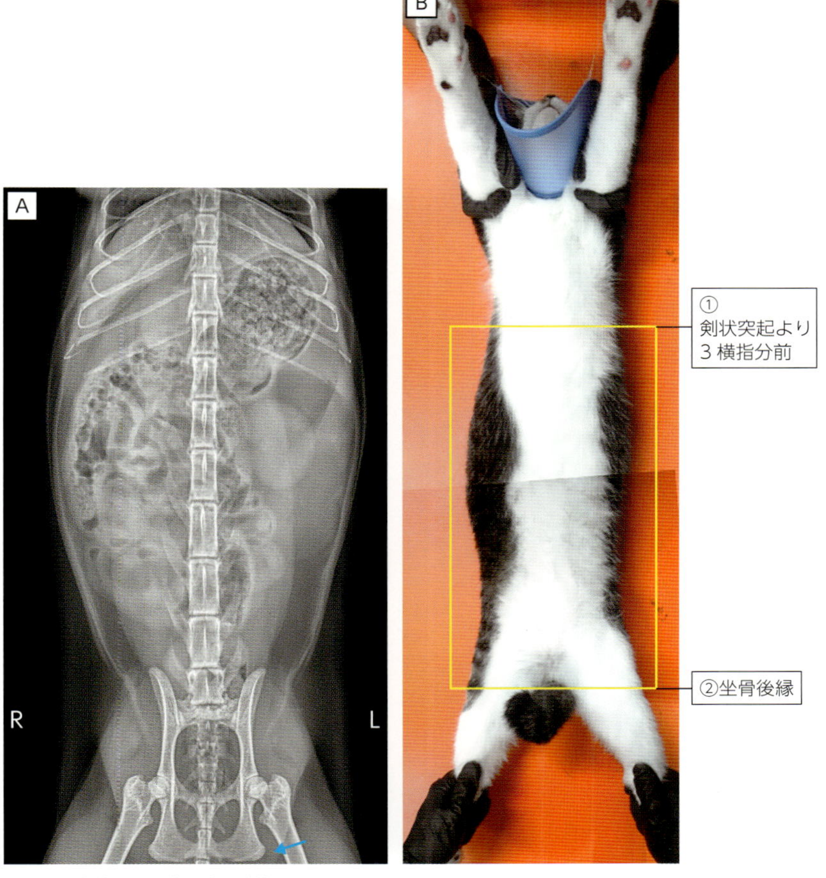

図 17　腹部 VD 像：撮影範囲

❖ 撮影後の確認

図 18〜20 に撮影画像の例を示す。評価可能な画像であるかの確認のポイントは犬と同様である（p.38 参照）。猫では側弯が生じやすい（図 20A）。このときは尾側の保定者がしっかりと牽引することにより脊椎を伸展させることができる（図 20B）。

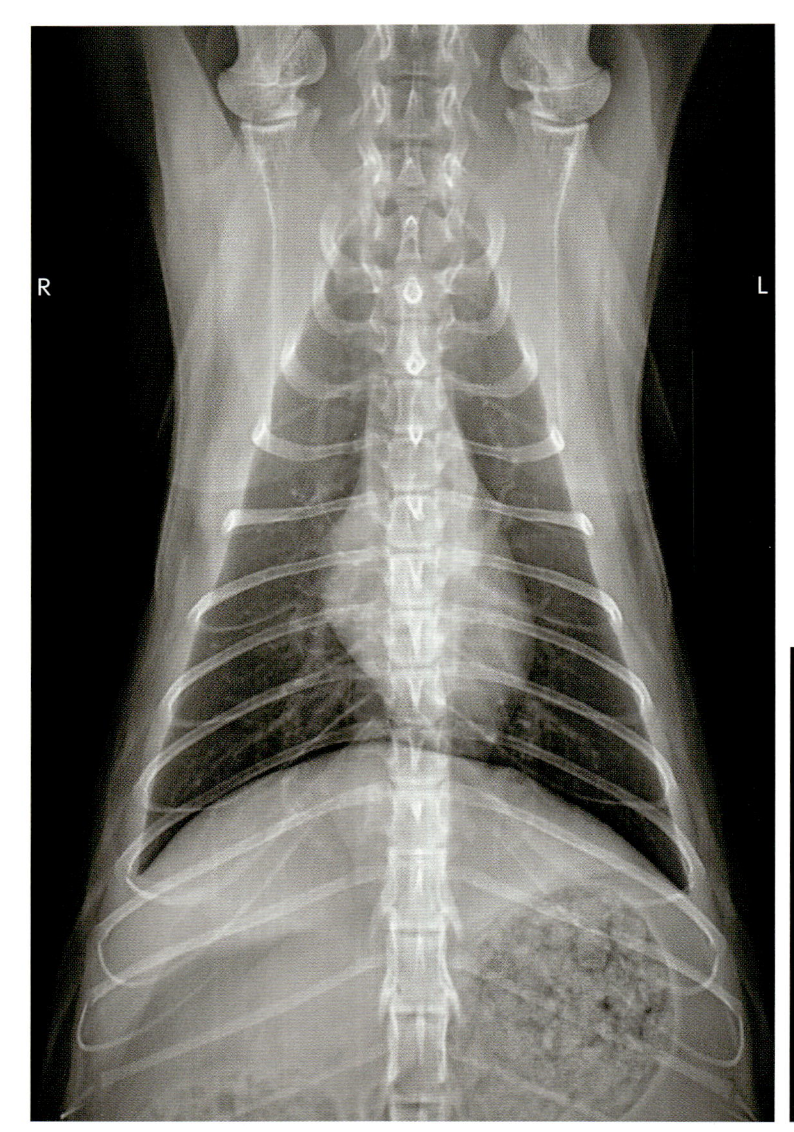

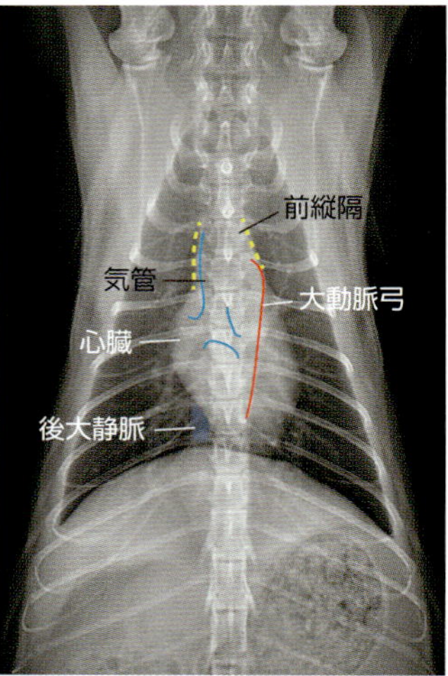

図 18　猫の胸部 VD 像

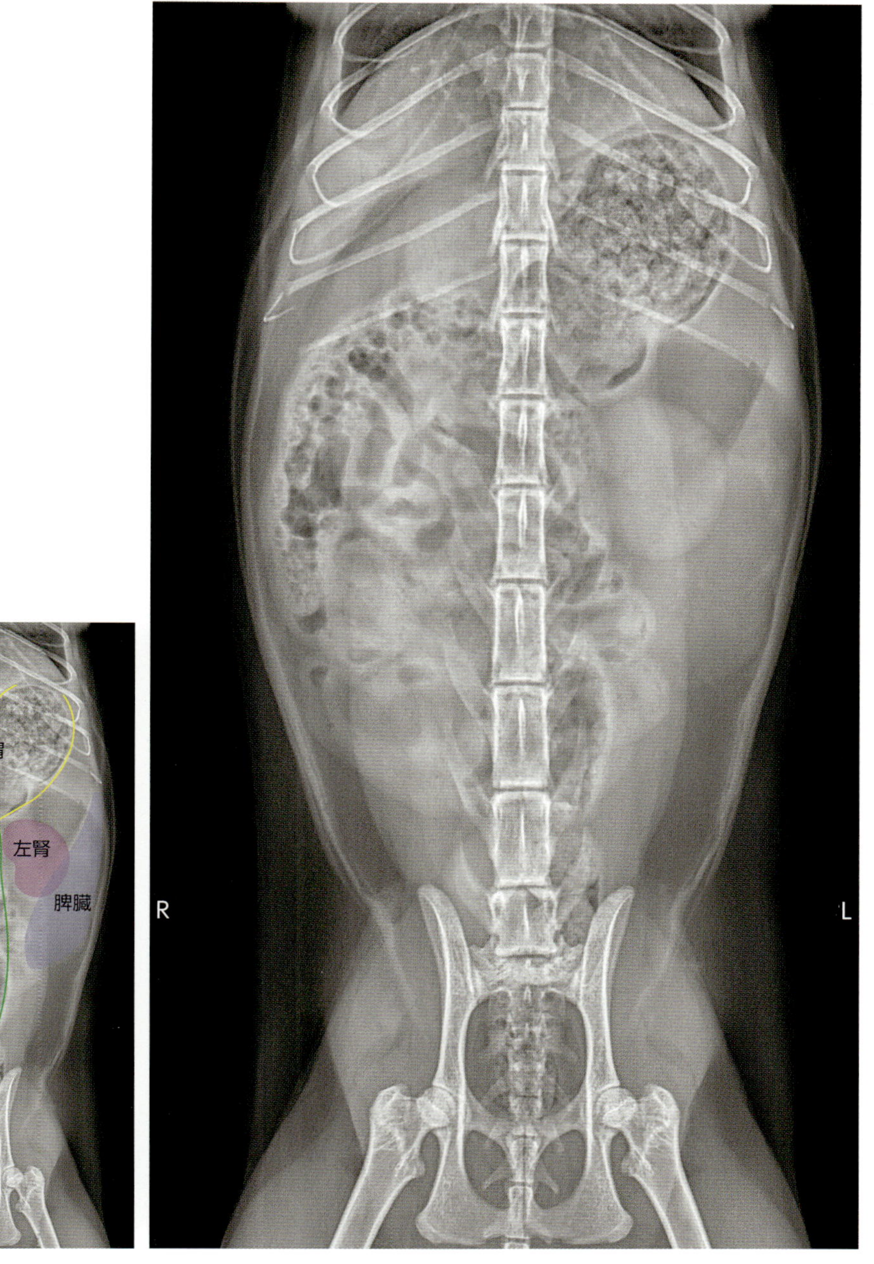

図 19　猫の腹部 VD 像

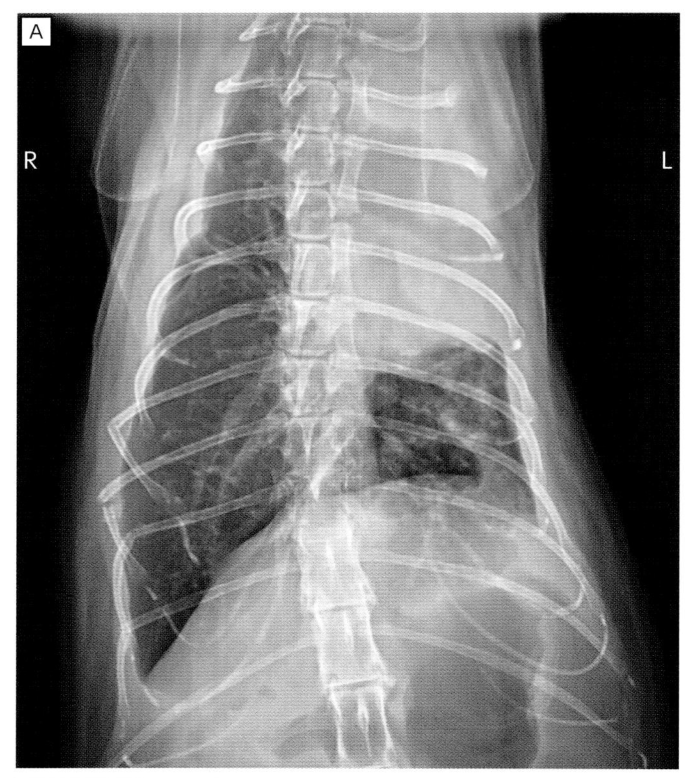

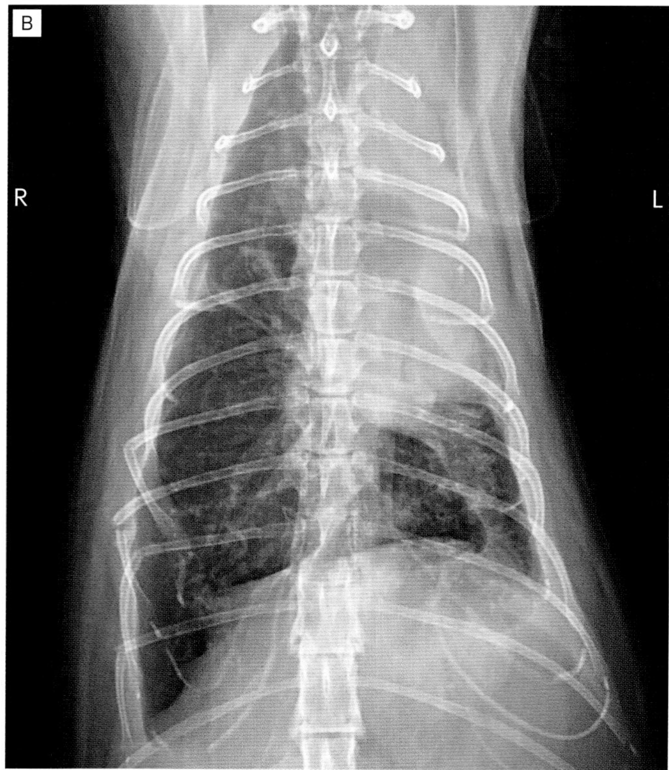

図 20　側弯への対応
A のように側弯してしまった場合は，尾側の保定者がしっかりと牽引することにより脊椎を伸展させる（B）。

3 胸部 DV 像，腹部 DV 像

❖ 頭側の保定者

頭側は VD 像と同様に人差し指を肘関節に引っ掛けて前肢を伸展し，親指で頭部を押さえ込む（**図 21**）。

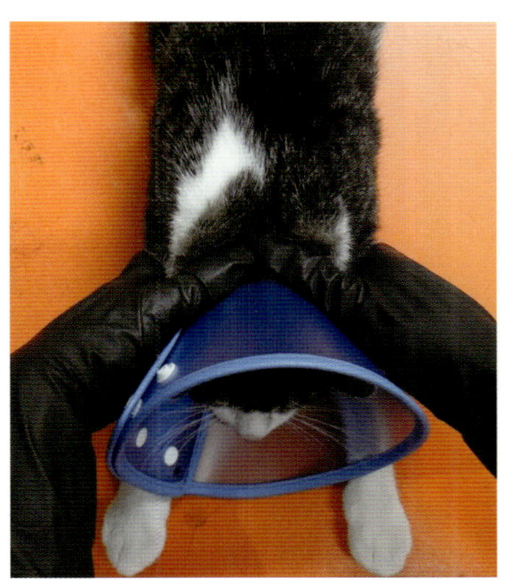

図 21　胸部・腹部 DV 像：頭側の保定

❖ 尾側の保定者

後肢は膝関節が外側を向くように外旋して牽引する。筆者は親指で踵骨を内側に捻り込むことによって後肢を外旋させている（**図 22**：①②）。

腹部撮影では尾が照射野に入らないよう，後肢と一緒に保持する。

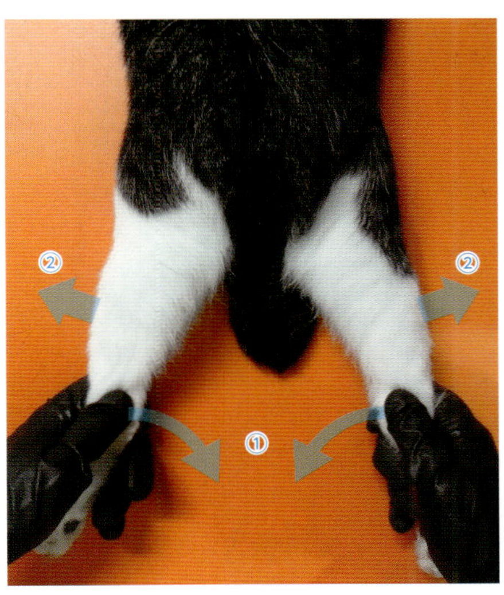

図 22　胸部・腹部 DV 像：尾側の保定

コツ　猫は伏臥位では背中を丸めてしまうため（**図 23**），DV 像では前後肢を完全に伸展させる必要がある。

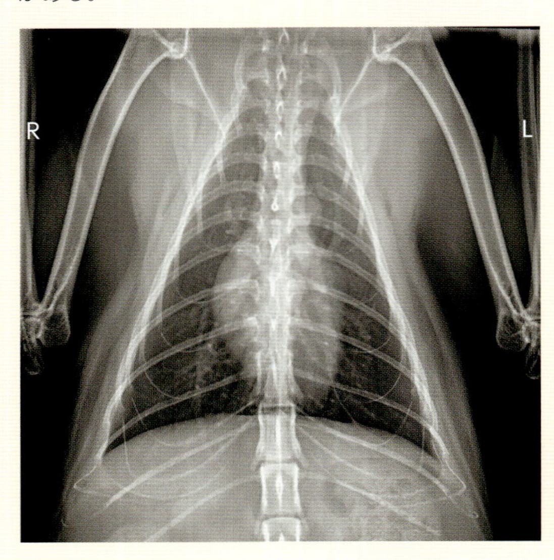

図 23　前後肢を伸展させることの意義
猫の胸部 DV 像において前後肢を伸展させなかった場合，本図のように背中を丸めることにより特に前胸部の肺野の評価が難しくなる。

❖ 照射範囲の調整

図 24 は胸部撮影の図。

① 照射野の頭尾方向の中心…肩甲骨の後縁
② 照射野の前縁…肩峰
③ 照射野の後縁…最後肋骨を横切る

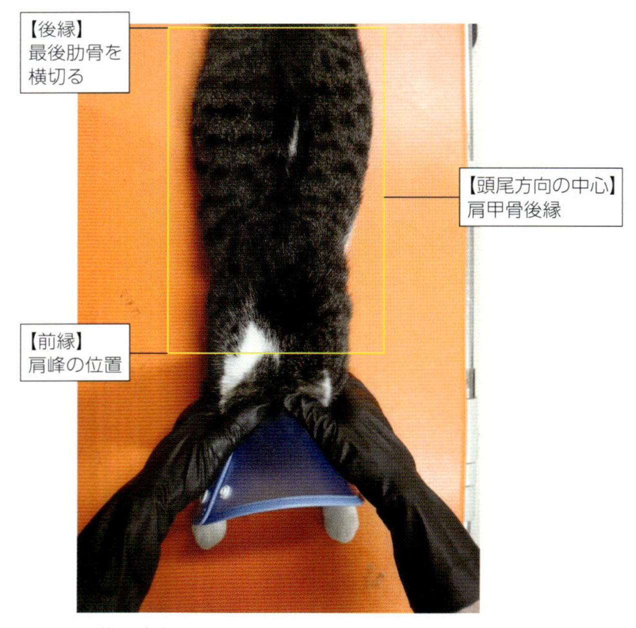

図 24　猫の胸部 DV 像：撮影範囲

❖ 撮影後の確認

評価可能な画像であるかの確認のポイントは犬と同様である（p.42 参照）。**図 25** は胸部 DV 像の撮影例。

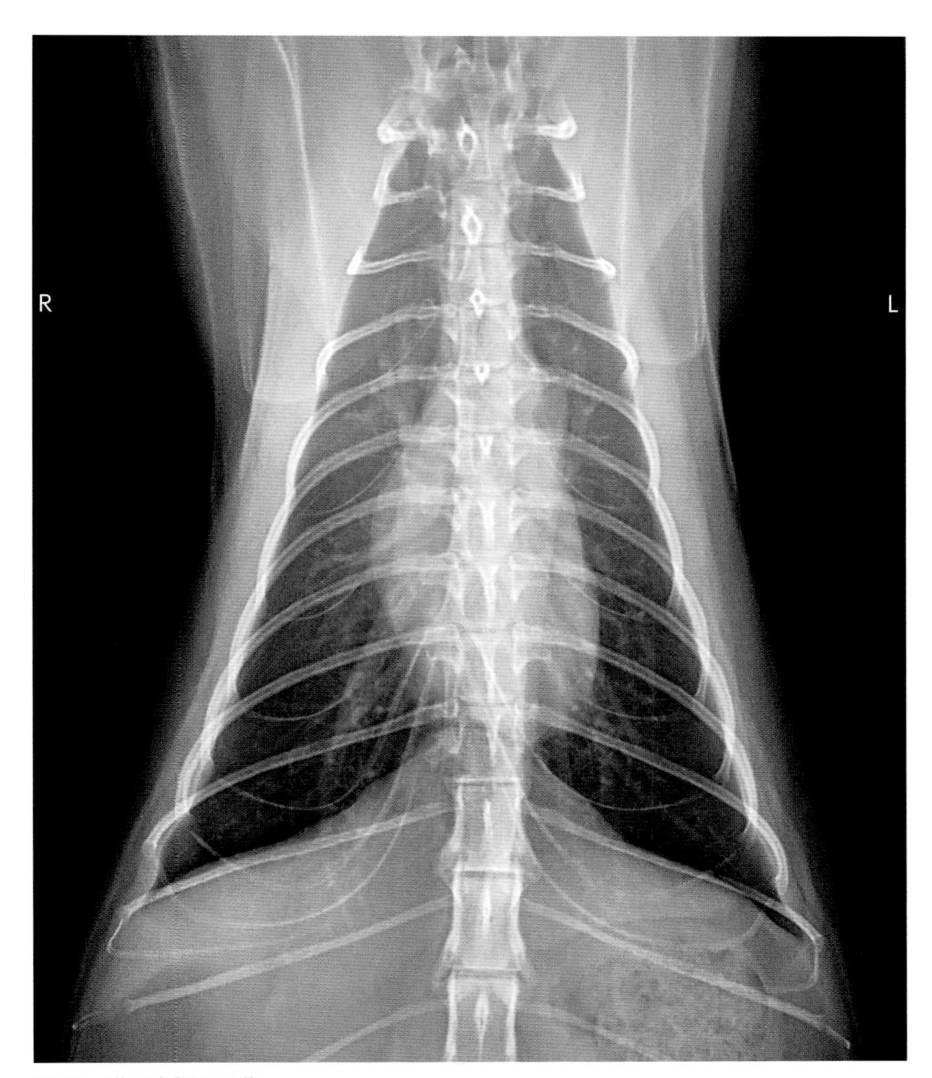

図 25　猫の胸部 DV 像

猫の胸腹部撮影のまとめ(図Ⅰ～Ⅲ)

頭側の保定

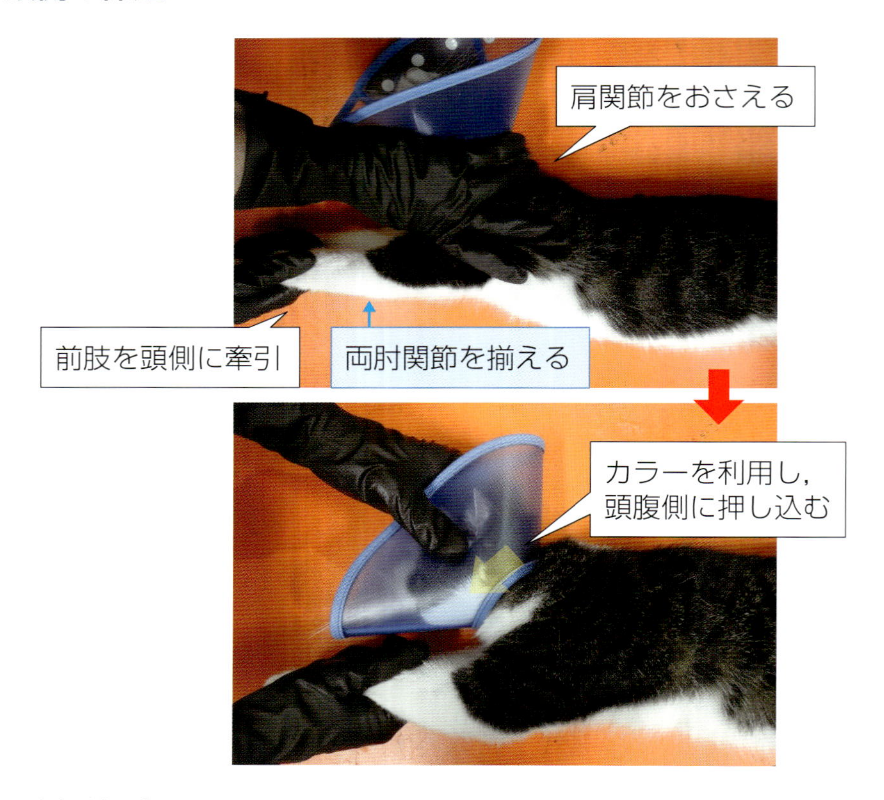

尾側の保定

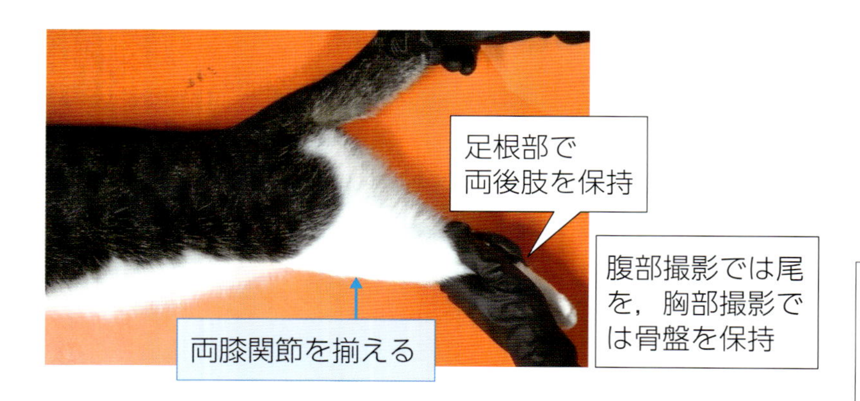

図Ⅰ　胸部ラテラル像，腹部ラテラル像の撮影

胸部ラテラル像の照射範囲

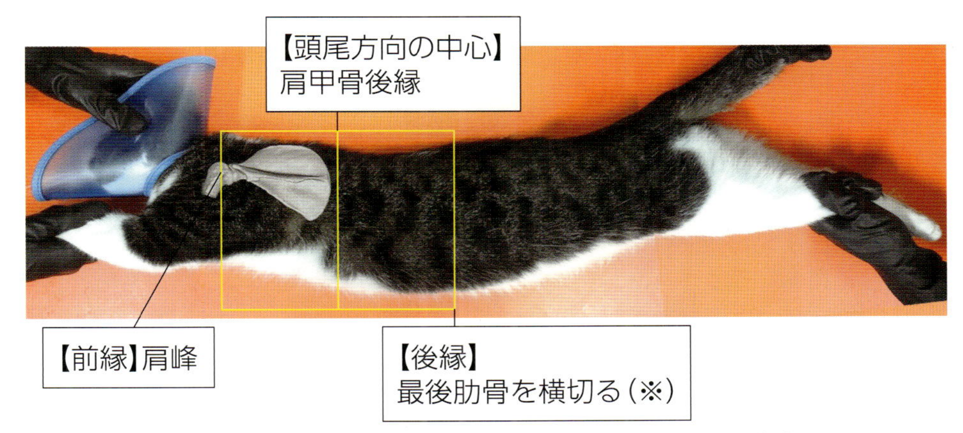

※ただし，猫では最後肋骨が認識しづらい場合が多いので，その際には省略。

腹部ラテラル像の照射範囲

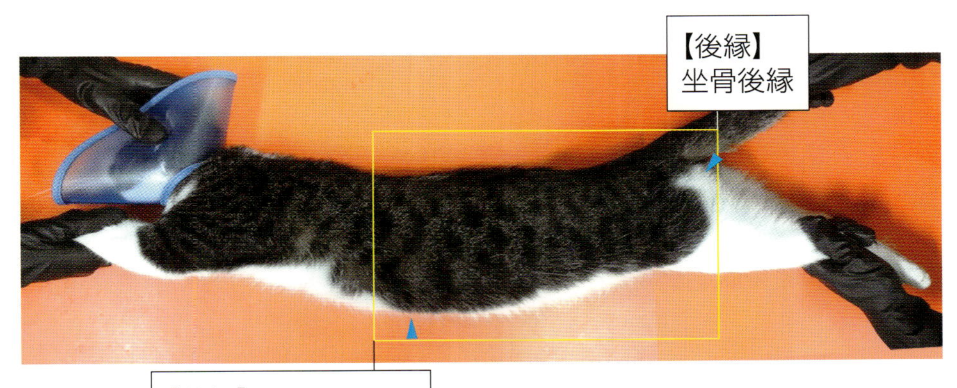

☑ CHECK　撮影前のチェック項目：胸部・腹部ラテラル像

- □ 頭頚部が反らないように保定できているか？
- □ 左右肘・膝関節は揃っているか？ 前肢はしっかり牽引できているか？
- □ X 線照射範囲は適切か？
- □ ローテーションはないか？（腹部が膨満している猫で特に注意。胸椎・胸骨，腸骨翼，坐骨を確認）

頭側の保定

人差し指を肘関節に
引っ掛ける
前肢を完全に伸展
→バンザイの姿勢
残り 4 本の指で頭部を
包み込むように保持

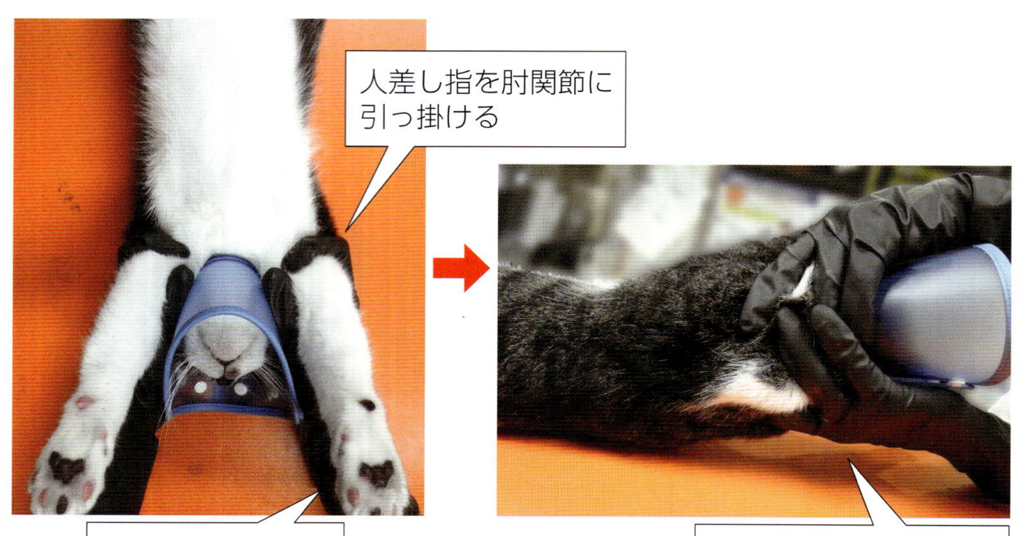

尾側の保定

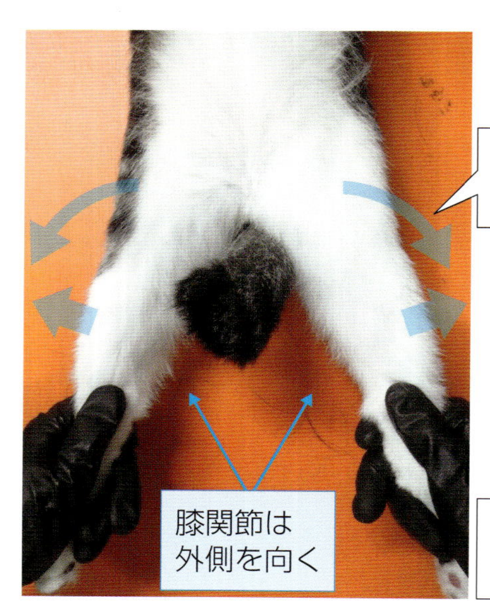

図Ⅱ　胸部 VD 像，腹部 VD 像の撮影

胸部 VD 像の照射範囲

ラテラルで合わせた照射範囲で，保定者の人差し指のすぐ尾側が照射範囲の前縁になるイメージ。

【前縁】
保定者の
人差し指の
すぐ尾側
（胸骨柄の
位置）
【後縁】
剣状突起
より尾側

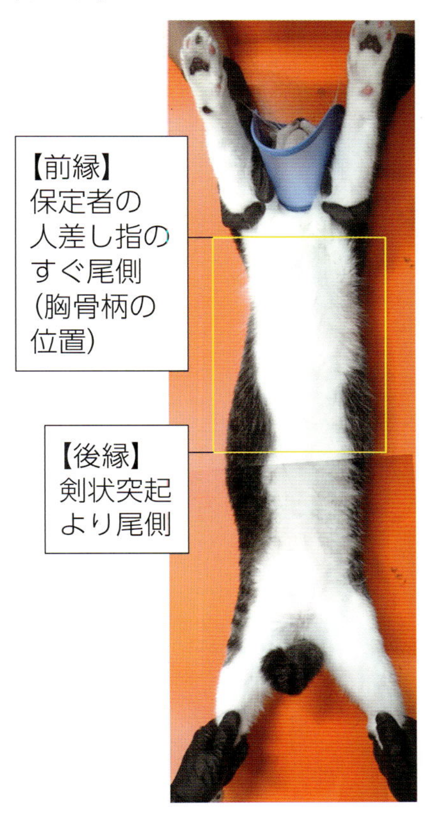

腹部 VD 像の照射範囲

ラテラルで合わせた照射範囲で，坐骨後縁が照射範囲の後縁になるイメージ。

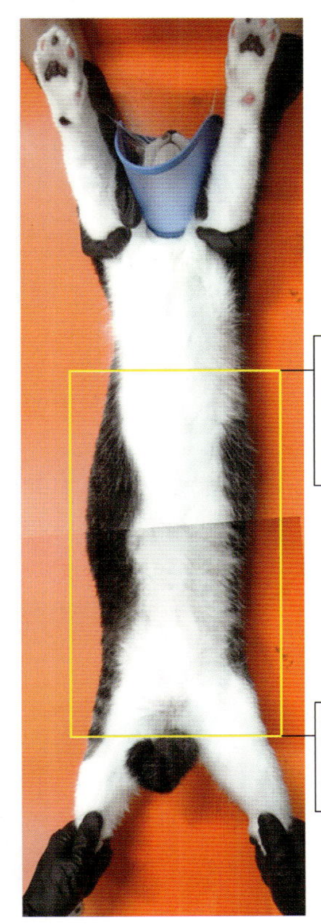

【前縁】
剣状突起より
3 横指分前

【後縁】
坐骨後縁

☑ CHECK　撮影前のチェック項目：胸部・腹部 VD 像

- □ 頭頸部が反らないように保定できているか？
- □ 前肢は完全に伸展できているか？
- □ 後肢は膝が外側を向くように外旋して牽引できているか？
- □ ローテーションはないか？
- □ 側弯はないか？（後肢の牽引を確認）

頭側の保定

人差し指を肘関節に
引っ掛けて前肢を伸展
親指で頭部を
押さえ込む

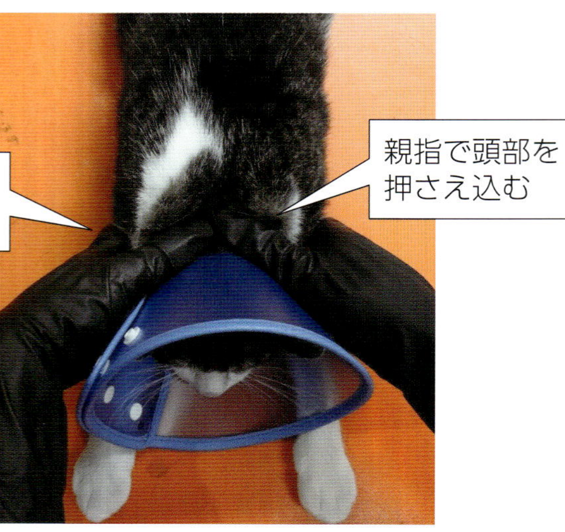

尾側の保定

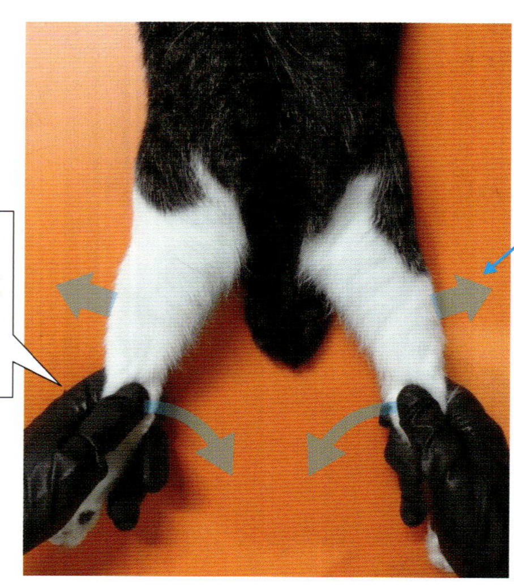

図Ⅲ　胸部 DV 像，腹部 DV 像の撮影

胸部 DV 像の照射範囲

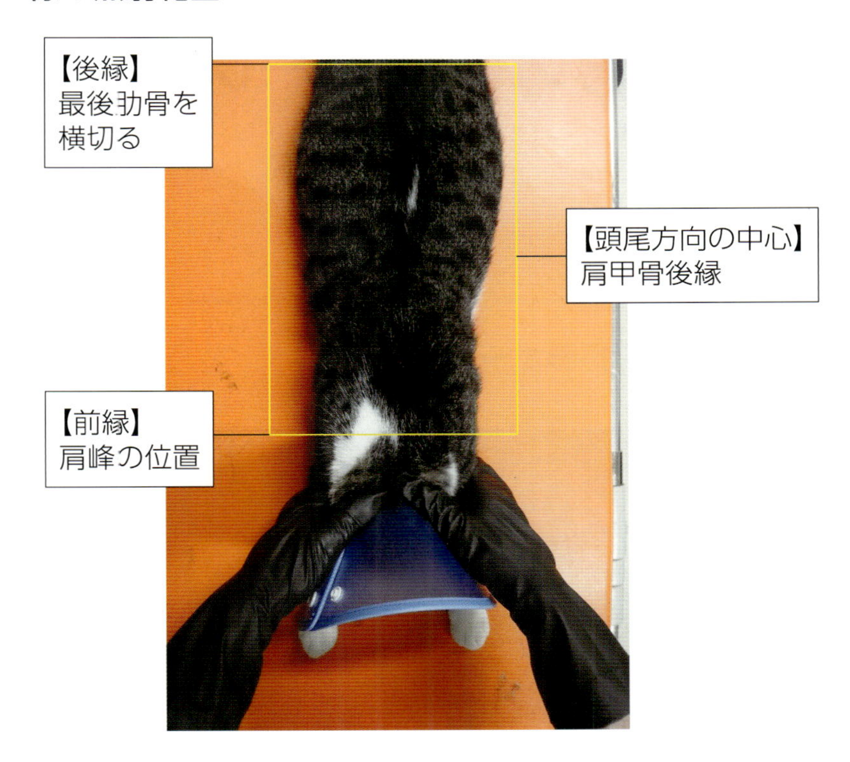

腹部 DV 像の照射範囲

ラテラルで合わせた照射範囲で，坐骨後縁が照射範囲の後縁になるイメージ。

☑ CHECK　撮影前のチェック項目：胸部・腹部 DV 像

- □ 前肢は完全に伸展しているか
- □ 後肢は膝が外側を向くように牽引できているか？
- □ 尾側の保定者はしっかり牽引できているか？（側弯がないか？）
- □ ローテーションはないか？

3 撮影オーダーの考え方

Introduction

❖ 嘔吐を呈する症例の撮影オーダー

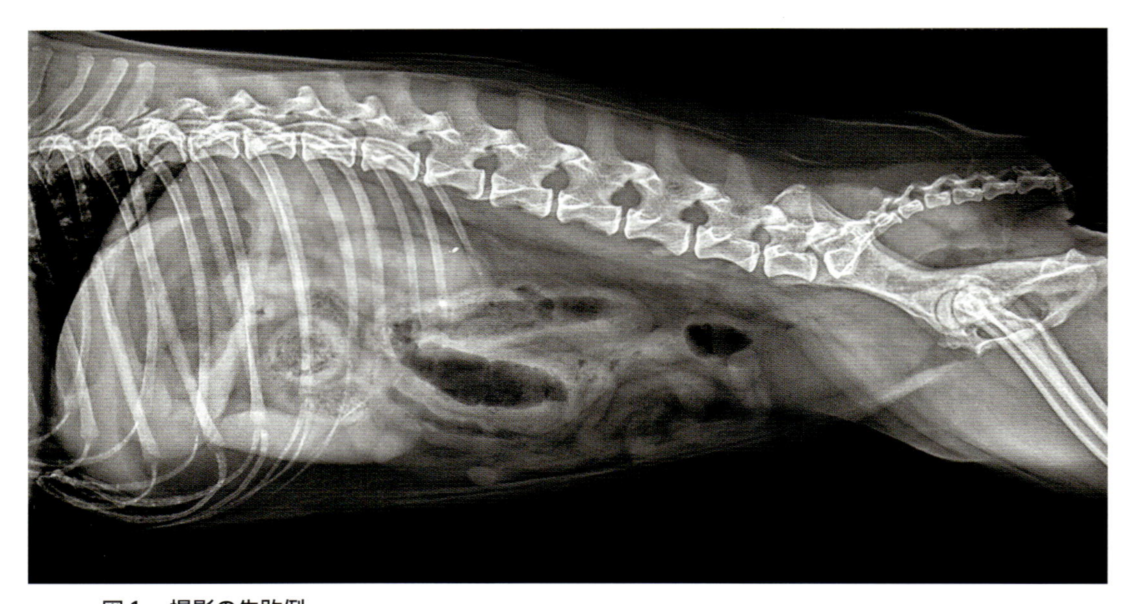

図１　撮影の失敗例
症例：狆，５歳齢，避妊雌
主訴：急性の頻回嘔吐
右ラテラル像

研修医・先生，腹部ラテラル像を撮影しました（**図１**）。

指導医・これはきれいに撮れていますね。ちなみにどういった症例ですか？

研修医・急性の頻回嘔吐が主訴です。

指導医・なるほど。だとするともう少しＸ線検査に改善の余地がありますね。何を鑑別診断に考えて腹部Ｘ線検査を行いましたか？

研修医・消化管内異物あるいは急性膵炎です。あと年齢は若いですが，消化管の腫瘍もあり得るでしょうか。

指導医・では，それを疑った場合に最も有効なＸ線の撮影法は何ですか？

研修医・え？　いや，とりあえず腹部２方向かな，と……。

指導医・それではいけませんね。ちゃんと頭を使って撮影しないと。

研修医・どうすればよかったのでしょう？

指導医・消化管閉塞が鑑別診断に入る場合，右ラテラル像よりも左ラテラル像を撮影すべきです。左側臥位では，右側に存在する幽門が上になるため，幽門にガスが貯留します。さらに幽門から十二指腸にガスが送り込まれるので，十二指腸や空腸近位が閉塞している場合には，ガスで異常に拡張した十二指腸を描出することが可能な場合があります（p.82〜84：図6，7を参照）。もちろん，3方向撮影しても構いません。

研修医・VD像とDV像はどちらがよいですか？

指導医・これについてはVD像の方が，腹部が伸展して読影しやすい画像が得られますが，ひと工夫として，左側臥位で保持した後にVD像を撮るとよいです。左側臥位で十二指腸にガスを送り込んだ状態でVD像を撮影すれば，やはり十二指腸が認識しやすくなる場合があります（p.85〜87：図8〜10を参照）。

研修医・腹部はいつもルーチンで右ラテラル像とVD像ばかり撮っていました。

指導医・X線診断力を養うためには，必ず撮影前にX線検査の目的を再確認し，その目的に最もかなった撮影オーダーを考える癖をつけることが大事です。そして撮影オーダーを考えるためには，それぞれの撮影方向における画像の特徴について熟知していることが必要です。今回は各撮影方向の特徴と，目的にあわせた撮影方向の選択についておさらいしましょう。

MEMO

1　腹部左右ラテラル像の違い

❖ 胃内のガス，液体の位置（図２）

右ラテラル像（図２A）

右ラテラル像では，ガスは胃底部に，液体は幽門部に貯留する。液体の貯留した幽門部が腫瘤状にみえる場合があるので注意が必要である。

左ラテラル像（図２B）

左ラテラル像では，ガスが幽門部に，液体が胃底部に貯留する。さらに，幽門から十二指腸内へとガスが分布し，十二指腸が認識しやすくなる場合がある。

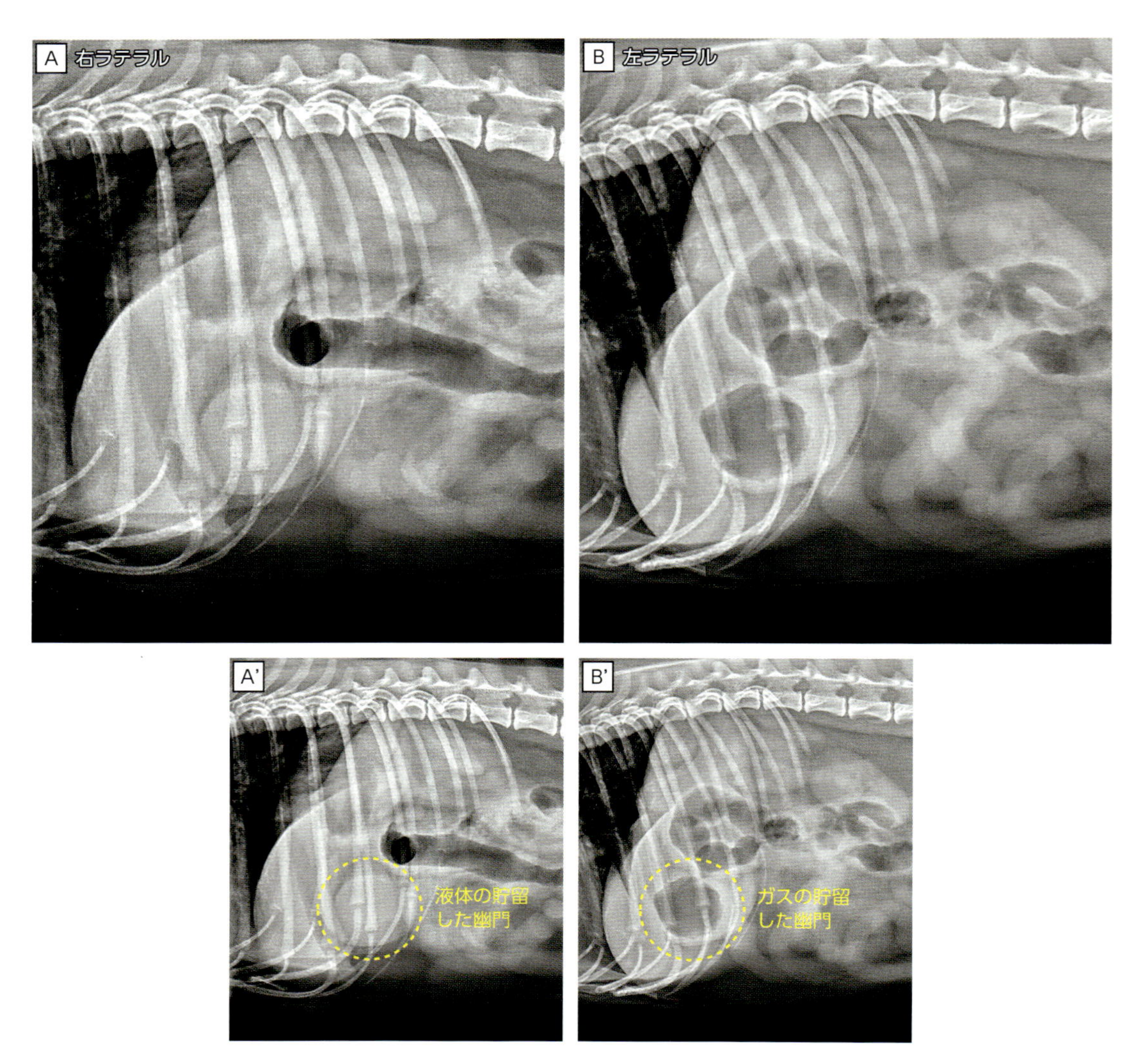

図２　左右ラテラル像での幽門のみえ方
右ラテラル像（A）では幽門に液体が貯留し，腫瘤状にみえる場合がある。

❖ 脾臓の視認性（図３）

脾尾部の視認性は右ラテラル像が優れるとされている。

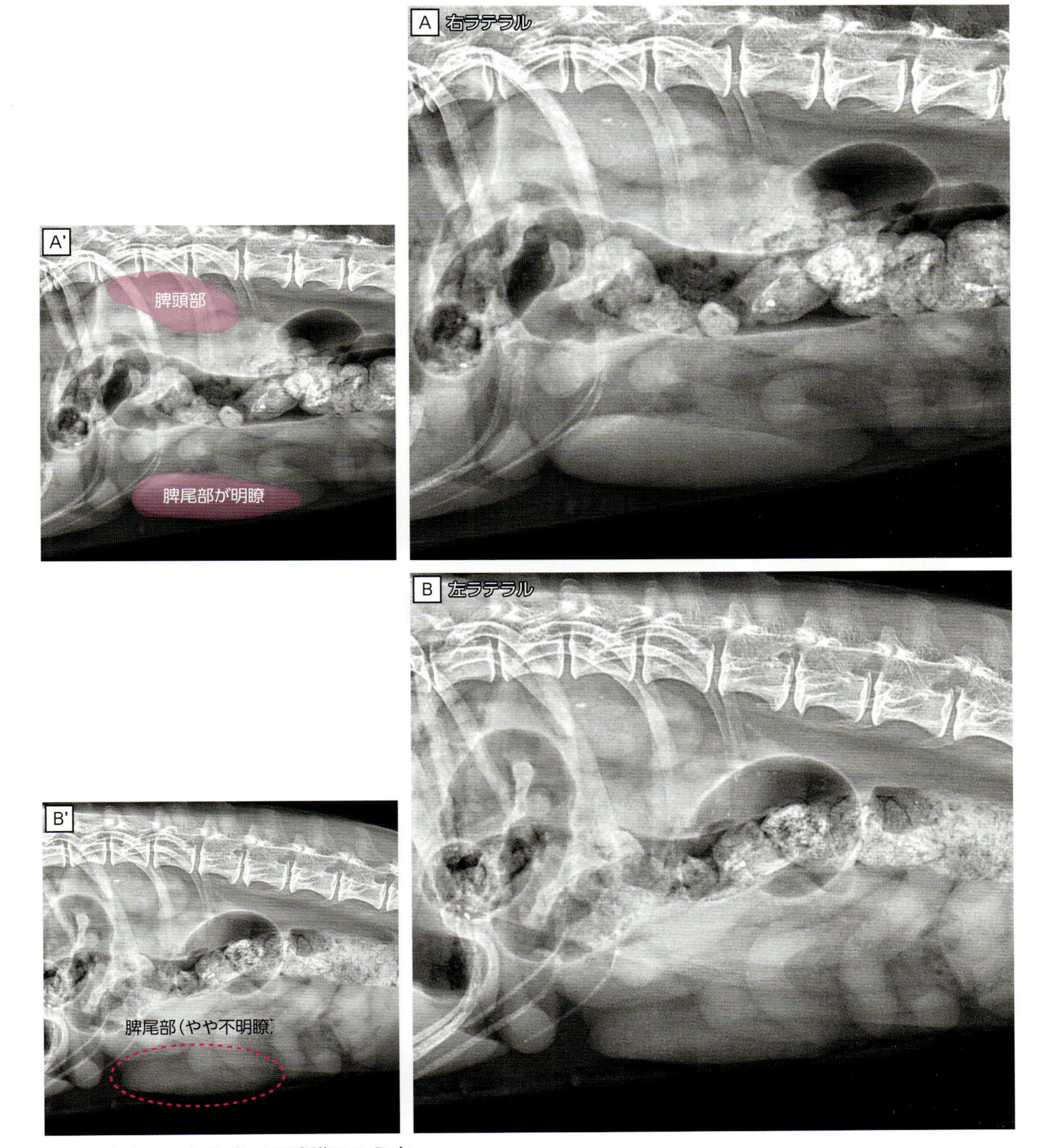

図３　左右ラテラル像での脾臓のみえ方
脾尾部は右ラテラル像（A）の方が明瞭にみえることがある。

❖ 腎臓の位置（図４）

右ラテラル像，左ラテラル像において左右腎臓の相対的な位置関係が変化する。腎臓の評価において右ラテラル像と左ラテラル像のどちらが優れているかということではなく，特に診断に利用できるものではない。

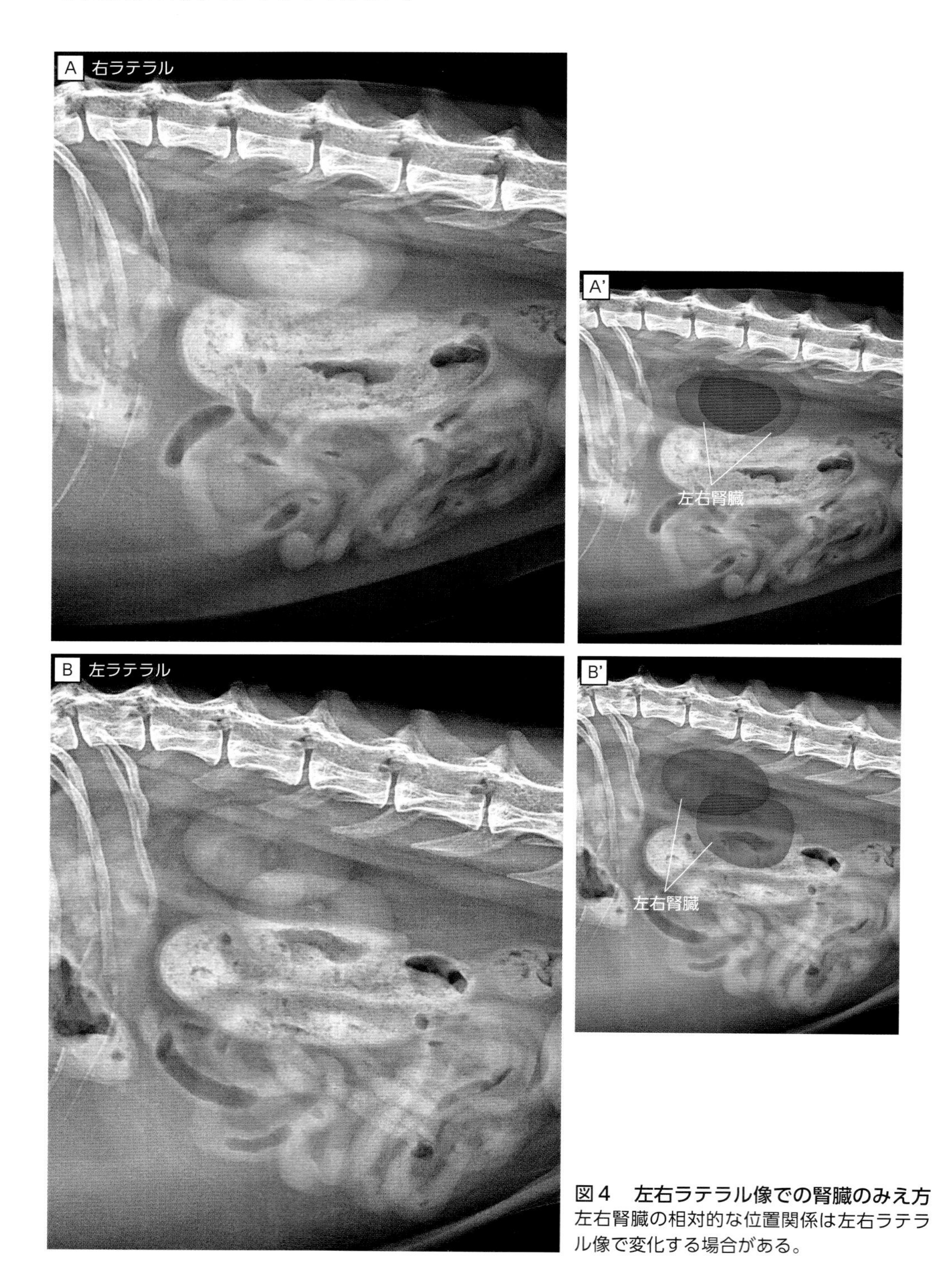

図４　左右ラテラル像での腎臓のみえ方
左右腎臓の相対的な位置関係は左右ラテラル像で変化する場合がある。

2 腹部VD像，DV像の違い

❖ 胃内のガス，液体の位置（図5）

VD像（図5A）

VD像ではガスは胃体部に，液体は胃底部に貯留する。幽門はガスが分布する場合も液体が分布する場合もある。

DV像（図5B）

DV像ではガスは胃底部に，液体は胃体部に貯留する。

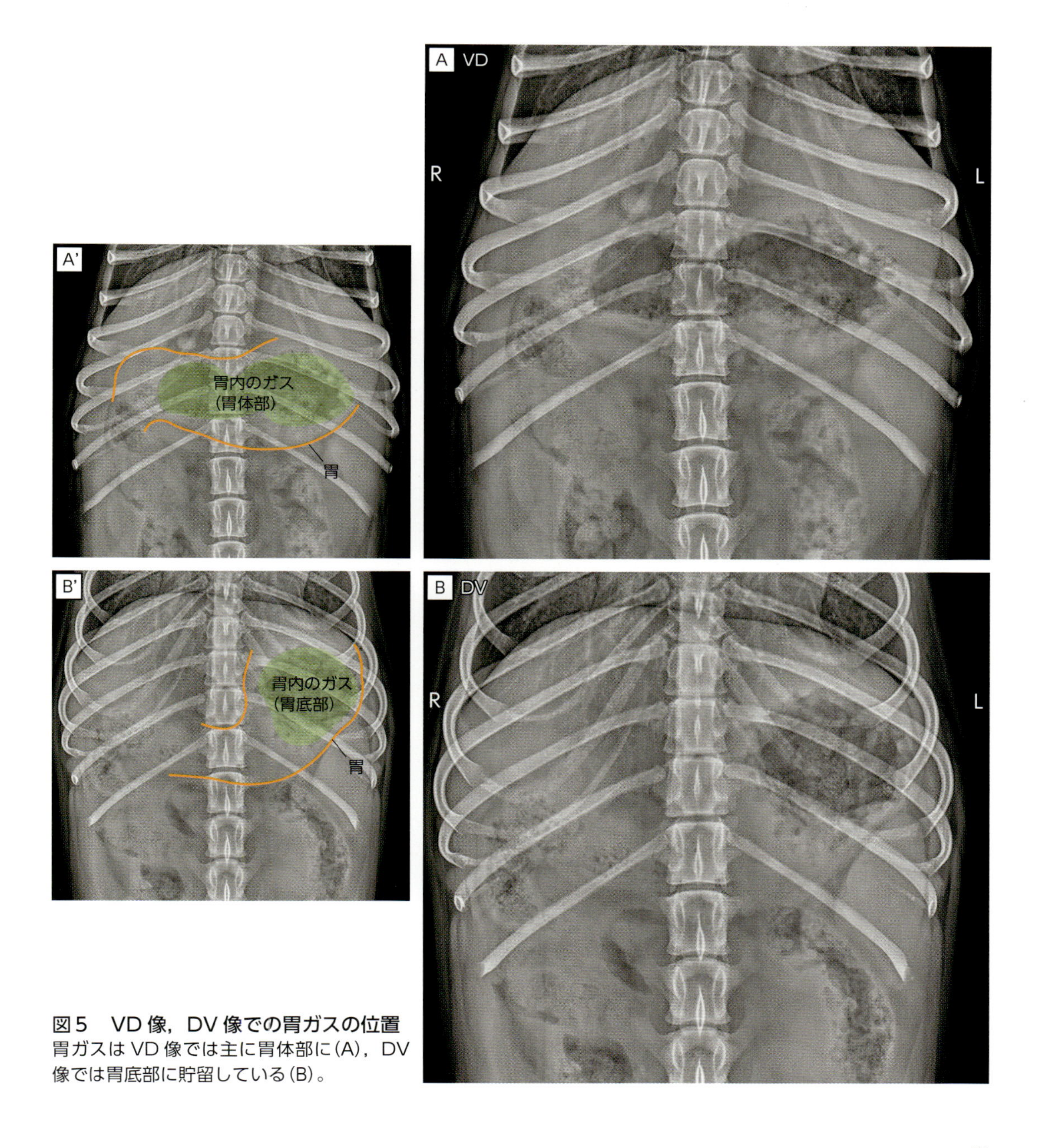

図5　VD像，DV像での胃ガスの位置
胃ガスはVD像では主に胃体部に(A)，DV像では胃底部に貯留している(B)。

3 腹部の撮影オーダーの考え方

❖ 腹部左右ラテラル像の選択

嘔吐あるいは黄疸の症例…左ラテラル像

ラテラル像については，嘔吐がある症例においては左ラテラル像の撮影が強く推奨される。これは前述のとおり，幽門から十二指腸にガスが貯留することから（図2），この領域の閉塞や運動性の低下の評価に有用だからである。十二指腸や空腸近位に閉塞があれば，十二指腸がガスで異常に拡張する可能性が高い（図6，7）。ひも状異物（線状異物）の場合も，ひもの一端が塊状であったり，ひもに異物が付随しており，それが幽門に引っかかり，そこからひもが十二指腸，空腸につづれを生じさせることが多い。遠位空腸や回盲部に閉塞があった場合には直接的に異物を検出することはできないかもしれないが，少なくとも「幽門から十二指腸領域の異常所見がない」ことをより自信をもって判断できると思われる。

黄疸の症例においては，結石や十二指腸壁の異常による総胆管閉塞を診断する上で，やはり十二指腸を視認できる方が有用である。

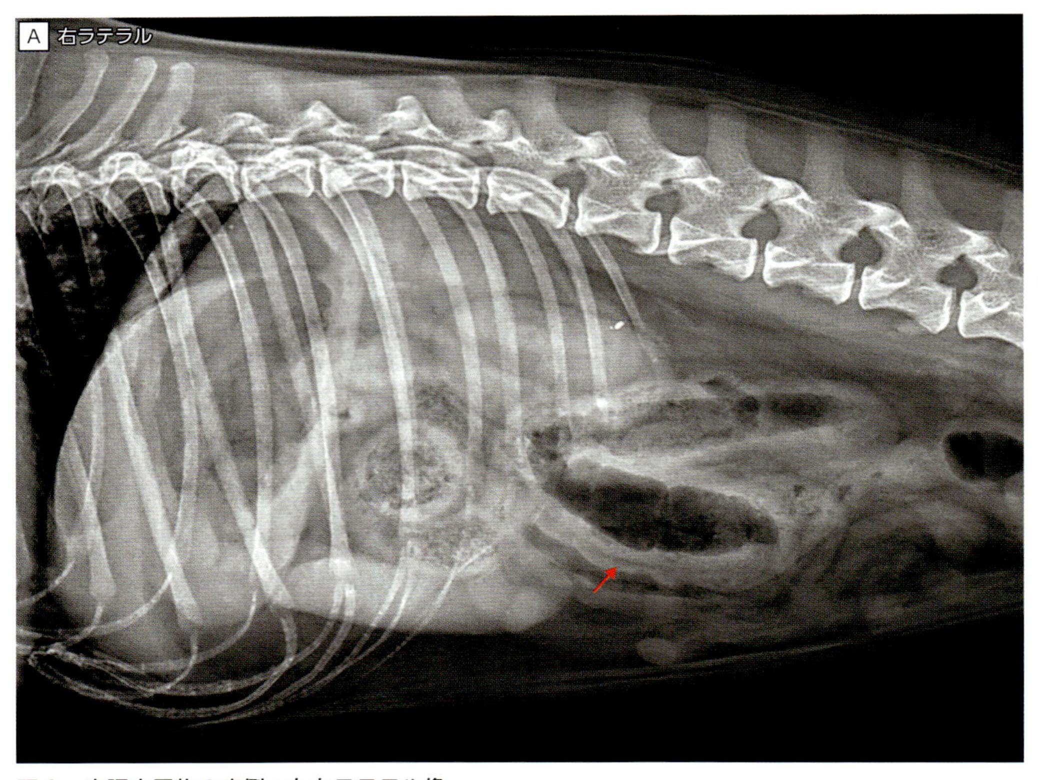

図6 空腸内異物の症例：左右ラテラル像
図1と同一症例。右ラテラル像でも局所的に異常に拡張した消化管の陰影を認める（A：→）。
次ページへつづく

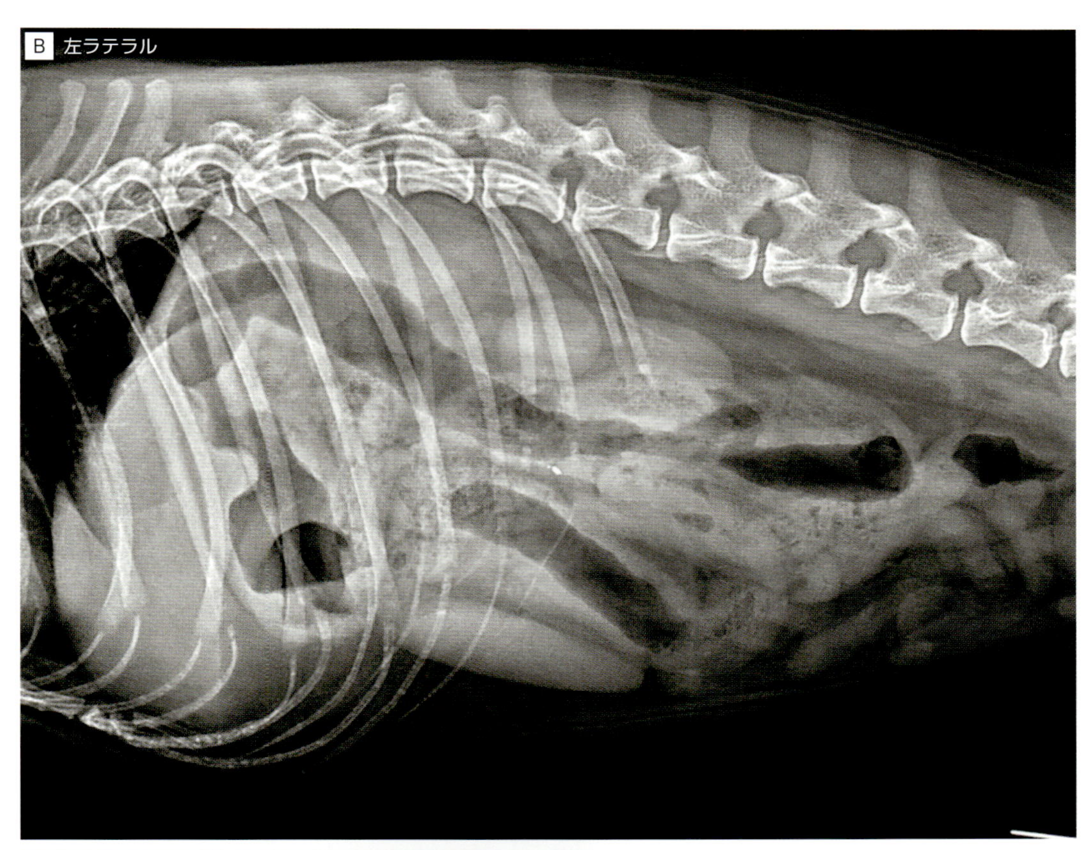

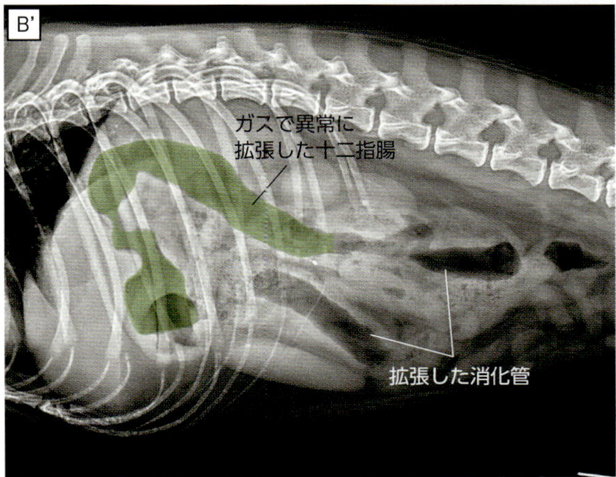

図6　空腸内異物の症例：左右ラテラル像（つづき）
左ラテラル像ではガスで異常に拡張した十二指腸が確認され(B)，消化管閉塞の所見がより明瞭となる。

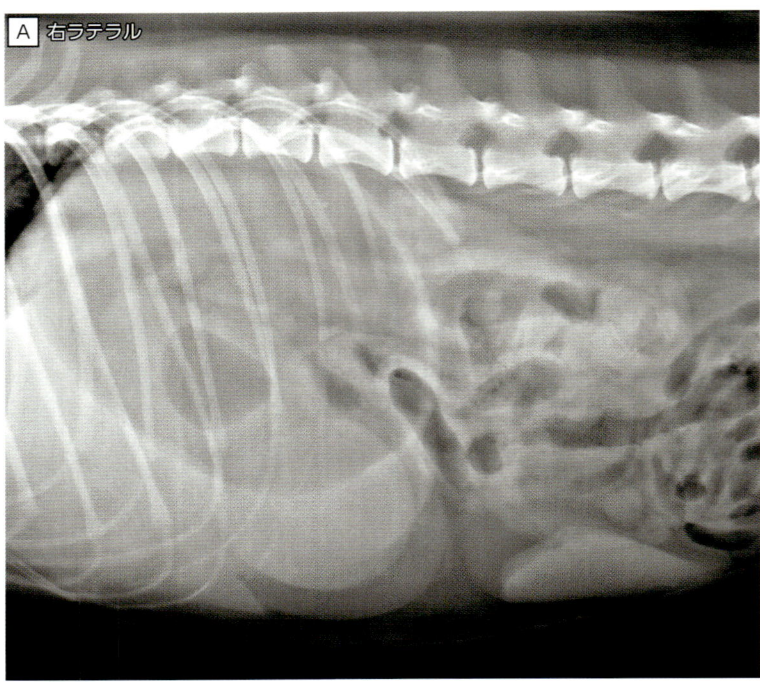

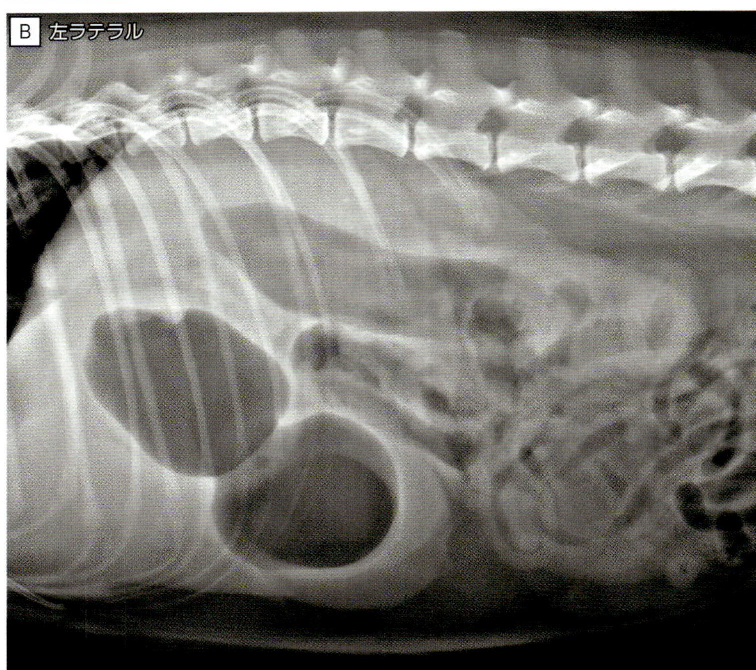

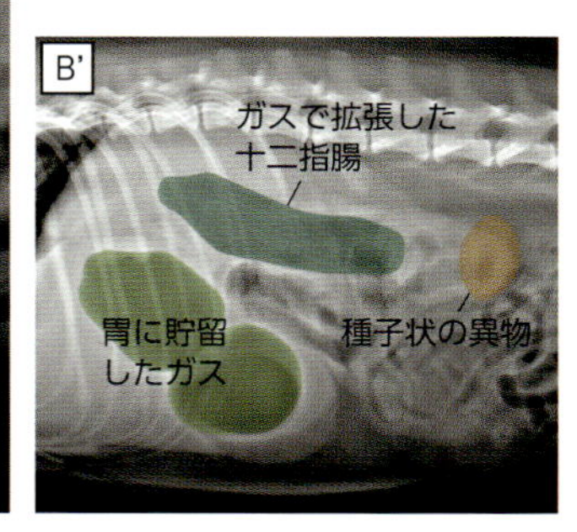

図7　十二指腸内異物の症例：左右ラテラル像
右ラテラル像(A)では異物の陰影ははっきりしないが，左ラテラル像(B)では，ガスで拡張した十二指腸の先に種子状の異物が閉塞しているのがはっきりと確認できる。

図8　十二指腸内異物の症例：撮影順による VD 像の変化
図7と同一症例。右ラテラル像の後に撮影した VD 像(A)では異物の陰影ははっきりしないが，左ラテラル像の後に撮影した VD 像(B)では，ガスで拡張した十二指腸の先に種子状の異物が閉塞しているのがはっきりと確認できる。

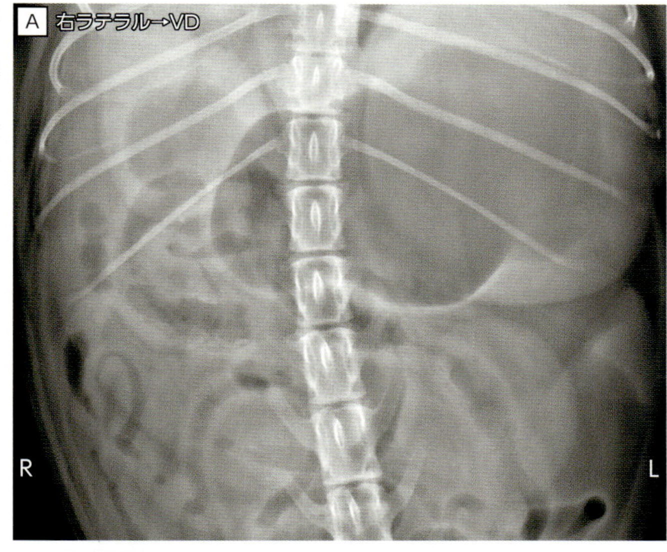

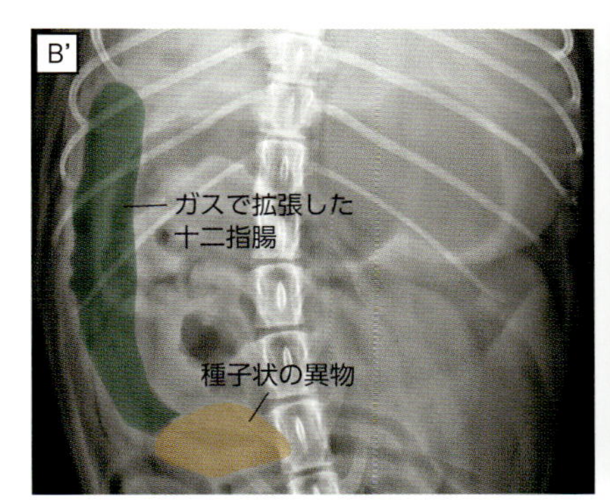

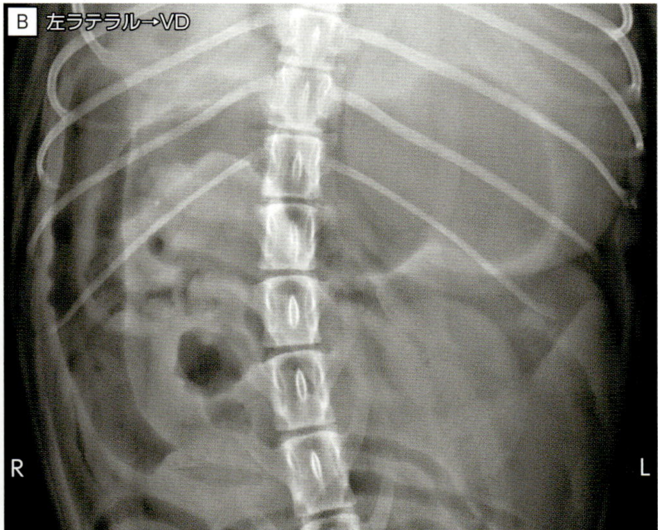

撮影の順序

撮影の順番にも気を使う必要がある。左ラテラル像を撮影した後に VD 像を撮影することにより，十二指腸に空気を送り込んだ状態での VD 像が得られる（**図 8～10**）[3]。ただし，猫においては胃拡張がない限りはこのテクニックは有用ではないとする報告もある[4]。

胃拡張捻転症候群…右ラテラル像

右ラテラル像が診断において決定的に重要となるのは，胃拡張捻転症候群の場合である。胃拡張捻転症候群では多くの場合，幽門が左背側に偏位することから，右ラテラル像においてガスで拡張した幽門が区画化されている所見を捉えやすい（**図 11**）。

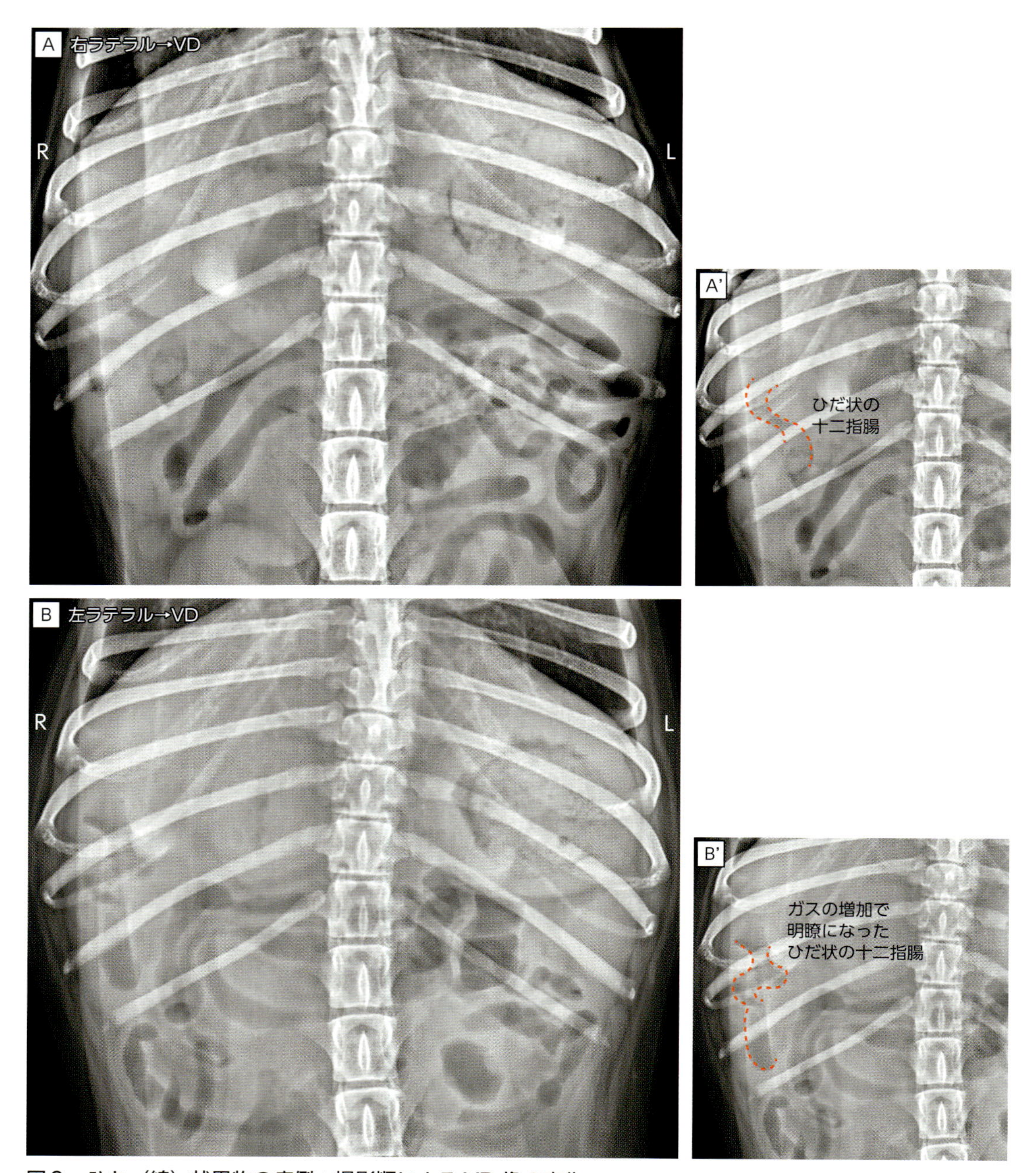

図9　ひも（線）状異物の症例：撮影順によるVD像の変化
右側臥位から仰臥位にして撮影したVD像でも十二指腸がひだ状になっているのが分かるが(A)，左側臥位から仰臥位にして撮影したVD像では，十二指腸内のガスが増加し，ひだ状の十二指腸をより容易に認識することができる(B)。

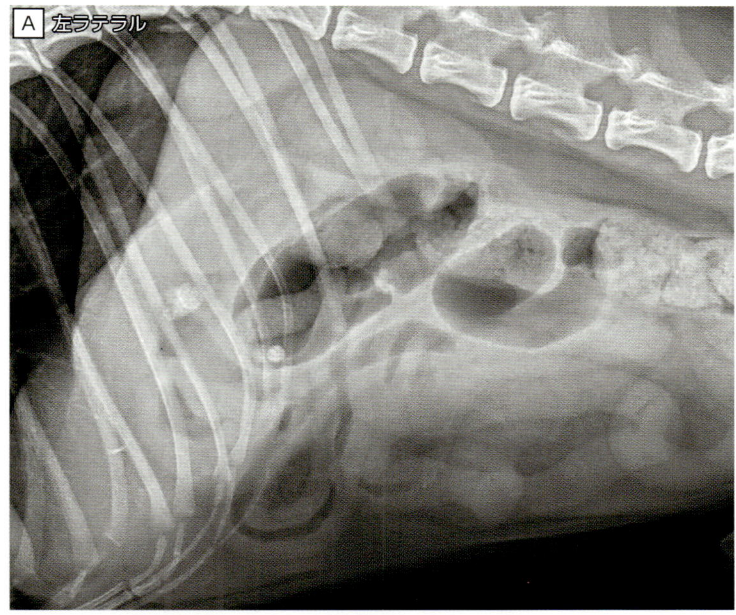

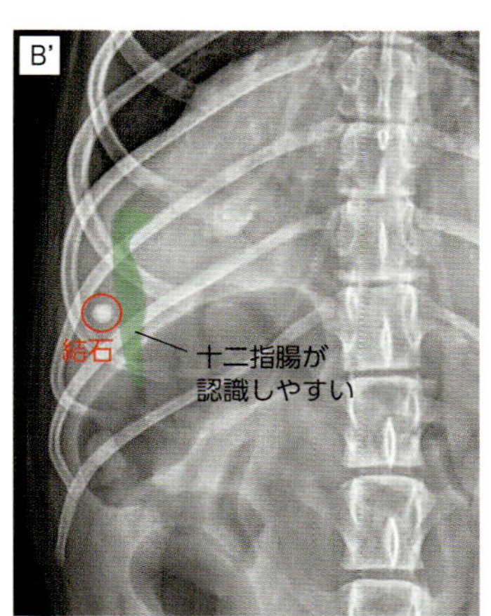

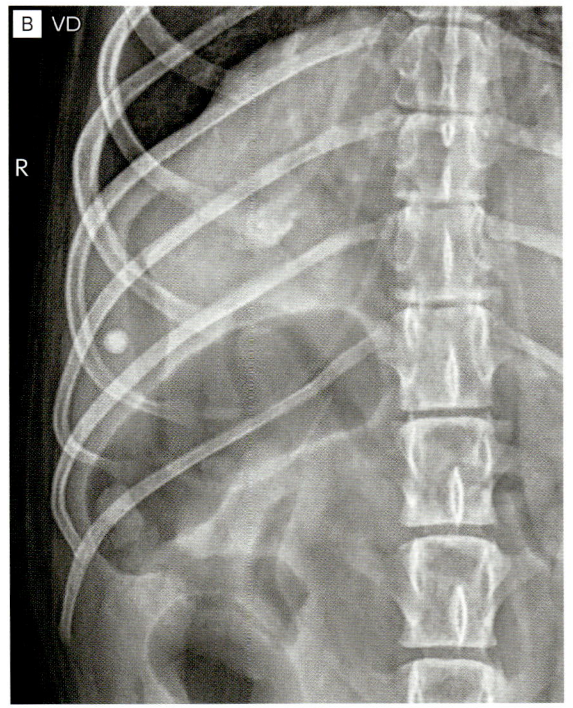

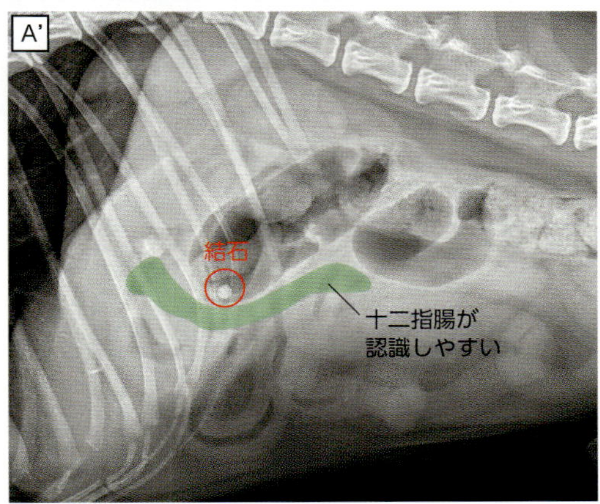

図 10　結石による総胆管閉塞の症例：撮影順による VD 像の変化

左ラテラル像および VD 像において空気の存在により十二指腸が認識しやすい。結石が十二指腸の近傍に位置していることから，X 線画像から総胆管内の結石を疑うきっかけとなる。

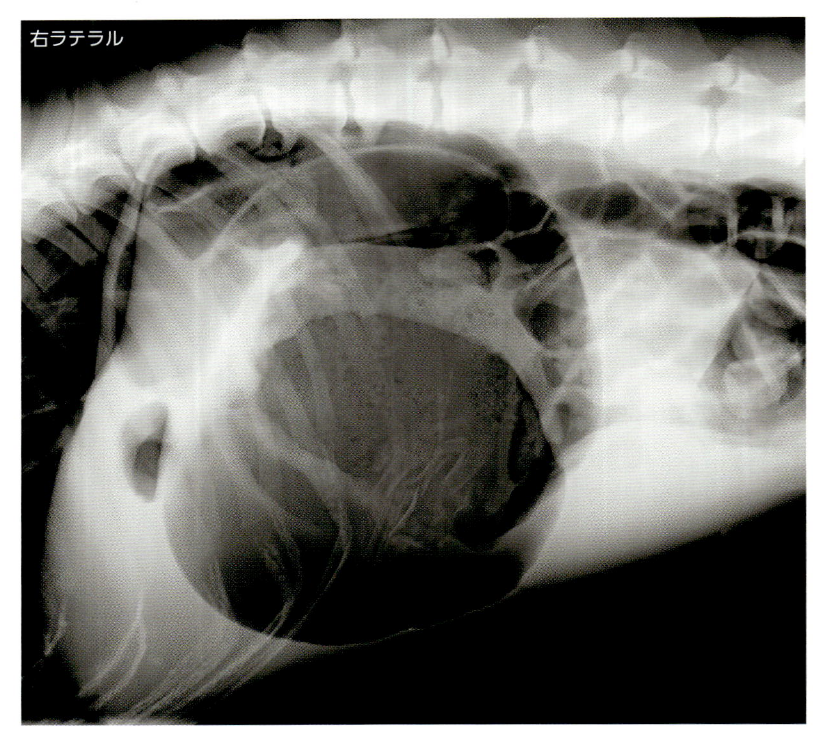

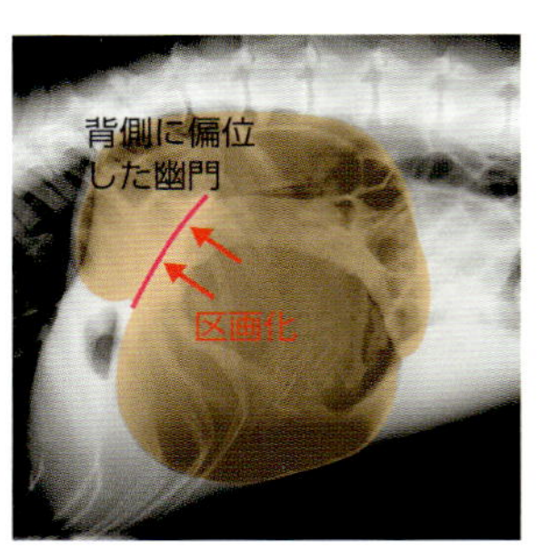

図 11　胃拡張捻転症候群の症例：右ラテラル像
右ラテラル像で左背側に偏位した幽門がガスで拡張し，区画化されていることが分かる。

❖ 腹部 VD 像，DV 像の選択

基本は VD 像

VD 像，DV 像については，通常は VD 像を撮影する。DV 像では腹部が十分に伸展されず，臓器が密集したり，後肢の陰影が腹部に重複してしまったりすると成書には記載されている[1]。しかし，筆者の経験ではしっかりと前後肢を伸展させて撮影した DV 像であれば，腹部臓器の視認性に関して決して VD 像に見劣りはしない（**図 12**）。したがって，筆者は呼吸状態が悪い症例や，仰臥位では暴れてしまうような症例においては即座に DV 像の撮影に変更している。

胃拡張捻転症候群…DV 像

診断のために積極的に腹部 DV 像を撮影するものとしては，右ラテラル像と同様，胃拡張捻転症候群がある。胃拡張捻転症候群では典型的には幽門が左背側に偏位することが多いが，DV 像において背側に偏位した幽門にガスが貯留し，区画化を検出できる場合がある（**図 13**）。ただし，胃拡張捻転症候群は超緊急疾患であり，右ラテラル像のみで診断がつく場合には必ずしも 2 方向を撮影する必要はない。

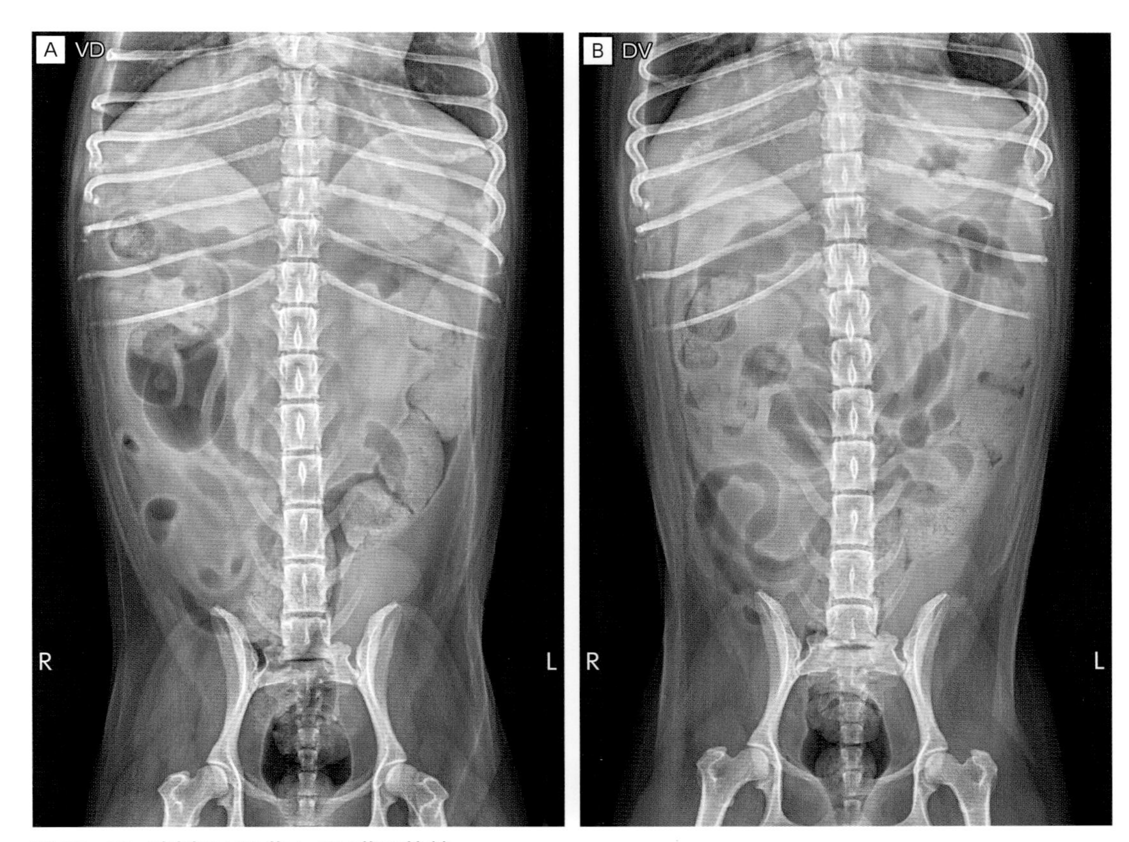

図 12　同一症例の VD 像と DV 像の比較
DV 像(B)であっても前後肢を伸展させて撮影すれば，VD 像(A)と遜色のない画像が得られる。

❖ 3方向撮影

腹部において右ラテラル像，左ラテラル像，VD 像の 3 方向を撮影することも有用と考えられるが，急性腹症の症例において診断精度の向上には寄与しないとする文献もみられる[2]。3 方向撮影をルーチンとしてもよいが，筆者は嘔吐あるいは黄疸のある症例では左ラテラル像と VD 像を，その他の症例では右ラテラル像と VD 像の 2 方向を撮影している。

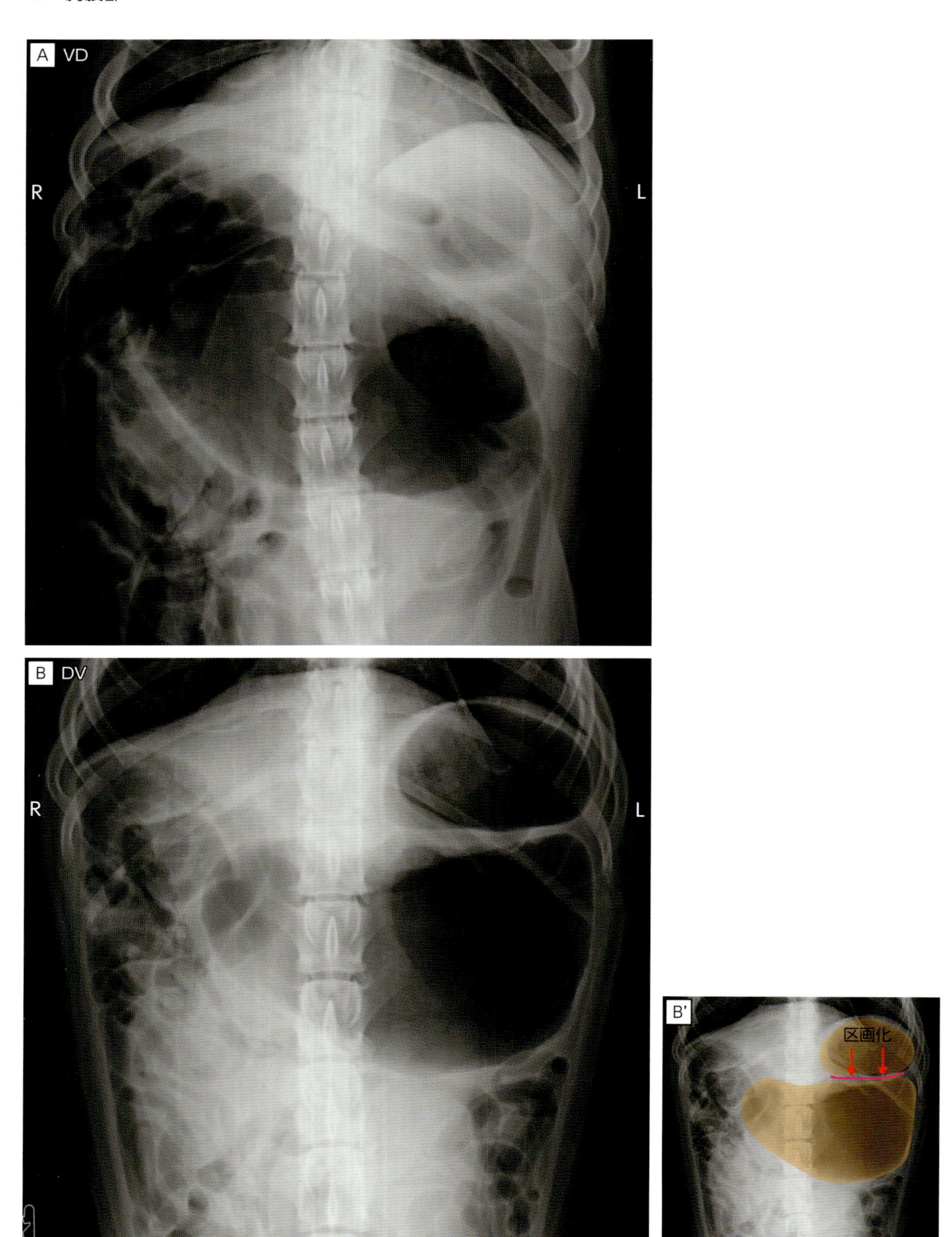

図 13　胃拡張捻転症候群の症例：VD 像，DV 像
図 11 とは別症例。VD 像では不明瞭だが（A），DV 像では幽門の区画化を確認できる（B）。

4 胸部左右ラテラル像の違い

❖ 肺病変（図 14）

胸部ラテラル像では，下側になった肺が自重で潰されるために一部が無気肺に陥る。

無気肺に陥った肺は不透過性が上昇する（白くなる）ため，結節やその他の病変がその無気肺の中に隠れてしまうことがある。したがって右ラテラル像では右肺の病変が，左ラテラル像では左肺の病変が検出しづらい。

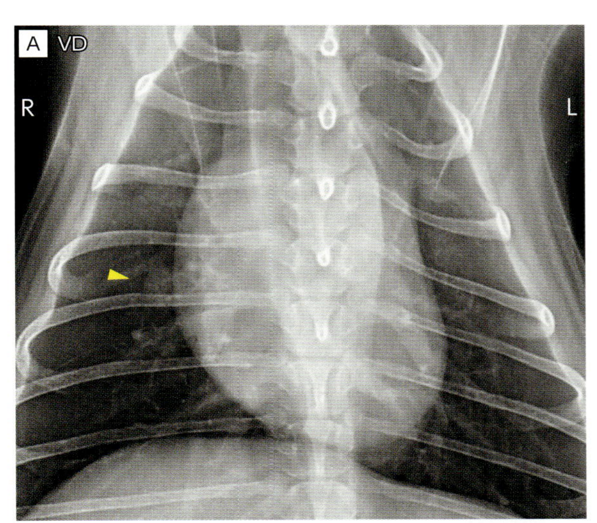

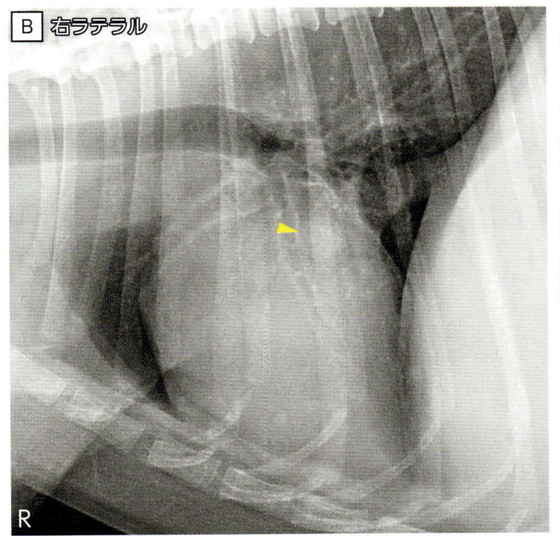

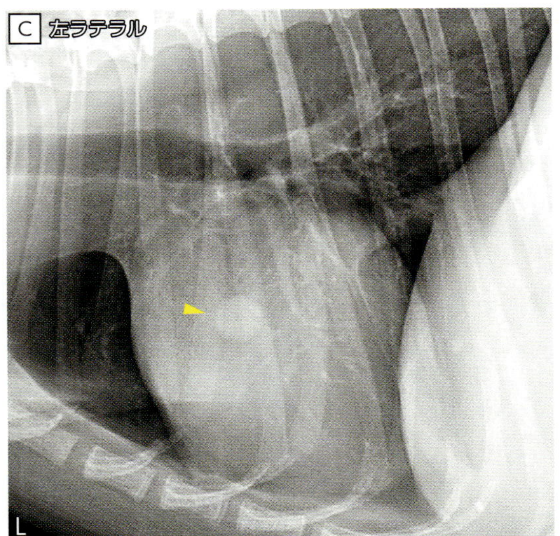

図 14　右肺の病変に対する左右ラテラル像の違い
右肺に結節影のある症例である。VD 像（A）と右ラテラル像（B）では読影に自信をもてないかもしれないが，左ラテラル像（C）では誰の目にも明らかに結節影が存在する。このように，右肺の病変の評価には左ラテラル像を用いる。

❖肺血管（図 15）

左ラテラル像の方が前葉（右前葉）の肺動静脈の評価に有用である。元々，左前葉の肺血管は右側よりも背側に位置している。右ラテラル像では右前葉の肺血管が背側に偏位するため，左前葉の肺血管の陰影と重複し，それぞれを個別に認識できない場合が多い。左ラテラル像では右前葉の肺血管がより腹側に分離されるため評価しやすい。

❖心陰影，後大静脈

左ラテラル像では心陰影はより丸くみえ，心尖部が胸骨からやや浮いたようにみえる。また，左ラテラル像の方が後大静脈を評価しやすい。

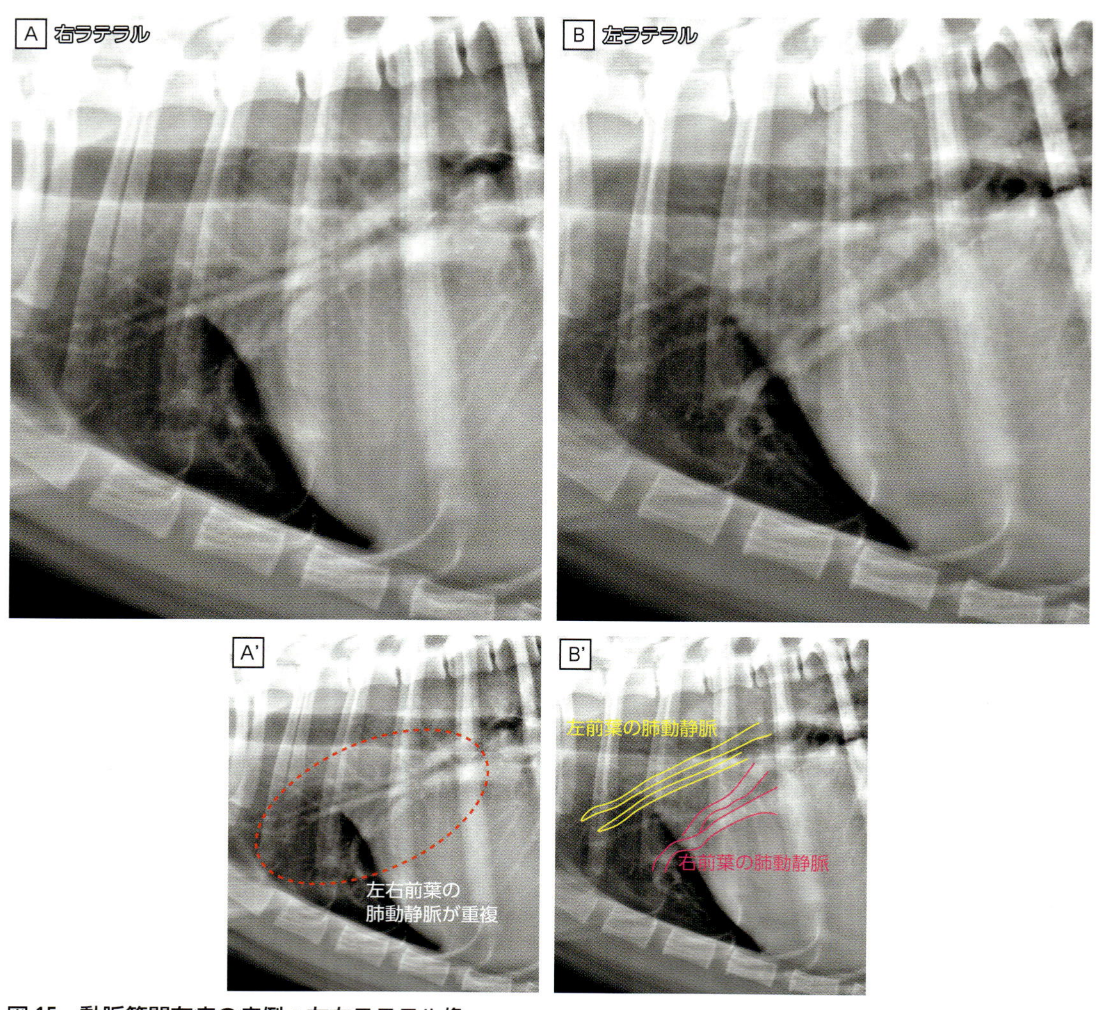

図 15　動脈管開存症の症例：左右ラテラル像
右ラテラル像(A)では左右前葉の肺血管の陰影が重複するが，左ラテラル像(B)では右前葉の肺動静脈が腹側に分離され，ともに怒張していることが分かりやすい。

横隔膜（図 16）

一般に，右ラテラル像では横隔膜右脚が，左ラテラル像では横隔膜左脚がより頭側に位置する（個体によってはそうならない場合もある）。

横隔膜腱中心の右側に大静脈孔が存在しているため，右ラテラル像では横隔膜の陰影と後大静脈の陰影の境界は認められない（シルエットサイン）。左ラテラル像では横隔膜の陰影と後大静脈の陰影が交差する。

食道の視認性（図 16）

特に大型犬においては，左ラテラル像で食道の陰影がみえることが多いとされている[5]。

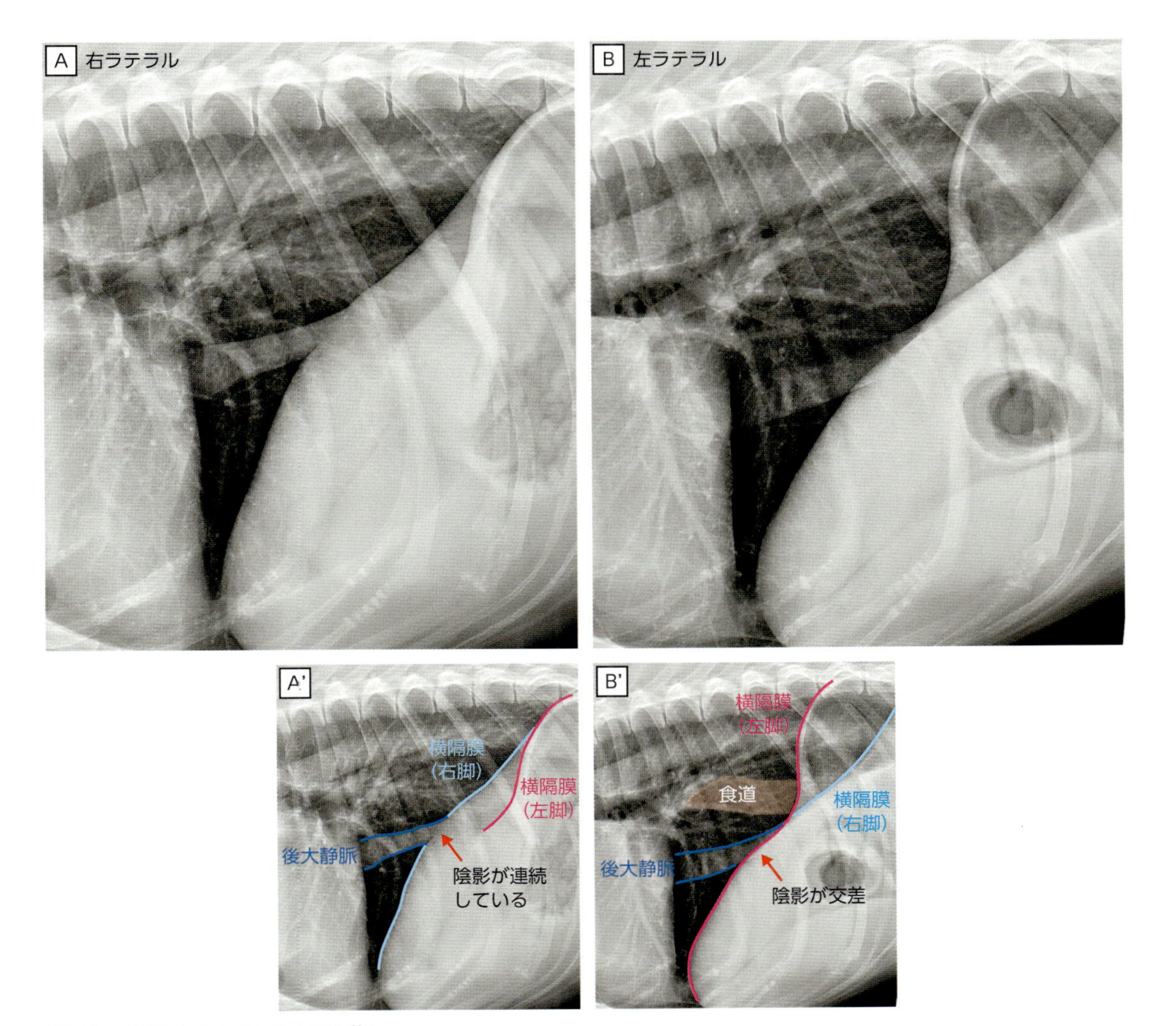

図 16　健常犬の左右ラテラル像
右ラテラル像では，後大静脈は横隔膜右脚の陰影と連続している(A)。左ラテラル像では後大静脈と横隔膜左脚の陰影が交差している(B)。また，左ラテラル像では食道の陰影がはっきりと確認できる(B)。

5 胸部 VD 像，DV 像の違い

❖ 肺野の視認性

VD 像の方が，肺野が広く観察される[6]。

また VD 像の方が，副葉がよく含気されて評価しやすい。DV 像では横隔膜が頭側に偏位するため，副葉の陰影と重複する。

❖ 無気肺

VD 像（仰臥位）では背側が，DV 像（伏臥位）では腹側の肺葉が無気肺に陥りやすく，病変の検出が難しくなる（**図 17**）。

❖ 気胸の検出

軽度の気胸の場合，DV 像の方が検出しやすい。胸腔内ガスは上方に分布するため，仰臥位（VD 像）では腹側正中に集まることになり，検出が難しい。伏臥位（DV 像）ではガスが背側に分布し，肺が胸壁から離れやすくなる。

❖ 肺血管

DV 像の方が左右後葉の肺血管の評価に有用である（**図 18，19**）。これは DV 像の方が，後葉が含気されやすいため肺野と血管のコントラストが良好であることが理由である。ただし，猫においては DV 像でも後葉の肺血管影がはっきりと確認できない場合が多い[7]。

❖ 心陰影

DV 像では心尖部はより左側に偏位する。

VD 像では正常な犬の 22％で，心陰影の 1 ～ 2 時の方向に主肺動脈起始部の突出がみられるため，この領域の病的な怒張との鑑別に注意が必要である[5]。

❖ 胸水貯留時の違い

VD 像（仰臥位）では胸水は背側に貯留するため，肺の葉間に貯留しやすい。そのため，葉間裂が生じやすく，少量の胸水の検出に有用である。また，心臓は腹側に位置しているため，胸水と心臓の間に含気した肺が存在し，心陰影を評価しやすい。DV 像（伏臥位）では胸水は腹側に貯留するため，心陰影が評価し難い（シルエットサイン）。

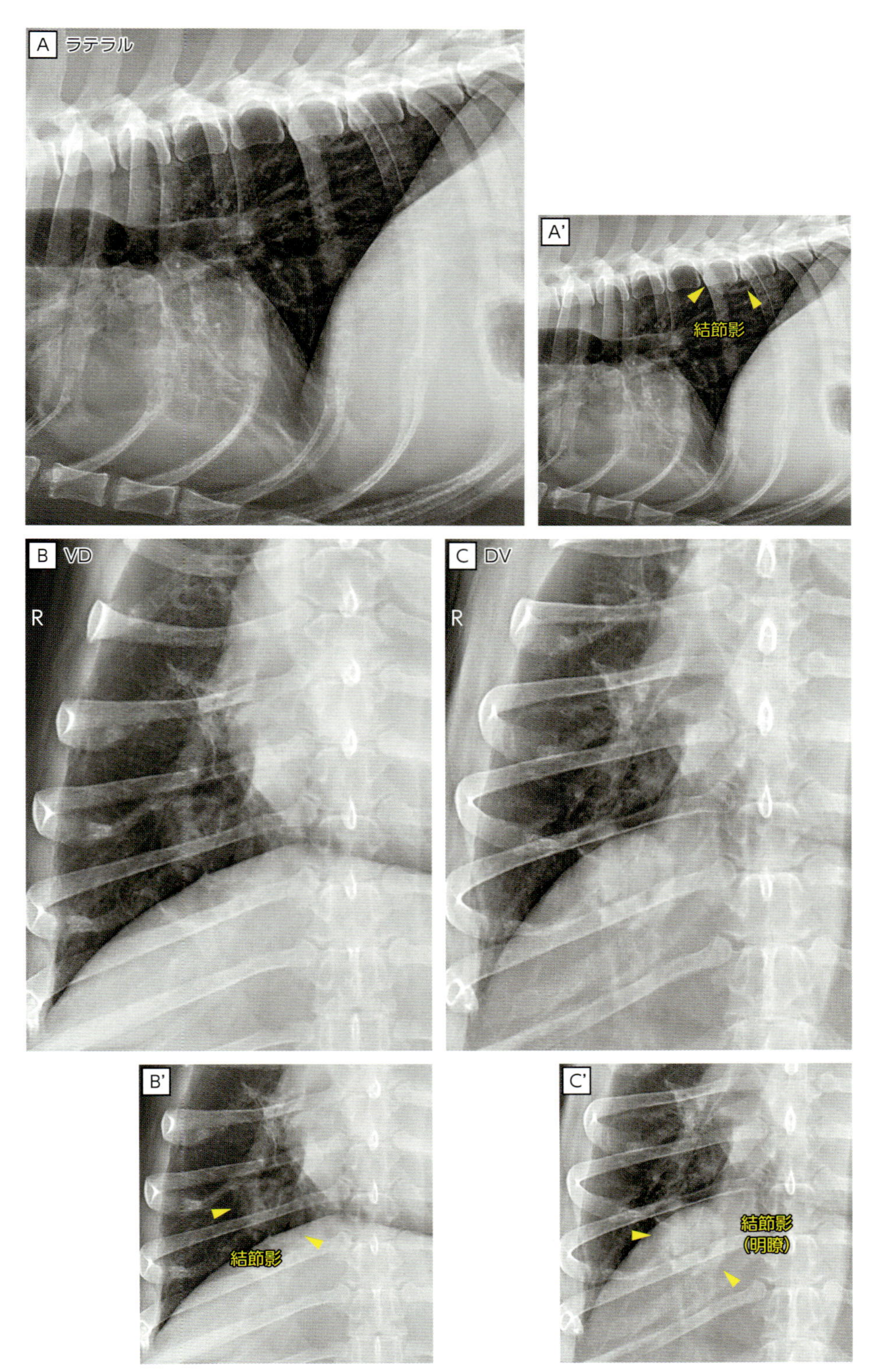

図 17　背側の病変に対する VD 像，DV 像の違い

ラテラル像(A)では肺野の背側縁に結節影を認める。ただし，椎体の陰影と重複していることから，読影に自信がもてないかもしれない。このような背側の病変を評価するためには，VD 像(B)よりも DV 像(C)が適している。

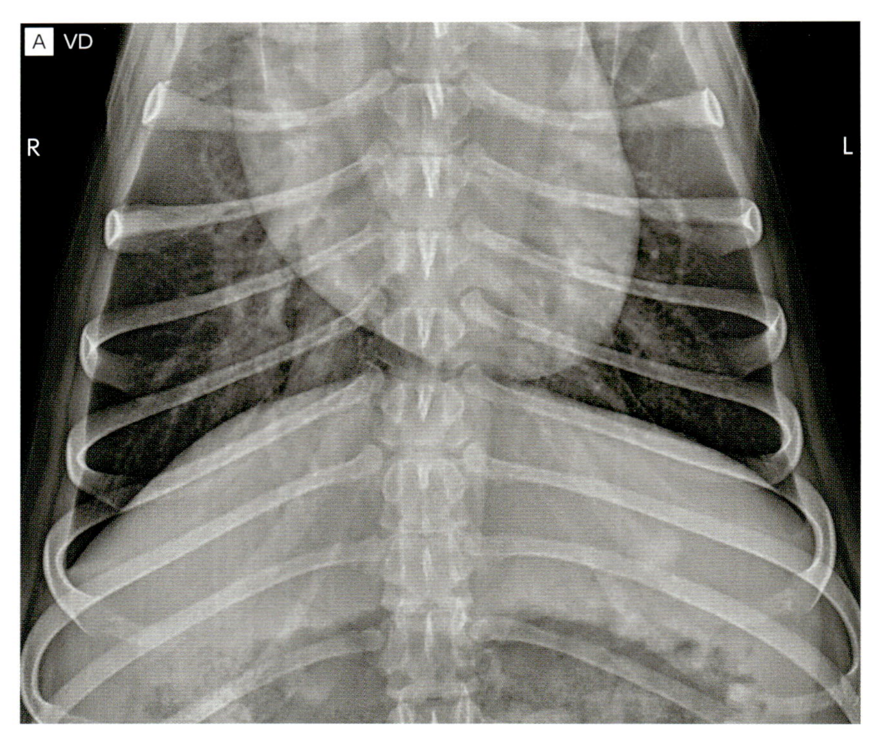

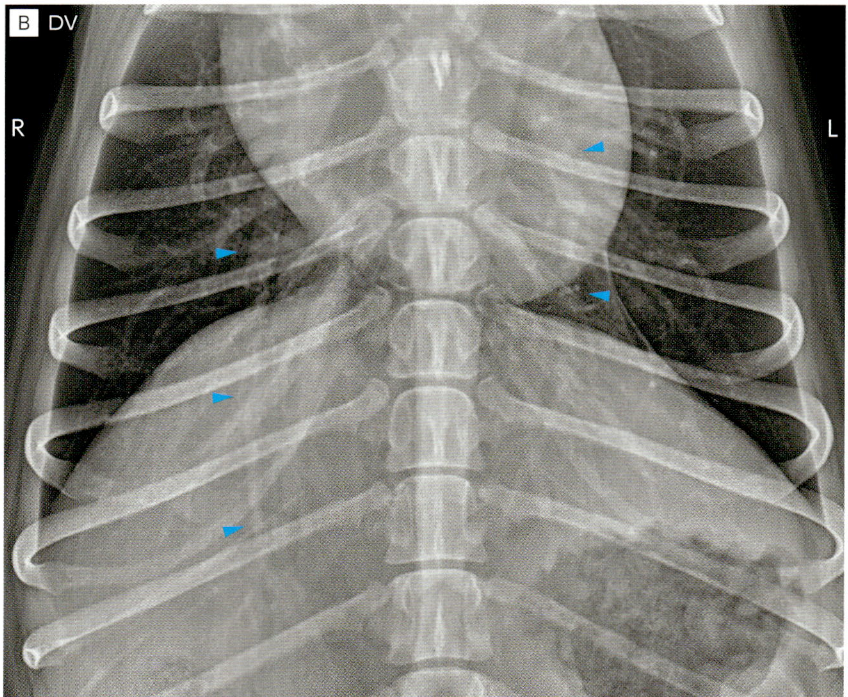

図 18　VD 像，DV 像のおける肺血管のみえ方
健常犬の X 線画像。VD 像では後葉の肺動静脈の陰影が不明瞭だが(A)，DV 像ではより末梢まではっきりと確認できる(B：矢頭)。

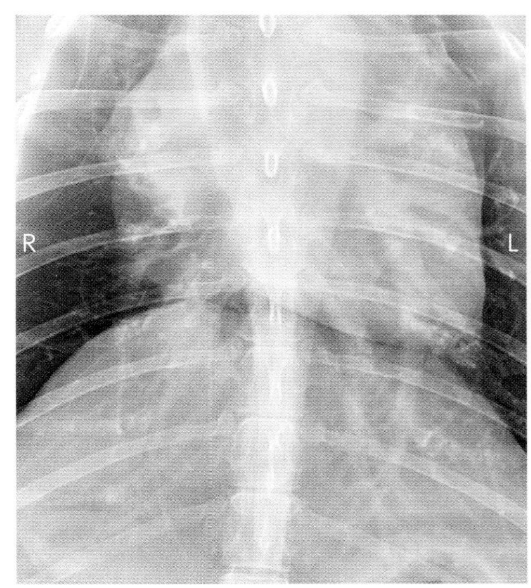

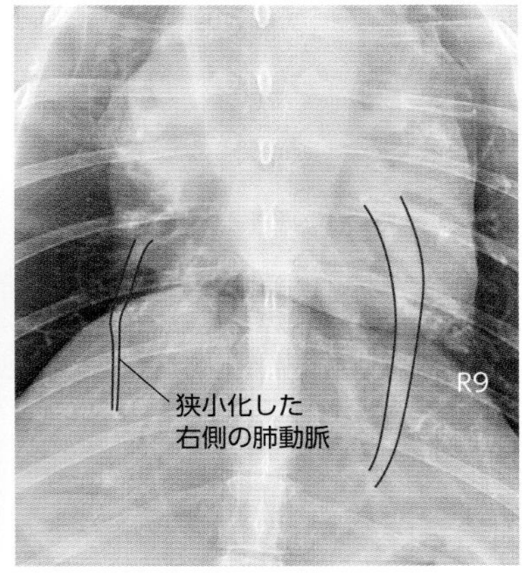

図 19　DV 像における肺血管の評価の例
左側と比較して，明らかに右側の肺動脈が狭小化している。本症例は，心基底部腫瘍により右肺動脈の起始部が圧迫されていた。

6　胸部の撮影オーダーの考え方

❖ 胸部 VD 像，DV 像の選択

胸部は特殊な事情がない限りは，右ラテラル像と左ラテラル像および，VD 像あるいは DV 像のどちらかの，3 方向を撮影する。VD 像・DV 像の選択については，筆者は，犬においては DV 像をルーチンとすることのメリットが大きいと考えている。これは，肺塞栓や循環器疾患による後葉の血管影の変化や肺水腫による肺野の変化を捉えやすいことや，気胸を検出しやすいなど，見逃しやすい変化でありながら患者の予後を左右する疾患を診断しやすいからである。VD 像が得意とする前葉の変化はラテラル像で読影できる。猫においては，そもそも血管影の評価が難しいため，症例の性格，状態にあわせて VD 像と DV 像の撮影しやすい方を選択している。

胸水貯留時は，動物を仰臥位にすることが危険なほど呼吸状態が悪ければ DV 像を撮影するが，そうでなければ縦隔腫瘤や心陰影の評価などに優れる VD 像の撮影も積極的に考慮する。

❖ 呼気・吸気時撮影の適応

咳嗽のある症例において気管虚脱や気管気管支軟化症を疑う場合には，吸気時は頸部気管の虚脱，呼気時は胸部気管・気管支の虚脱を検出する，というのは誰しもがよく知っている撮影法かと思う。さらに呼気時の撮影の適応としては，気胸がある。呼気時には肺葉がより虚脱して不透過性が上昇し（白くなり），胸腔内のガスとのコントラストがつくため，気胸の検出には呼気時の撮影が有用とされている（**図 20**）。したがって，筆者は胸水抜去後，肺の腫瘤などを穿刺した後，気胸の症例のフォローアップなど，撮影目的が気胸の検出である場合には DV 像を呼気時に撮影している。

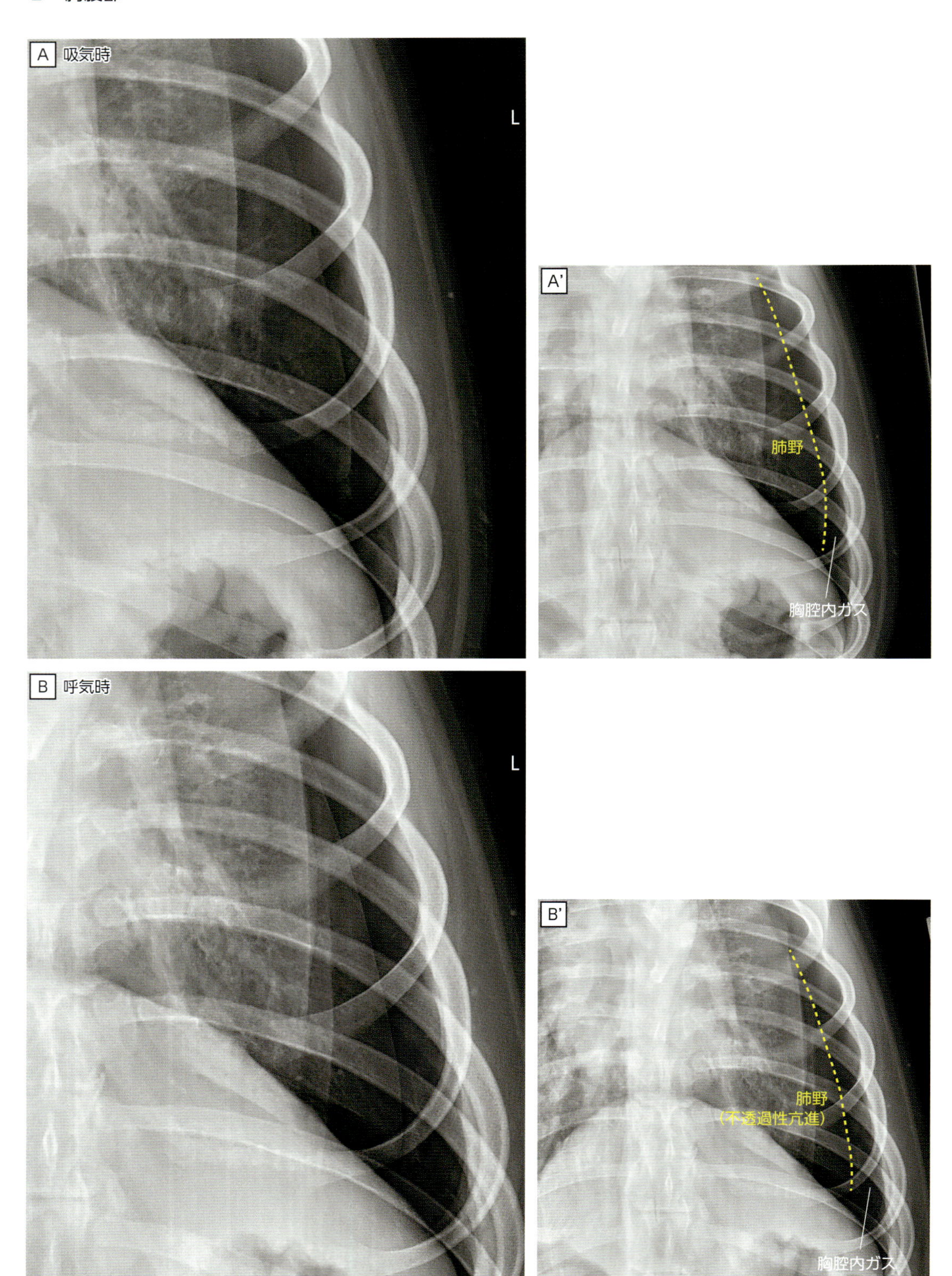

図 20　気胸の症例：呼吸相による変化
気胸の症例における DV 像である。吸気時撮影した場合(A)と比較して，呼気時に撮影した場合(B)では肺野の不透過性が亢進するため胸腔内ガスとのコントラストが向上し，診断しやすい。

7 まとめ

表1～5に胸腹部の撮影方向の特徴と撮影オーダーのポイントをまとめる。

表1　腹部左右ラテラル像の特徴と選択

	腹部右ラテラル像	腹部左ラテラル像
胃内ガス・液体	ガス…胃底部 液体…幽門部；腫瘤状にみえることがある	ガス…幽門部 液体…胃底部
脾臓	脾尾部の視認性に優れる	—
腎臓	左右腎臓の相対的位置関係が変化する	
撮影オーダーのポイント	・嘔吐の症例…左ラテラル像 ・黄疸の症例…左ラテラル像 ・胃拡張捻転症候群…右ラテラル像 ※3方向撮影をルーチンとしてもよい	

表2　腹部VD像，DV像の特徴と選択

	腹部VD像	腹部DV像
胃内ガス・液体	ガス…胃体部 液体…胃底部	ガス…胃底部 液体…胃体部
撮影オーダーのポイント	・基本…VD像 ・呼吸状態が悪い…DV像 ・仰臥位で暴れる…DV像 ・胃拡張捻転症候群…DV像	

表3　胸部左右ラテラル像の特徴と選択

	胸部右ラテラル像	胸部左ラテラル像
肺病変	右肺の不透過性病変を描出しづらい	左肺の不透過性病変を描出しづらい
肺血管	—	前葉の肺血管を評価しやすい
心陰影，後大静脈	—	心尖部が胸骨からやや浮く 後大静脈を評価しやすい
横隔膜	右脚が左脚より頭側 横隔膜と後大静脈の陰影が連続（シルエットサイン）	左脚が右脚より頭側 横隔膜と後大静脈の陰影が交差
食道	—	食道の陰影がみえやすい（特に大型犬）
撮影オーダーのポイント	・基本…3方向撮影（左右ラテラル＋VD or DV） ・左肺病変…右ラテラル像で評価しやすい ・右肺病変…左ラテラル像で評価しやすい	

表４　胸部 VD 像，DV 像の特徴と選択

	胸部 VD 像	胸部 DV 像
肺野・肺病変	肺野がより広く観察される	―
	副葉を評価しやすい	副葉に横隔膜が重複する
	背側の病変を描出しづらい	腹側の病変を描出しづらい
気胸	検出しづらい	検出しやすい
肺血管	―	後葉の肺血管を評価しやすい
心陰影	正常犬の主肺動脈起始部突出に注意（病的ではない）	心尖部がより左側に偏位
胸水および気胸	少量の胸水貯留を検出しやすい	気胸を検出しやすい
	胸水貯留時の心陰影の評価に向く	胸水貯留時の心陰影の評価に向かない
撮影オーダーのポイント	・基本…３方向撮影（左右ラテラル＋VD or DV） ・微量胸水貯留時…VD 像 ・気胸の検出…DV 像 ・後葉の血管影の評価…DV 像 ・背側肺野病変の検出…DV 像 ・呼吸状態が悪い…DV 像	

表５　呼気相，吸気相撮影の特徴と選択

	呼気相	吸気相
気管虚脱 気管支軟化症	胸部気管・気管支の虚脱	頚部気管の虚脱
気胸	検出しやすい	―

参考文献

1. Thrall DE. Principles of Radiographic Interpretation of the Abdomen. In: Thrall DE (eds). Textbook of Veterinary Diagnostic Radiology. 7th ed. 2018, Elsevier, pp.754-763.
2. Mavromatis MV, Solano M, Thelen MY. Utility of two-view vs. three-view abdominal radiography in canines presenting with acute abdominal signs. *Vet Radiol Ultrasound* 59(4), 2018, 381-386.
3. Vander Hart D, Berry CR. Initial influence of right versus left lateral recumbency on the radiographic finding of duodenal gas on subsequent survey ventrodorsal projections of the canine abdomen. *Vet Radiol Ultrasound* 56(1), 2015, 12-17.
4. Paradise H, Gaschen L, Wanderer M, et al. Performing both lateral abdominal radiographs may not improve the visualization of gas in the gastric outflow tract of cats. *Vet Radiol Ultrasound* 60(6), 2019, 633-639.1.
5. Avner A, Kirberger RM. Effect of various thoracic radiographic projections on the appearance of selected thoracic viscera. *J Small Anim Pract* 46(10), 2005, 491-498.
6. Brinkman EL, Biller D, Armbrust L. The clinical usefulness of the ventrodorsal versus dorsoventral thoracic radiograph in dogs. *J Am Anim Hosp Assoc* 42(6), 2006, 440-449.
7. Hayward NJ, Baines SJ, Baines EA, et al. The radiographic appearance of the pulmonary vasculature in the cat. *Vet Radiol Ultrasound* 45(6), 2004, 501-504.

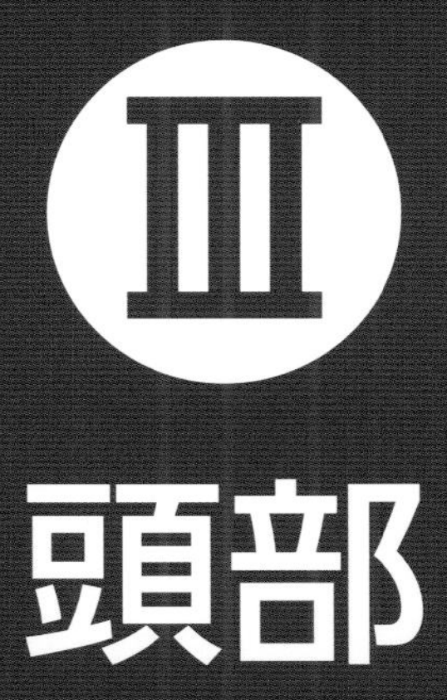

頭部

1　基本の頭部撮影

2　上気道疾患の頭部撮影

3　上顎・下顎の撮影

4　鼓室胞の撮影

1 基本の頭部撮影

Introduction

❖ ローテーションしない犬の頭部撮影

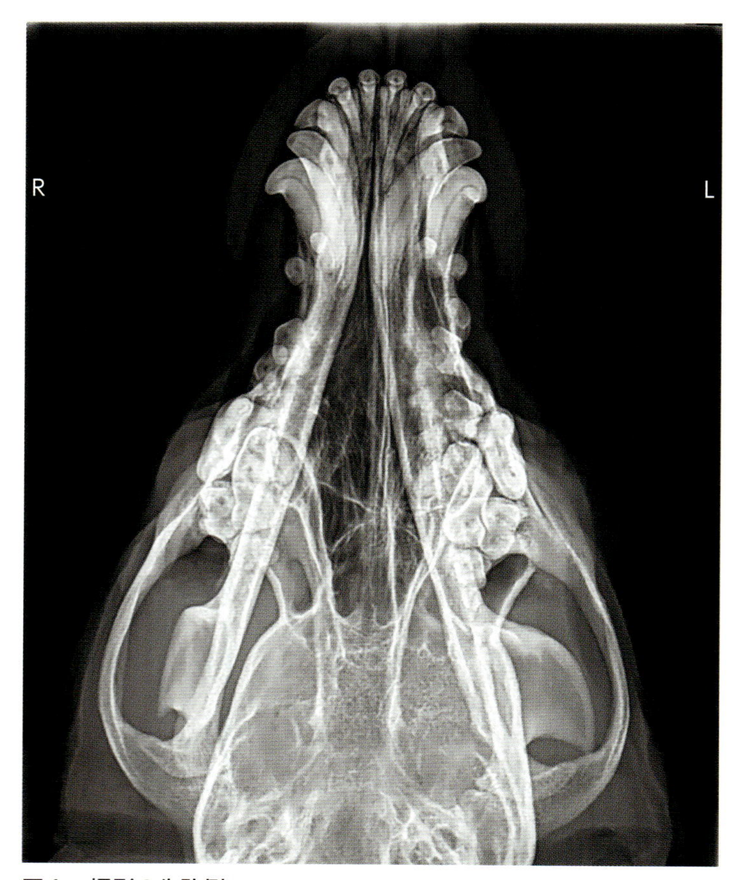

図1　撮影の失敗例
症例：ミニチュア・ダックスフンド，13歳齢，雌
頭部DV像

研修医・先生，頭部のDV像を撮影したんですが，難しいですね（**図1**）。

指導医・かなりローテーションしましたね。どうやって撮りました？

研修医・どうしても自分の手が照射野に入ってしまいそうで。首のあたりを上から押さえつけたんですけど（**図2**）。

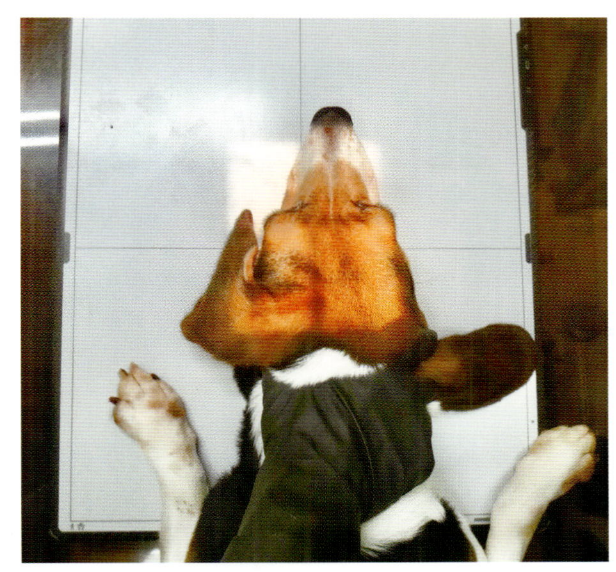

図２　図１を撮影した際の保定
このような姿勢で上から押さえつけた場合，動物は前肢の力を使って抵抗する。また，この視点ではローテーションを見極めることが難しい。

指導医・頭部の撮影も保定の理論が大事です。今回のように単純に伏臥位で頚部を上から押さえつけてもダメです。動物はどうやって抵抗しますか？

研修医・押さえつけられまいと頭部を持ち上げようとします。

指導医・そうですね。その際には当然，前肢の力を使うわけです。前肢で踏ん張って頭部を持ち上げますから。

研修医・前肢をどうしたらよいのでしょうか？

指導医・前肢は尾側に牽引します。こうすれば前肢はもう使えません。すると頚部の筋肉で反るしかなくなりますが，この姿勢ではすでに頚部は反った状態になっているので，もはや頭部を持ち上げることはできなくなります（p.104：図４Ｂを参照）。

研修医・あとはコーテーションだけですね。

指導医・ローテーションの確認は，上からよりも真正面から観察した方が分かりやすいです。補助者には前肢を尾側に牽引してもらい，撮影者は動物と向かい合って耳介を保持し，屈んで真正面から観察します（p.104，105：図３，５を参照）。

研修医・左右の耳介の引っ張り具合でローテーションを調節するわけですね。

指導医・耳介は下に押さえつけるのですが，このときに頭蓋冠の尾側で押さえつけるようにしてください。吻側に引っ張ってしまうと，鼻端部が下がって頭部がまっすぐに伸びません（p.105：図６を参照）。

研修医・引っ張り方にもコツがあるのですね。

指導医・コツさえ掴めば頭部の撮影は案外簡単です。劇的にきれいな画像を安定して得ることができるようになりますよ。

研修医・はい，練習します。

1　頭部 DV 像

❖ 尾側の保定者（補助者）

補助者は前肢を尾側に牽引しつつ，後肢が立たないよう動物に覆いかぶさるように保定する（図３：→）。

３人で撮影する場合は，もう１人の補助者が後肢を尾側に牽引するとよい。

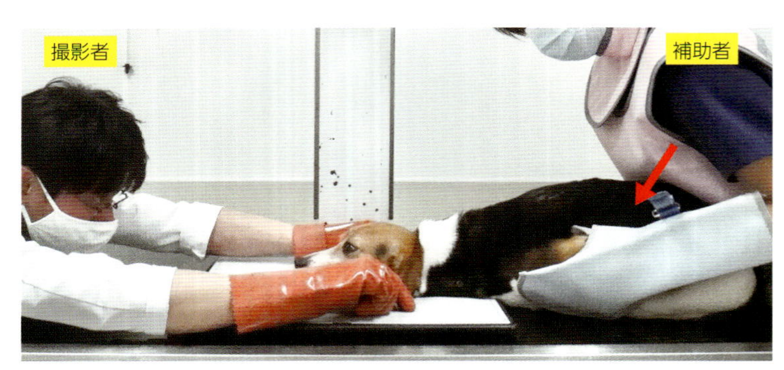

図３　頭部 DV 像の保定法

ロジック

前肢を尾側に牽引することで，

- 前肢が使えなくなる。すると動物は頚部の筋肉で反ることでしか抵抗できず，頭部を持ち上げることはできなくなる。
- 頚椎から頭部までが十分に伸展し，鼻端部がまっすぐ前方を向く（図４）。

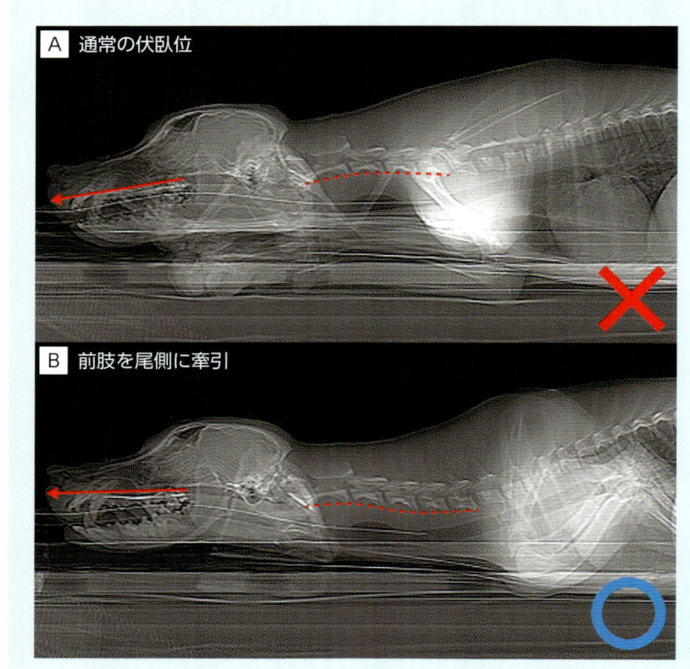

図４　通常の伏臥位(A)と前肢を尾側に牽引した場合(B)の比較
CT のスカウト画像。通常の伏臥位では頚椎は背弯し，鼻端部がやや腹側を向いている(A)。前肢を尾側に牽引した場合，頚椎から頭部までが十分に伸展し，鼻端部がまっすぐ前方を向いている(B)。

❖ 頭側の保定者（撮影者）

撮影者は視点を低くして動物を正面から観察し，耳介を保持してテーブルに押し付けるように保定する（**図3**）。

このとき耳介は頭蓋冠の尾側でテーブルに押し付ける（**図5**：→）。

動物を正面から観察することにより顔面の対称性を確認しながら撮影できるため，ローテーションが生じる可能性は低くなる。

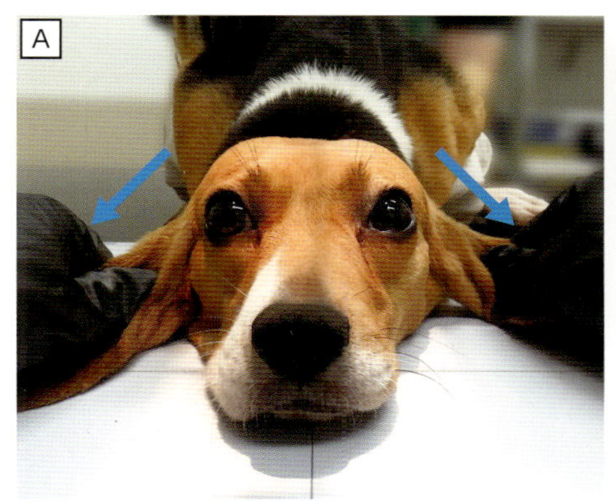

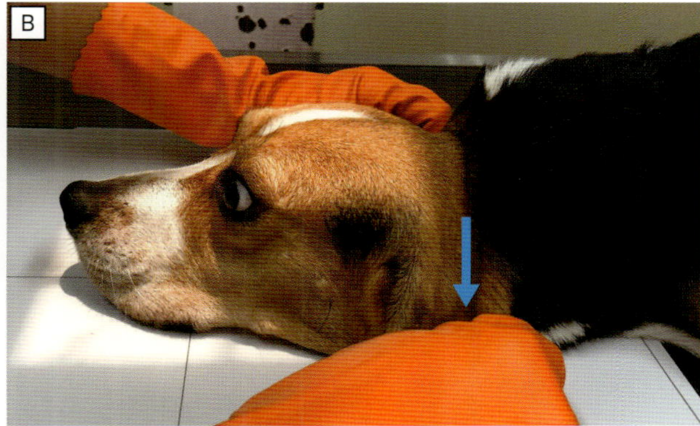

図5　頭部 DV 像：頭側の保定

コツ　耳介を尾側の方向に牽引することがポイントであり，これによって頭部が伸展して鼻端部をまっすぐ前方に向けることができる（**図5**）。**図6**は失敗例である

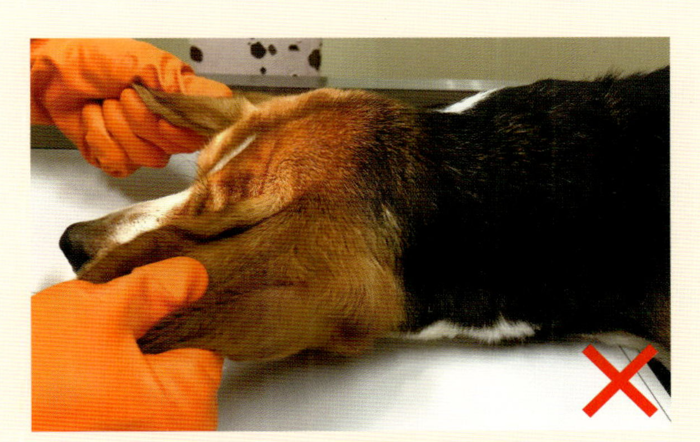

図6　頭部 DV 像：耳介の牽引の失敗例
耳介を牽引する際には，図5Bのように頭蓋冠の尾側でテーブルに押し付けることが重要である。これによって，頭部がしっかりと伸展して鼻端部をまっすぐ前方に向けることができる。本図のように耳介を吻側の方に牽引してしまうと，頭部が前方に傾き，鼻端部が下方を向いてしまう。

❖ 照射範囲の設定（図７）

照射範囲は撮影目的にもよるが，頭部の吻側縁から環椎翼のレベルまでを含めれば頭部全体が照射範囲におさまる。

側方は耳介を保持した指が照射範囲に入らないように絞る。

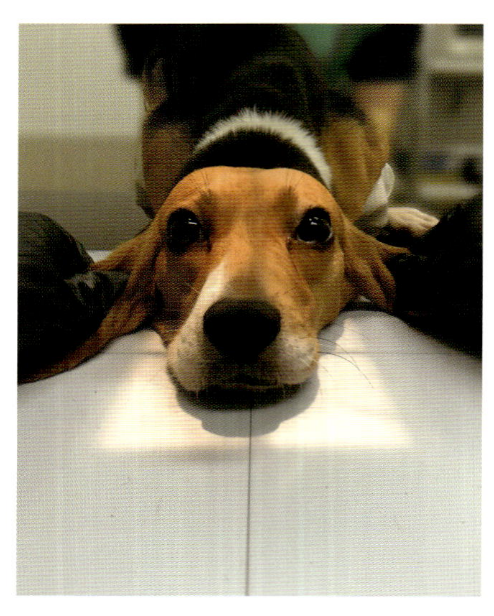

図７　頭部 DV 像：照射範囲の設定

❖ 撮影後の確認

DV 像が正確に撮影できているかどうか，対称性を評価する。左右対称性の評価の際には，鼻中隔（**図８：→**）の陰影に着目するとよい。

図８A では鼻中隔は下顎間軟骨結合に対してわずかに左側に寄っている。この場合，原因は撮影時に頭部が左側に傾いていたことであるため，前回よりもやや右側に傾けて再撮影すると，**図８B** のように鼻中隔が正中に位置した画像を撮影できる。

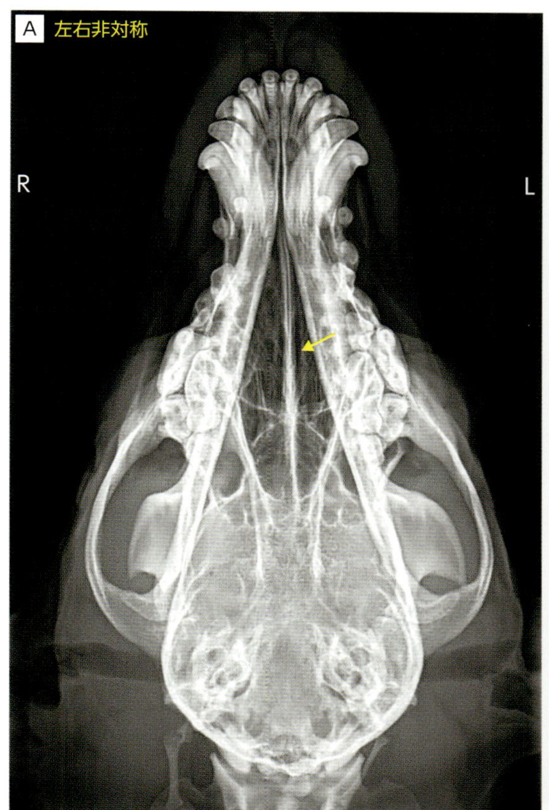

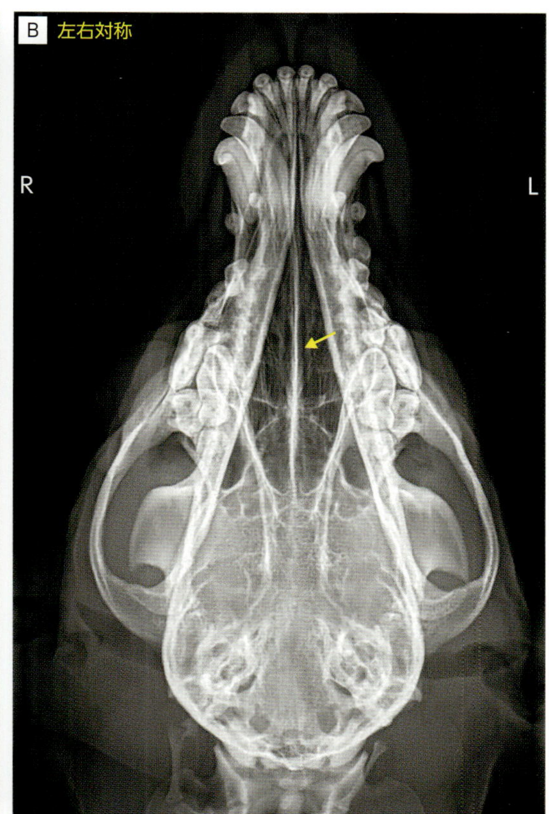

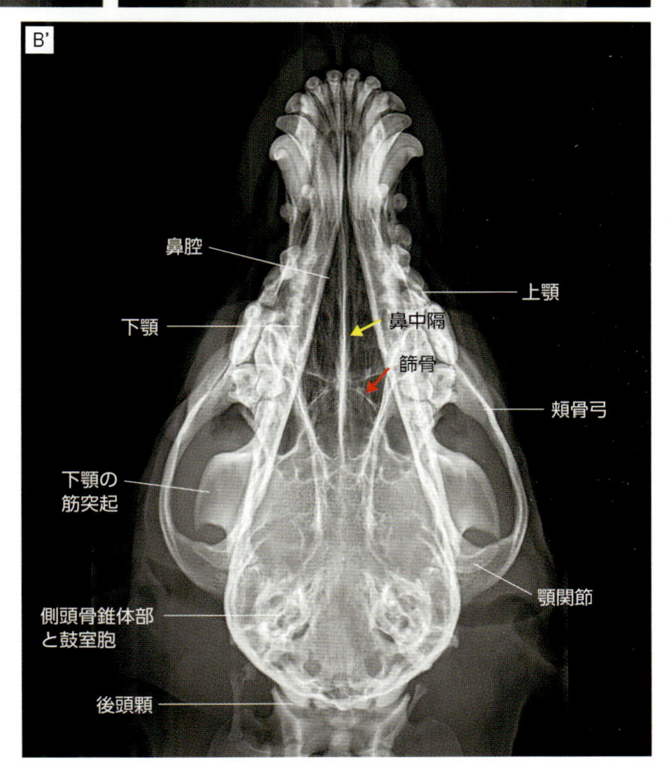

図８　頭部 DV 像の評価法
A，B は犬の画像。

2　頭部ラテラル像

❖ 尾側の保定者（補助者）

補助者は四肢を保定し，前肢はやや尾側に牽引する（**図9**）。やや頚部を反るような姿勢にするとよい。

❖ 頭側の保定者（撮影者）

①撮影者は視点を低くして動物を正面から観察し，上側の耳介を保持しつつ，厚いスポンジや発泡スチロールなどのX線透過性の保定具を用いて動物が腹側を向かないよう下顎を支える（**図9，10**）。
②上側の耳介をテーブルに押し付けるように牽引する（**図10：→**）。
③左右の眼球がテーブルに対して垂直に並ぶよう調整する。

ロジック　動物は起き上がろうと抵抗し，頭部を**図10：→**の方向に回転させようとする。そこで，上側の耳介をテーブルに押し付けるように牽引すると，頭部の回転を防ぐことができる（**図10：→**）。

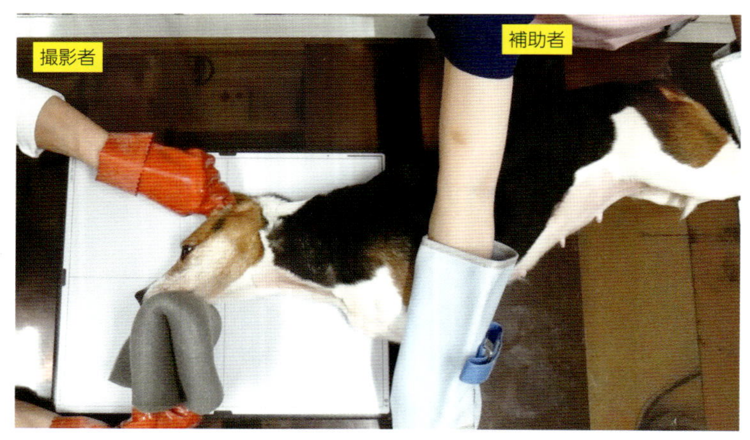

図9　頭部ラテラル像の保定法

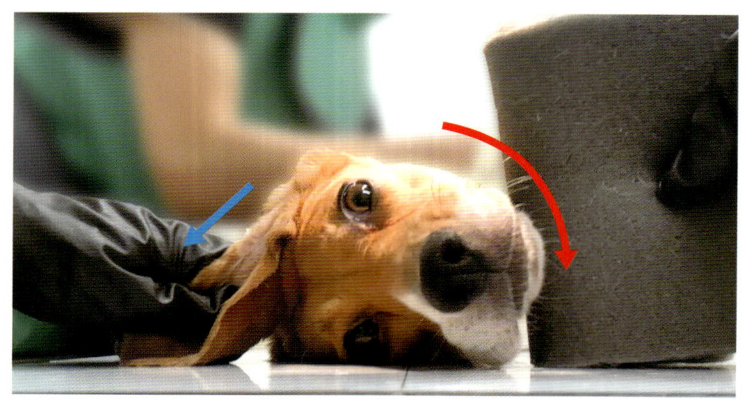

図10　頭部ラテラル像：頭側の保定1

④動物の頭部を**図 10** の正面の視点よりも少し背側から観察すると，正中線の傾きを観察しやすい（**図 11**）。**図 11A** では正中線が傾斜している（鼻端部がやや上を向いている）ため，微調整が必要である。耳介はテーブルに押し付けるように牽引するが，この際にやや尾側に牽引すると鼻端部は上がり（**図 11A**），逆にやや吻側に牽引すると鼻端部は下がる（**図 11B**）。正中線が水平線になるよう，耳介の牽引の方向で微調整する。

⑤特に耳介を保持した手が照射野に入らないよう，慎重に照射範囲を絞り込む。

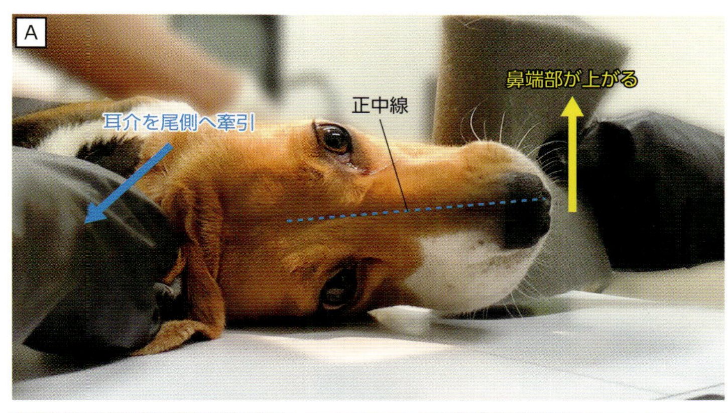

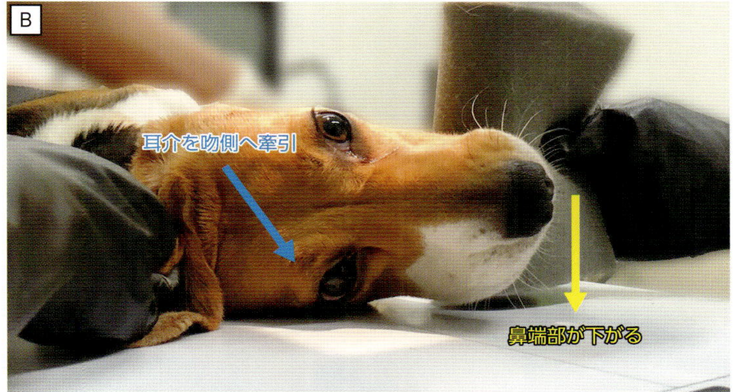

図 11　頭部ラテラル像：頭側の保定 2

コツ　頭部を強く保持することはできないため，場合によっては動物が何度か動いてしまうことはあるが，最適なポジションに保定できるまで根気強く待つことが必要である。

❖ 照射範囲の設定（図 12）

照射範囲は DV 像と同様であるが，特に喉頭や内側咽頭後リンパ節まで評価したい場合には，環椎翼が完全に含まれるように照射範囲を設定する。

耳介を保持した指が照射範囲に入らないよう慎重に照射範囲を絞る。検査目的が気道の評価である場合など，頭蓋骨を評価する必要がない場合には，頭頂部を照射範囲から外してしまっても構わない。

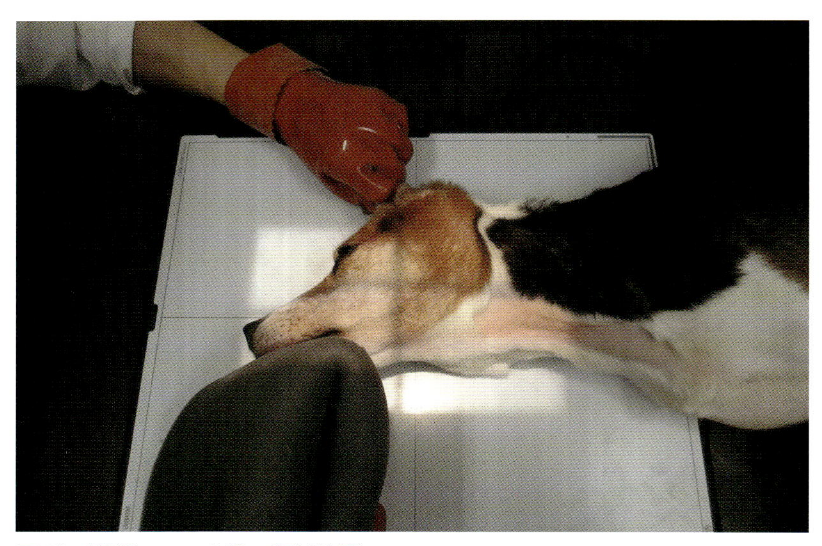

図 12　頭部ラテラル像：照射範囲

❖ 撮影後の確認

ラテラル像が正確に撮影できているかどうかを評価する際には，下顎骨の陰影に着目する。得られた画像から再撮影時に注意する点を分析し，可能な限り正確なラテラル像（**図 13A**）となるよう努力する。

左右の下顎骨の陰影が前後にずれている（**図 13B**）

左右の下顎骨の陰影が前後にずれている場合，撮影時に正中線が傾斜していたことが原因である。頭側，尾側のどちらに傾斜していたのかは画像から判断することはできない。

左右の下顎骨の陰影が背腹方向にずれている（**図 13C**）

図 13C は下顎骨の陰影は前後方向には揃っているが，背腹方向にずれている。これは頭部の軸方向の回転（ローテーション）が原因である。これも左右どちらの方向に回転していたのかを画像から判断することはできない。

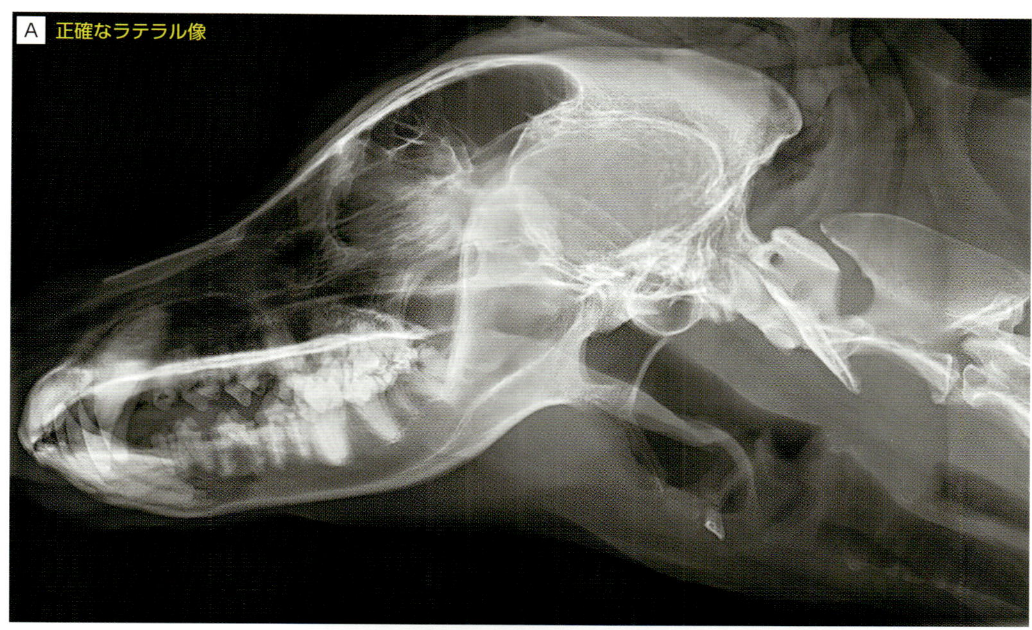

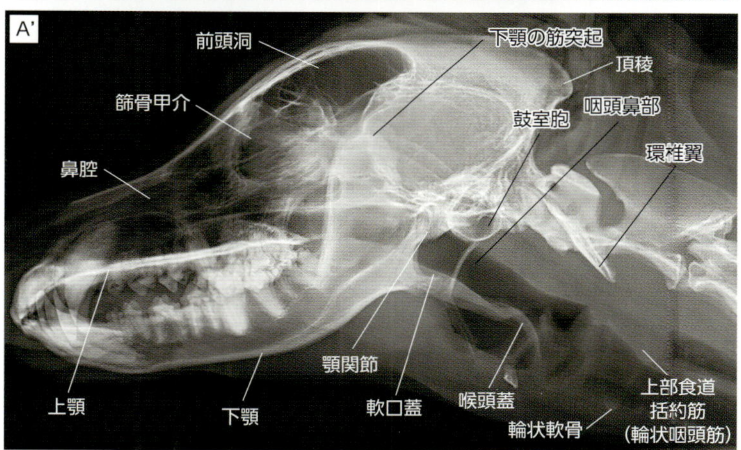

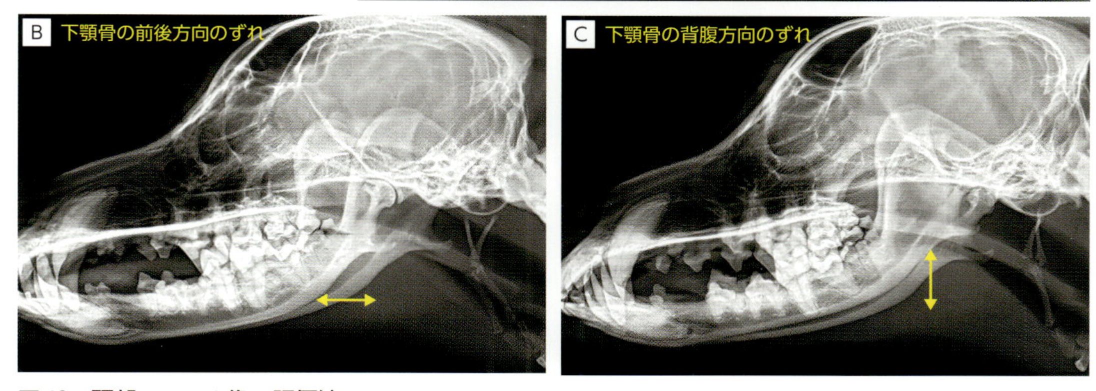

図 13　頭部ラテラル像の評価法

A〜C は犬の画像。B，C の画像はいずれも下顎骨のずれがみられる（矢印。しかしながらわずかなミスであり，再撮影の必要性はその都度検討すべきである）。

3　カラー装着時の保定法

動物が攻撃的な性格でカラーを装着している状態でも，正しいポジショニングで撮影することはほとんどの場合で可能である（犬では口輪を用いてもよい）。この場合も基本的な保定法は同じであり，耳介を保持する代わりにカラーを保持して頭部をコントロールすればよい（**図 14**）。

カラーを用いる場合に重要なことは，カラーを常に頚部背側に食い込ませるように保持することである（**図 14，15B**）。これは，腹側を圧迫して気道を狭小化（**図 15C**）させないようにするためである。また，カラーが外れる場合は必ず背側から抜けてしまうため，それを防ぐ目的もある。

ローテーションもカラーの持ち方で調整することになるが，猫では比較的容易である（**図 14**）。

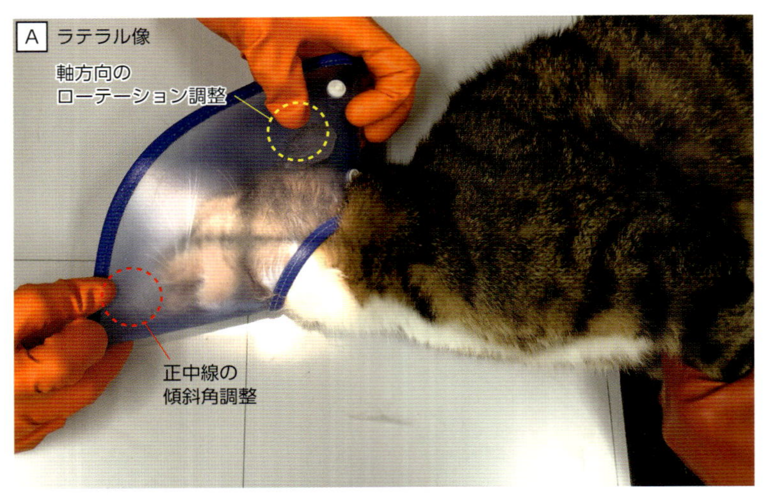

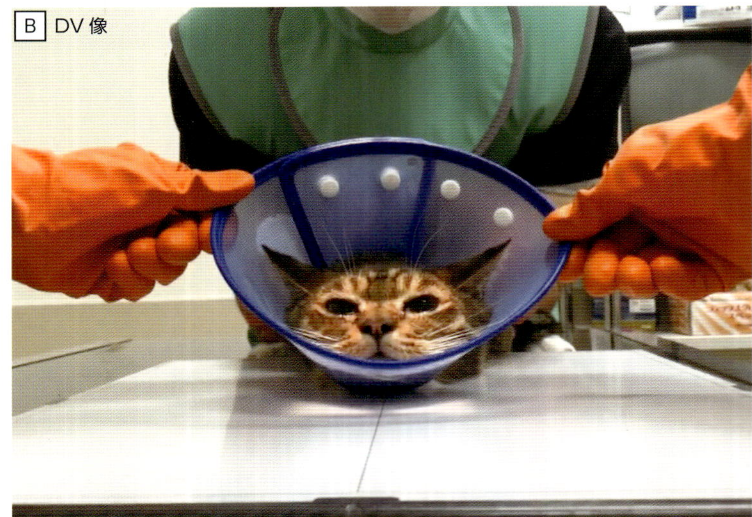

図 14　カラーを用いた頭部撮影のポイント
A：ラテラル像では黄点線，赤点線で示す領域を撮影台に押し付けるように保持することにより，それぞれ軸方向のローテーション，正中線の傾斜角を調整できる。
B：DV 像ではカラーを立てるように頭蓋冠の尾側に食い込ませることで，頭部はまっすぐ前方に向けることができる。図のようにカラーの端を保持することによりローテーションの調整も可能である。

図 15　カラーを用いた頭部撮影：撮影された X 線画像

A：上顎骨原発の骨腫瘍（矢頭が病変部）
B：喉頭のリンパ腫の猫（矢頭が病変部）
C：カラーによる気道圧迫の例
カラーの辺縁（B：点線）を頭蓋冠の尾側に食い込ませるようにテーブル側に押しつける（B：矢印）。
C ではローテーションはほとんどないが，気道がカラーにより圧迫されて狭小化している。骨格の評価は可能だが，上気道の評価が目的の場合には全く診断価値のない画像になってしまっている。

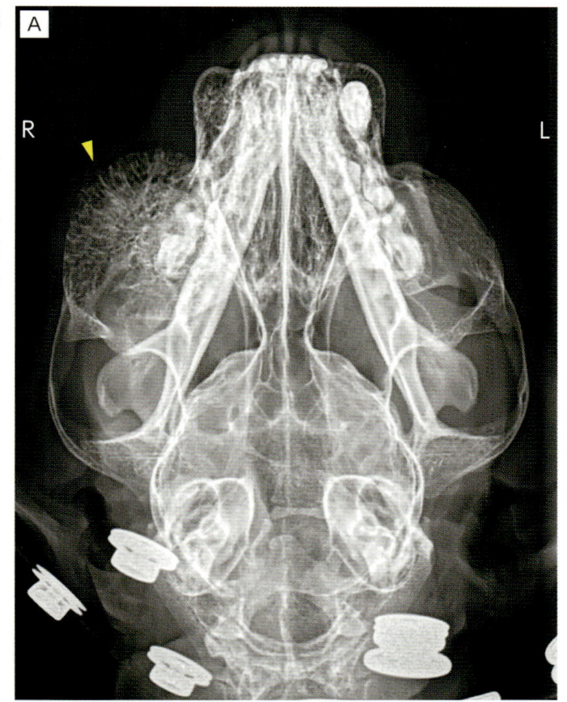

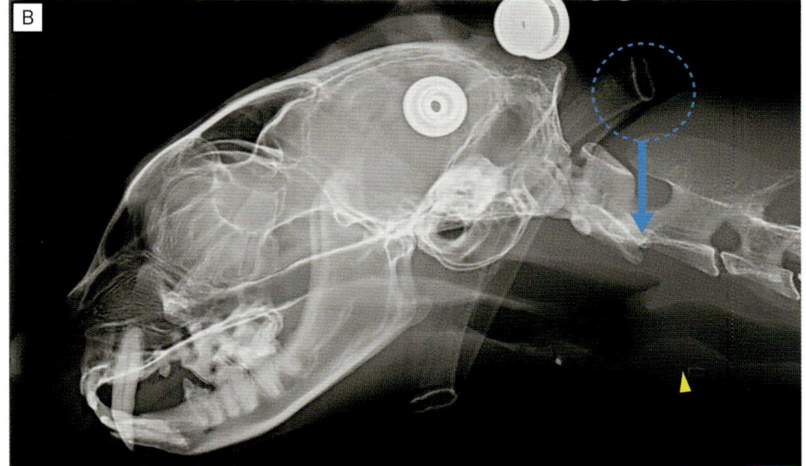

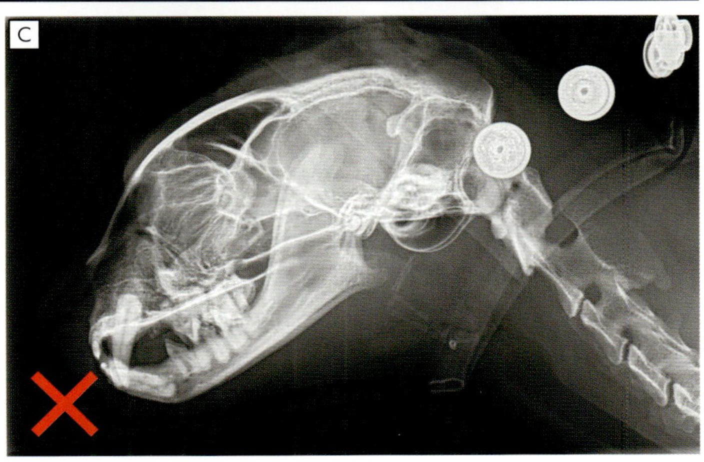

基本の頭部撮影のまとめ（図Ⅰ，Ⅱ）

保定

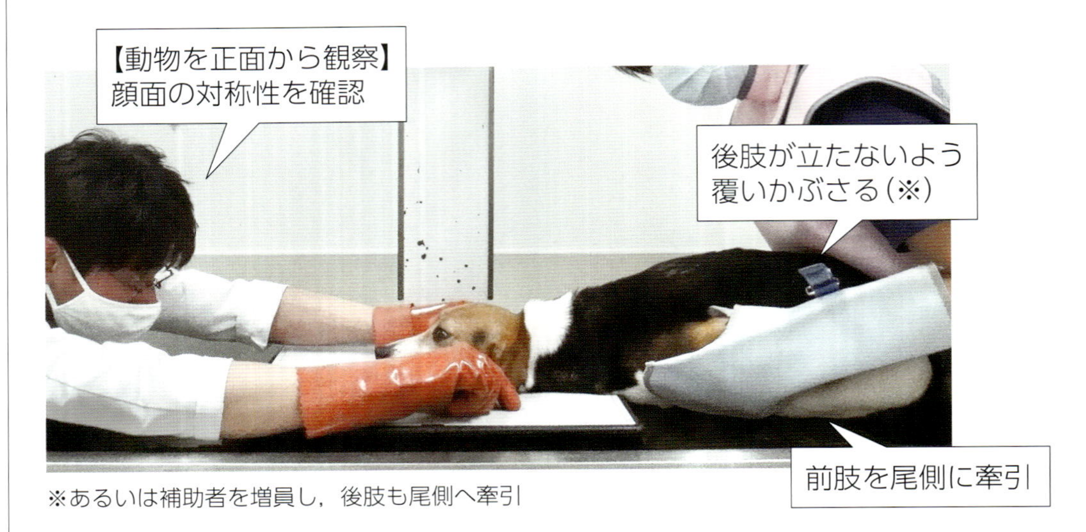

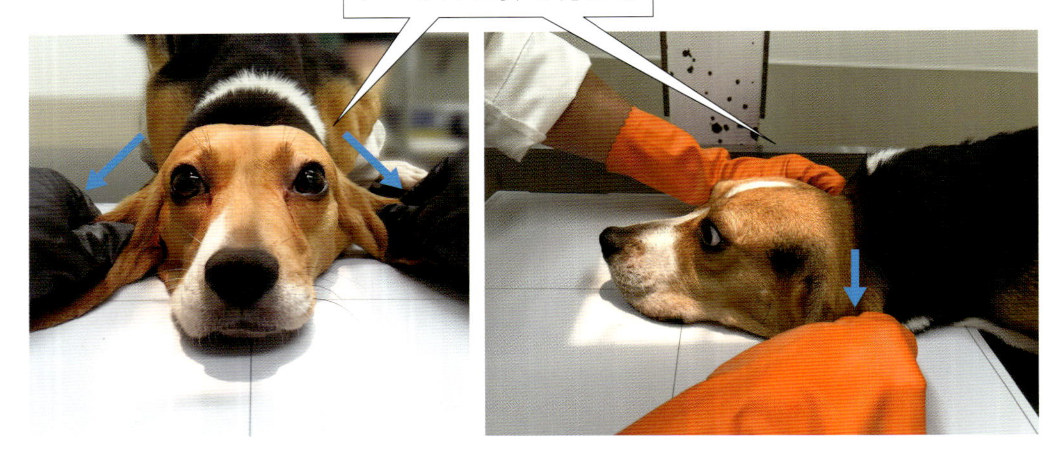

図Ⅰ　頭部 DV 像の撮影

カラーを用いた保定

カラーを立てるように
頭蓋冠の尾側に食い込ませる
カラーの端をもち
ローテーション調整

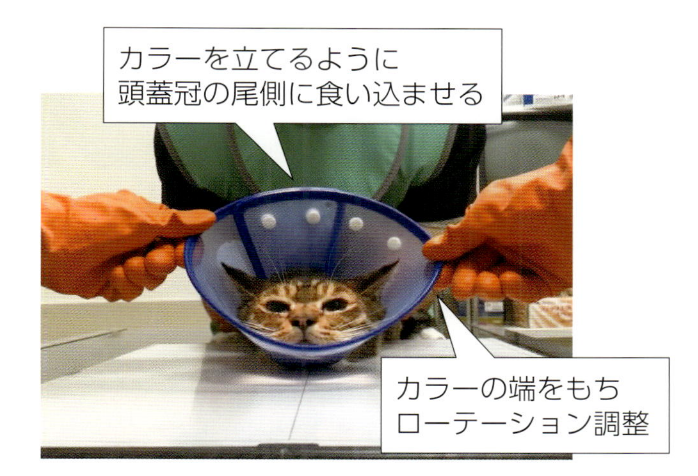

照射範囲

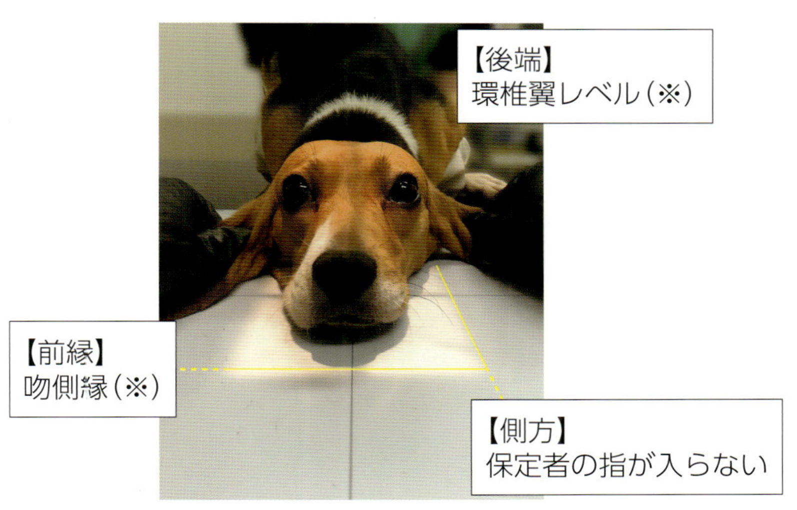

※頭部全体をおさめる場合（目的による）

☑ CHECK　撮影前のチェック項目：頭部 DV 像

- □動物の前肢は尾側に牽引できているか？
- □動物の後肢が立たないように保定できているか？
- □ローテーションはないか？（視点を低くし，動物を正面からみて耳介で調整）
- □鼻端部の向きはまっすぐか？（耳介は頭蓋冠の尾側で牽引し，テーブルに押し付ける）
- □照射範囲に撮影者の手が入っていないか？

保定

四肢を保定
前肢はやや尾側に牽引
保定具で下顎を支える

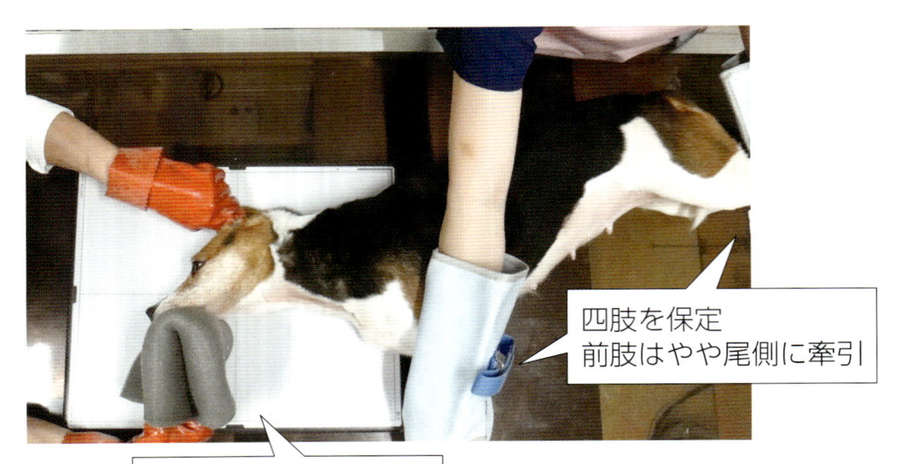

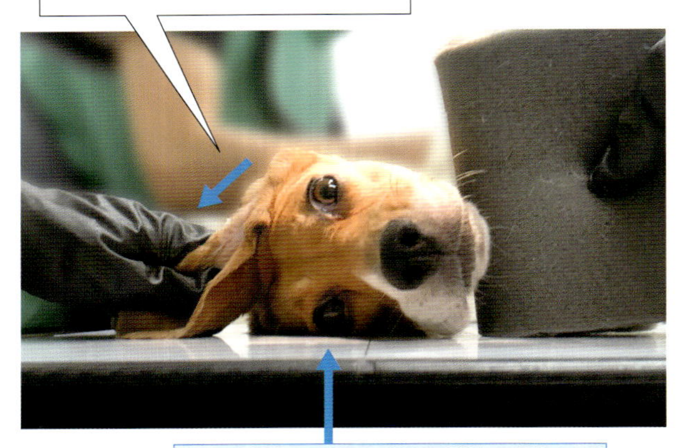

図Ⅱ　頭部ラテラル像の撮影

カラーを用いた保定

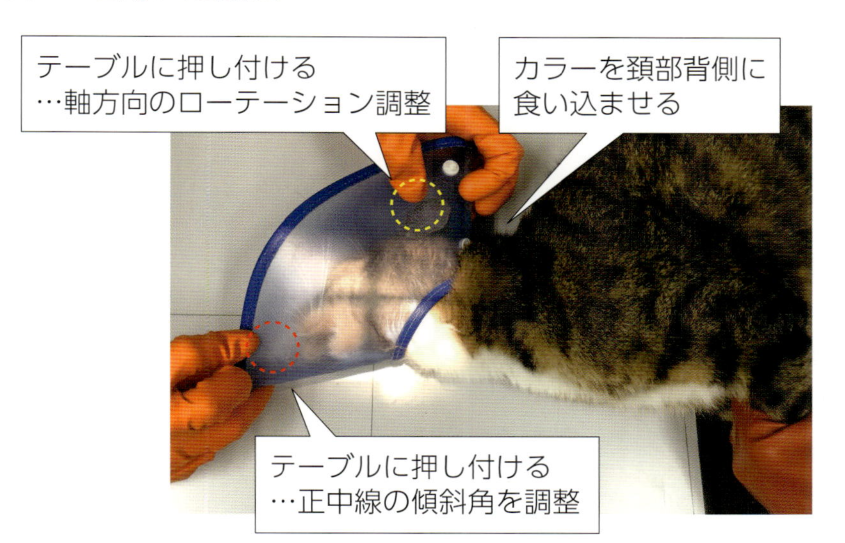

照射範囲

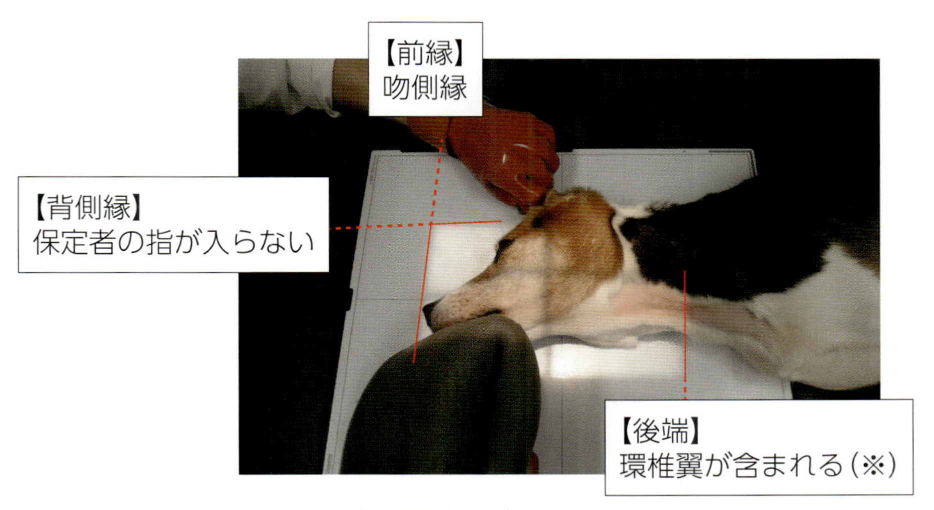

※喉頭や内側咽頭後リンパ節まで評価したい場合

☑CHECK　撮影前のチェック項目：頭部ラテラル像

- □動物はやや頚部を反るような姿勢になっているか？（前肢はやや尾側に牽引）
- □動物の頭が腹側を向いていないか？（保定具を用いて下顎を支える）
- □ローテーションはないか？　左右の眼球がテーブルに対して垂直に並んでいるか？（上側の耳介をテーブルに押し付けるよう牽引）
- □照射範囲に撮影者の手が入っていないか？

2 上気道疾患の頭部撮影

Introduction

❖ 吸気時・呼気時の撮影

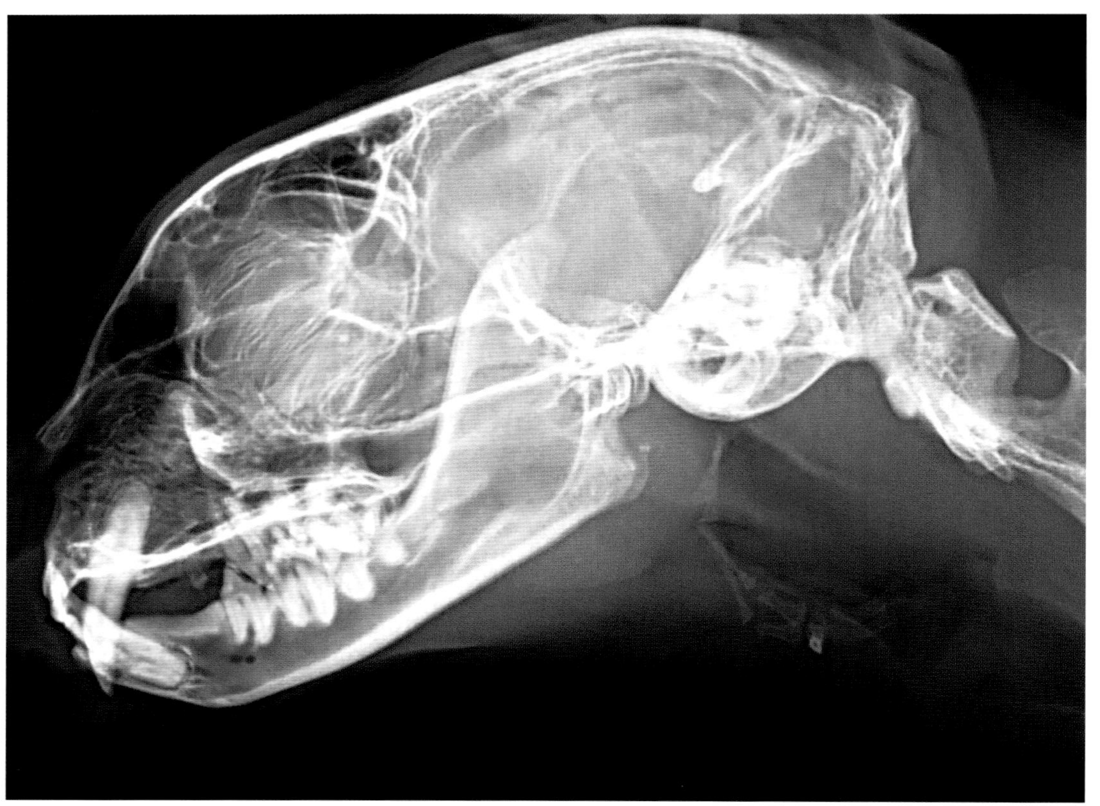

図１　撮影の失敗例
症例：雑種猫，４歳齢，避妊雌

研修医・先生，慢性鼻汁と吸気性努力呼吸の猫の頭部ラテラル像を撮影しました（**図1**）。

指導医・ポジションは非常にきれいですが，吸気時に撮影しましたね？

研修医・……特に撮影のタイミングについては考えていなかったので，分かりません。吸気時に撮影してはいけなかったのですか？

指導医・このような症例でラテラル像を撮影する意義は何でしょうか？

研修医・鼻炎や鼻腔腫瘍を疑っているのですが，正直なところラテラル像ってあまり病変が分からないですよね。

指導医・鼻腔だけに着目するのではなく，上気道の疾患を疑っている場合にはラテラル像で咽頭から喉頭にかけての気道に異常がないかチェックすることが重要です。

研修医・でも，この画像（**図1**）だと咽頭鼻部がほとんどみえませんね。

指導医・そうなんです。上気道の疾患で吸気努力がある場合，吸気時に咽頭が虚脱してしまうことがあります（p.120：図2を参照）。そうなると咽頭鼻部に異常があっても見逃してしまうことになりかねないので，呼気時に撮影することが大事です。特に猫では咽頭鼻部から鼻腔に閉塞があったとしても鼻で呼吸しようとしますから，顕著な変化が現れます（p.121：図3を参照）。

研修医・呼気時に撮影すると咽頭鼻部，咽頭口部，咽頭喉頭部がしっかりガスで拡張していますね。

指導医・それだけではありません。軟口蓋の吻側が背側に引っ張られたように吊り上がっていることが分かります。これで鼻咽頭狭窄が強く疑われるわけです。

研修医・なるほど。今まで，頭部撮影時の呼吸相についてはあまり意識していませんでした。今度からラテラル像は吸気時・呼気時の２枚撮影することにします。

MEMO

1　呼吸相によるラテラル像の違い

上気道の疾患を疑っている場合には，ラテラル像で咽頭から喉頭にかけての気道に異常がないかチェックすることが重要である。ただし上気道閉塞による吸気努力がある場合，呼吸相によって画像所見が大きく変化する場合がある。これを意識せず，ただポジショニングにのみ気を遣って撮影していても，X線診断は上達しない。

鼻腔～咽頭鼻部に閉塞がある場合，吸気時に咽頭虚脱が生じる（**図2～4**）。一方で，喉頭に閉塞がある場合，吸気時に喉頭が尾側に偏位することにより，咽頭腔は拡張する（**図5**）。

例えば，咽頭鼻部に腫瘤のある症例において吸気時に撮影してしまうと，咽頭虚脱により腫瘤が認識困難になってしまう場合がある。上気道閉塞の徴候のある症例では，ラテラル像は吸気時と呼気時の両方で撮影するとよい。

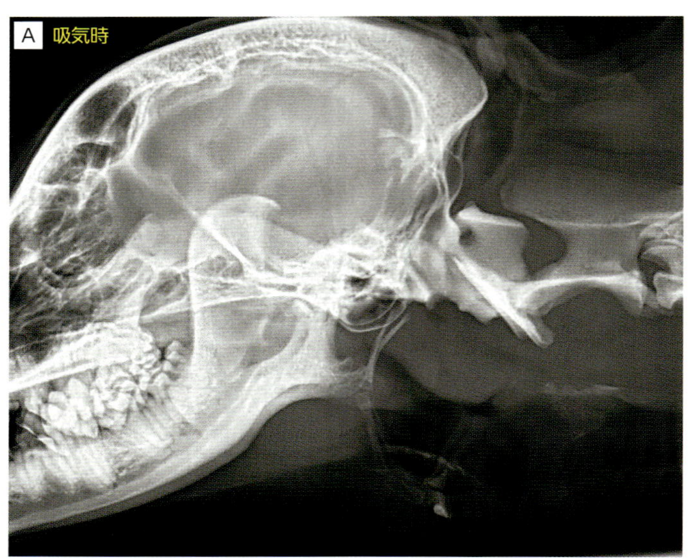

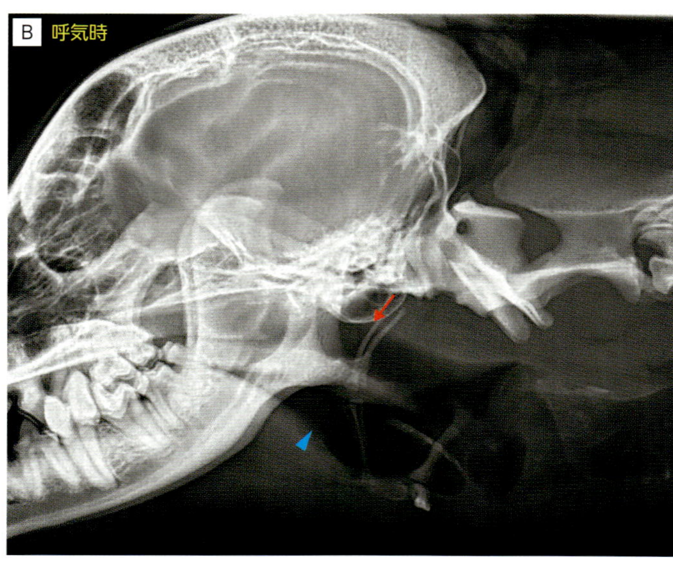

図2　鼻腔内腫瘍による上気道閉塞の犬

鼻腔～咽頭鼻部に閉塞が存在する場合には，吸気時に咽頭が虚脱する(A)。矢印は咽頭鼻部，矢頭は咽頭口部である。

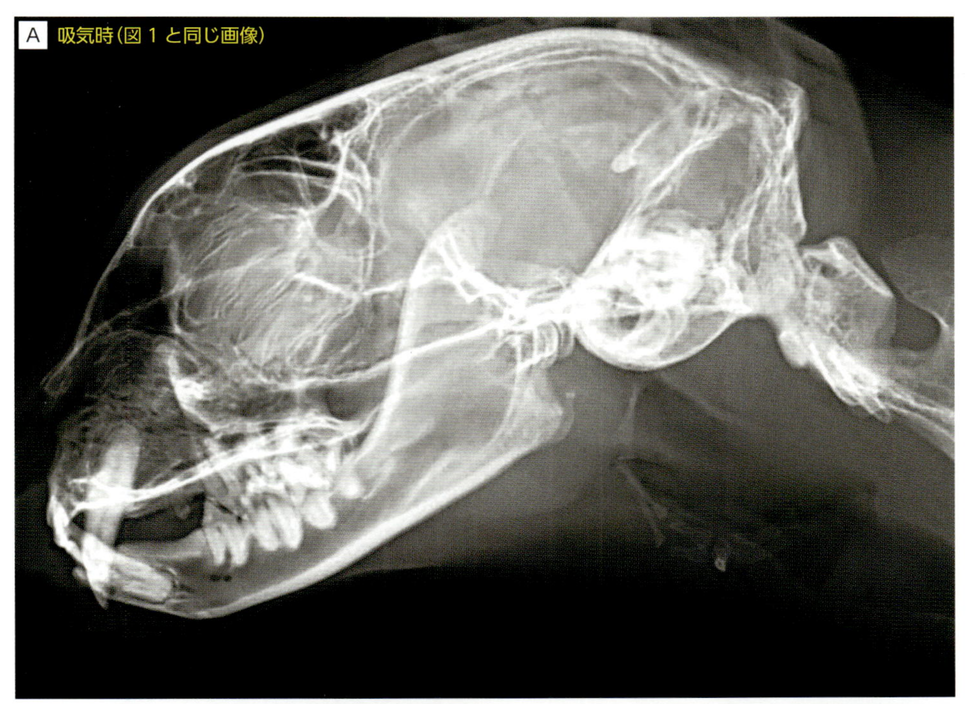

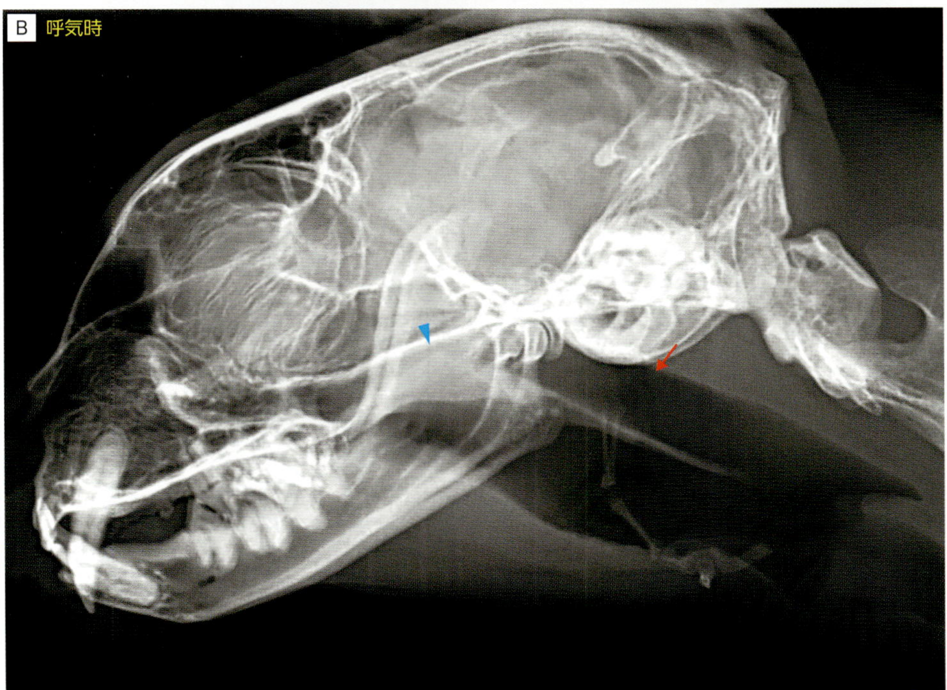

図 3　鼻咽頭狭窄の猫

図 1 と同一症例。吸気時には咽頭虚脱が生じ，咽頭鼻部の評価は困難である(A)。呼気時には咽頭が拡張しているが，局所的に軟口蓋が背側に吊り上がっており，この部位で狭窄が生じていることが分かる(B：矢頭)。矢印は咽頭鼻部である。

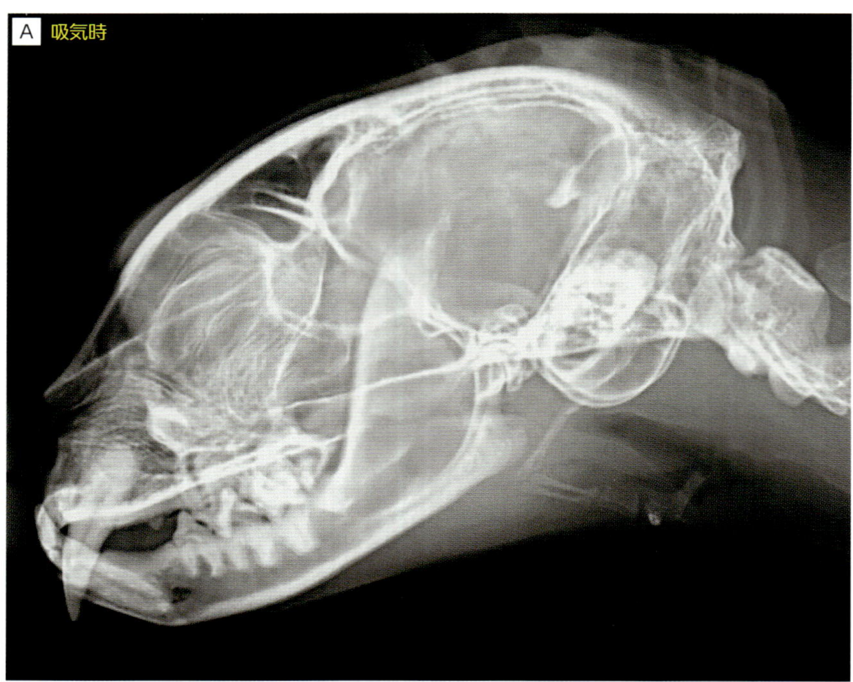

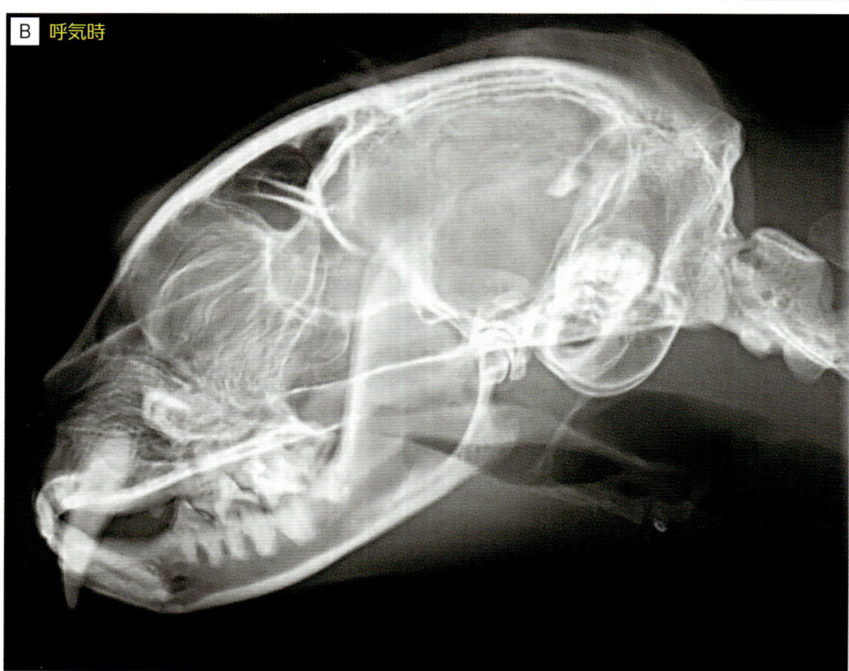

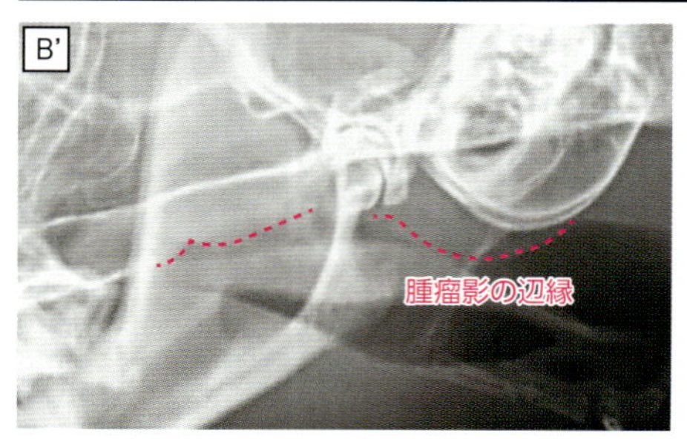

図４　咽頭鼻部に限局した腫瘍の猫
咽頭が虚脱している吸気時（A）と比較して，呼気時には咽頭が拡張するため腫瘤影を認識しやすい（B）。図３の症例との画像の違いを確認してほしい。

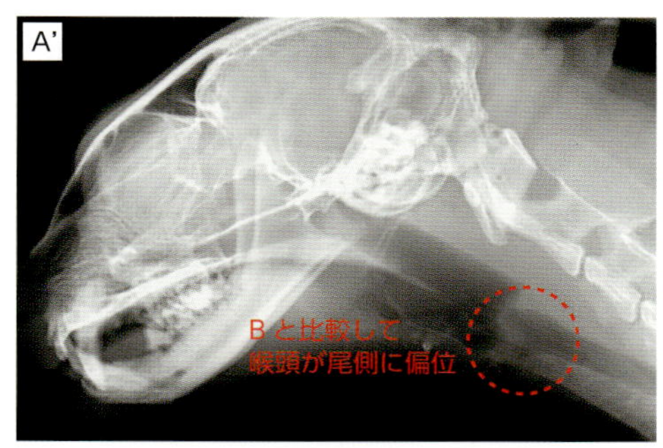

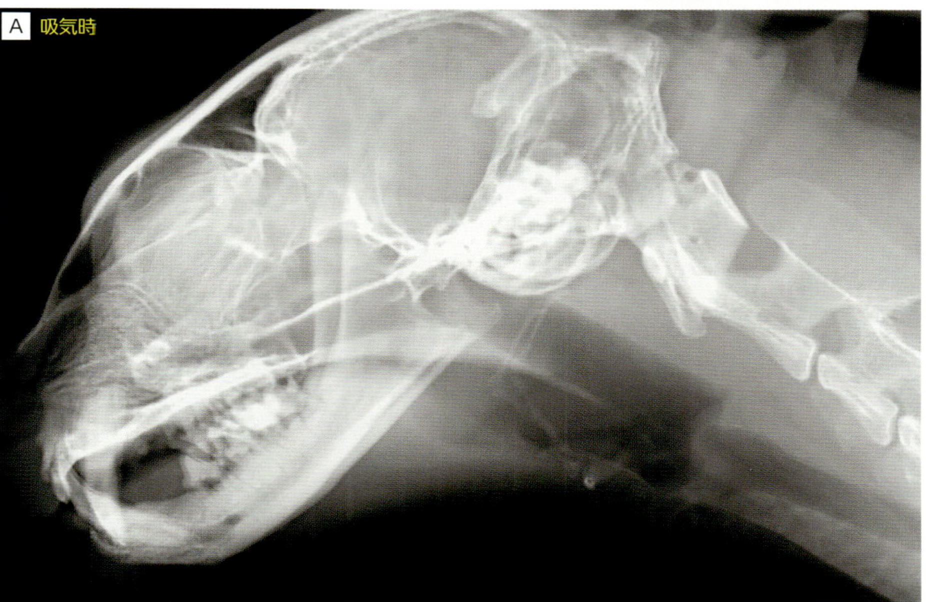

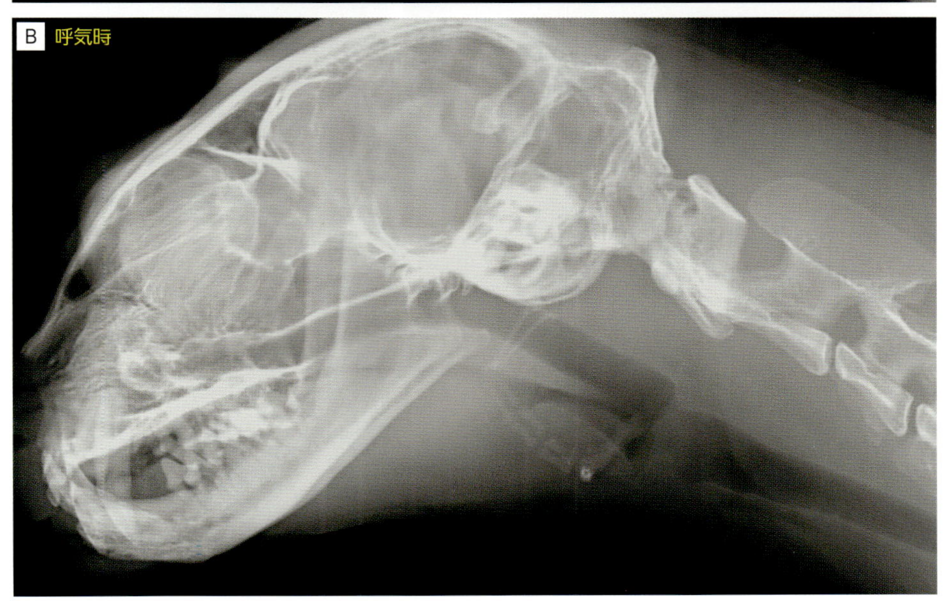

図5　喉頭麻痺の猫

この症例では吸気時に咽頭が拡張し，呼気時（B）と比較して喉頭が尾側に偏位している（A'：点線丸）。鼻腔～咽頭鼻部が閉塞している際にみられる吸気時の咽頭虚脱とは異なり，喉頭の閉塞を疑う所見である。

2 鼻腔評価のための頭部 DV 像撮影の工夫

❖ 覚醒下での撮影方法

成書に記載のある鼻腔の撮影法は，鎮静あるいは全身麻酔が必須である。覚醒下ではその代替手法として，鼻腔に対して 20〜30 度前方から DV 像を撮影する。

・X 線管球を 20〜30 度傾斜させ，基本の頭部 DV 像を撮影するのが簡単である（**図６A，C**）。

・X 線管球は傾斜させず，スポンジなどの X 線透過性の保定具で鼻端部のみを挙上させ，犬の頭部を傾斜させてもよい（**図６B，D**）。

前者ではディテクタに対して X 線が斜入することから，大型犬の頭部などでグリッドを使用する場合には後者の撮影法を用いるべきである。

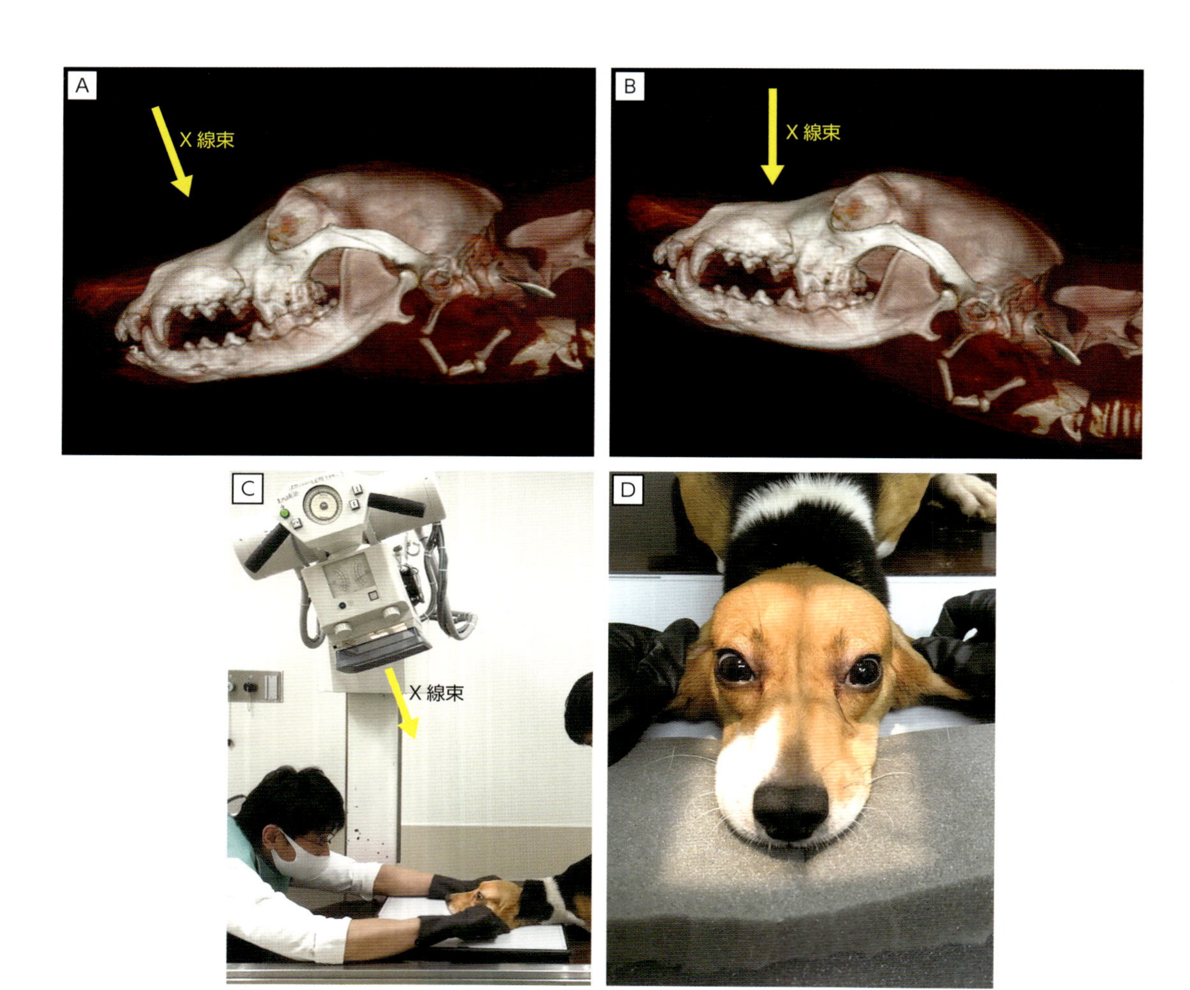

図６　鼻腔評価のための頭部 DV 像の撮影の工夫
A，C：X 線管球を傾斜させて撮影
B，D：X 線透過性の保定具で鼻端部を挙上させて撮影

❖ 各撮影法における画像の比較

下顎骨と鼻腔の重複の軽減

通常の頭部 DV 像では，鼻腔領域に対する下顎骨の陰影の重複は避けられない（**図7A**：◌が評価可能）。X 線管球を傾斜させて前方から撮影した場合，あるいは管球を傾斜させずに鼻端部を挙上させて撮影した場合では，下顎骨の陰影は相対的に吻側に移動し，鼻腔領域との重複を軽減することができる（**図7B，C**：◌が評価可能）（**図8**）。

下顎骨と前頭洞の重複の軽減

前頭洞（**図7B，C**：◌）と下顎骨との重複も軽減され，前頭洞の評価にも適している（**図8，9**）。

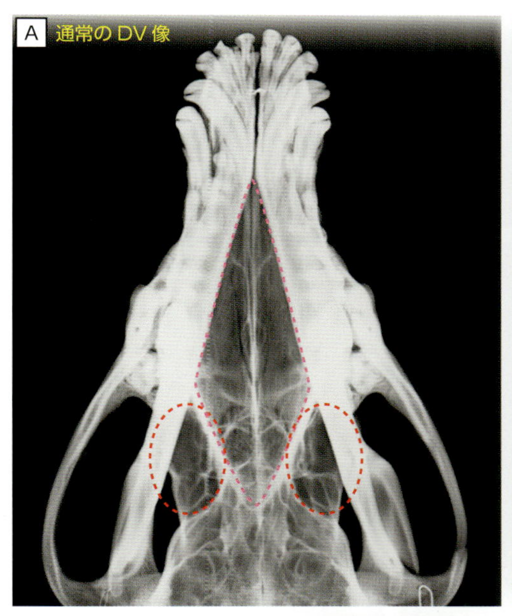

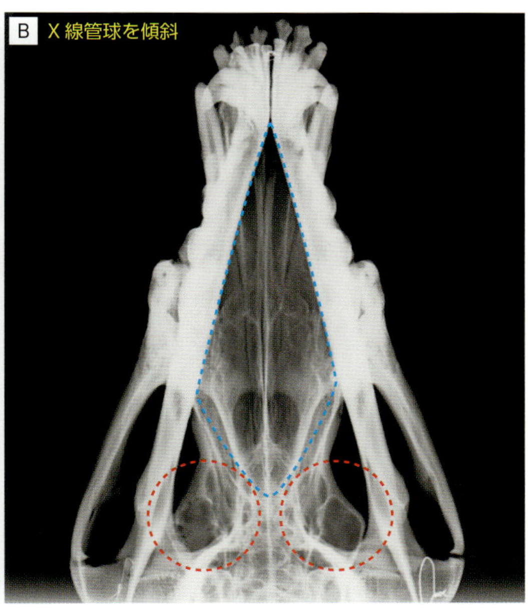

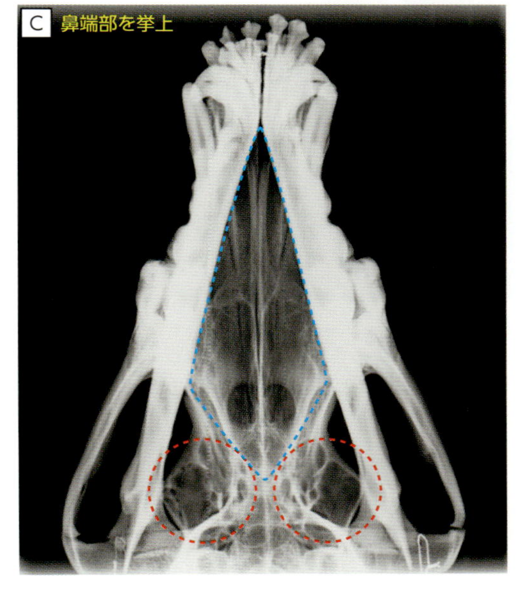

図7　撮影の工夫の有無の比較：犬の骨格標本
ピンク，水色点線部は評価可能な鼻腔領域。赤点線は前頭洞。

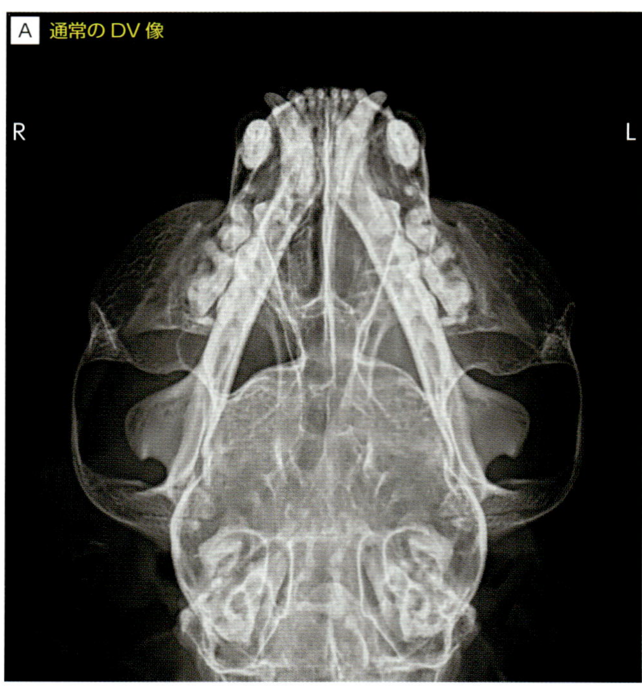

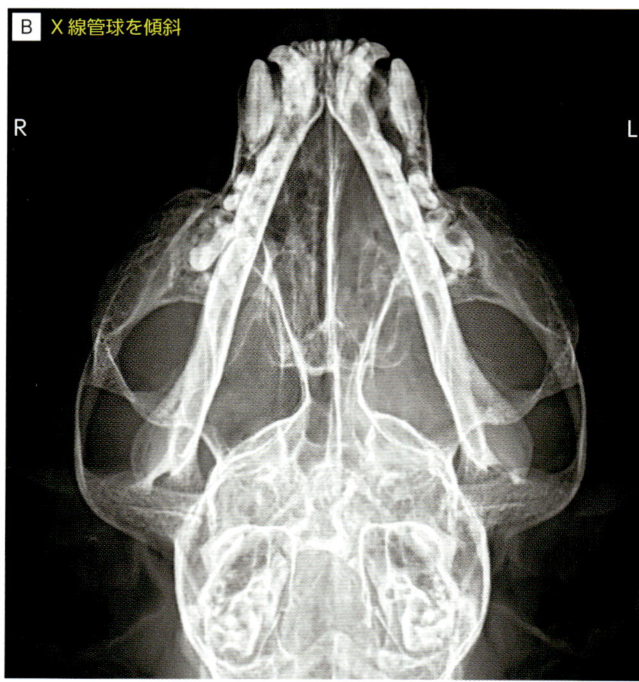

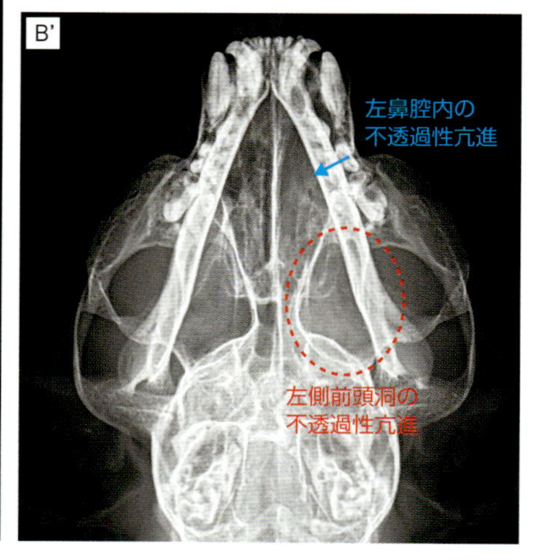

図 8 撮影を工夫した画像での鼻腔評価：鼻腔内腫瘍の猫

通常の頭部 DV 像（A）でも鼻腔領域の不透過性の左右差は評価可能ではある。しかし，X 線管球を 20 度傾斜させて撮影した画像（B）の方が明らかに左側鼻腔内および左側前頭洞の不透過性の亢進を評価しやすい。

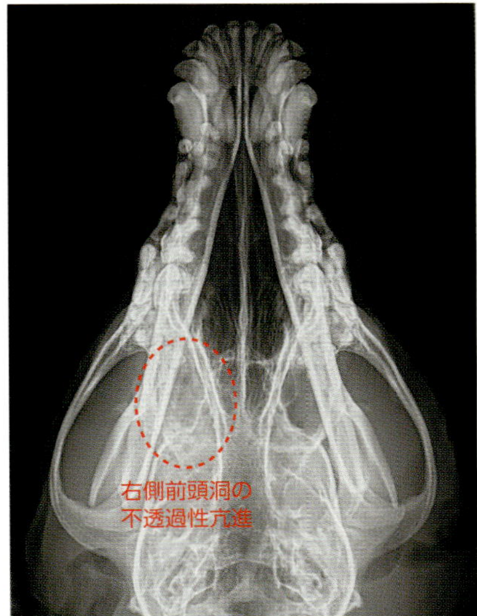

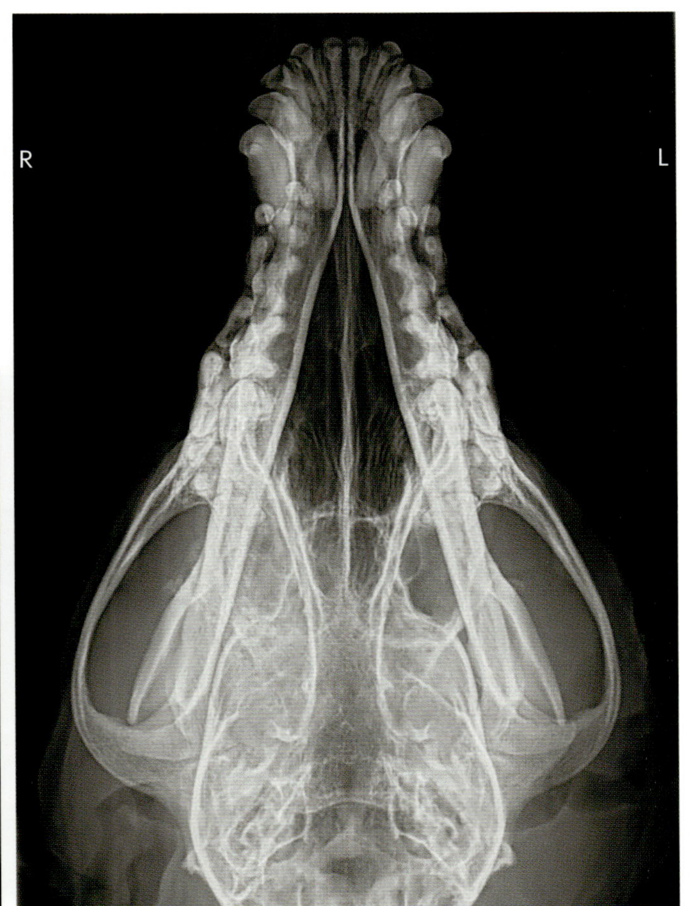

図9　撮影を工夫した画像での前頭洞評価：右側前頭洞に限局した腫瘍の犬
鼻腔内の左右差は微々たるものであるが，右側前頭洞領域は明らかに左側と比較して不透過性が亢進している。

☑ CHECK　上気道疾患の頭部撮影のポイント

- □ 上気道閉塞を疑う症例では，ラテラル像は吸気／呼気時の両方で撮影を行う。
- □ 鼻腔内を評価したい場合，DV 像は鼻腔に対して 20～30 度前方から撮影する。
  - ・X 線管球を傾斜させて撮影
  - ・X 線透過性の保定具で鼻端部を挙上させて撮影

3 上顎・下顎の撮影

Introduction

❖ 歯科疾患を疑う場合の撮影

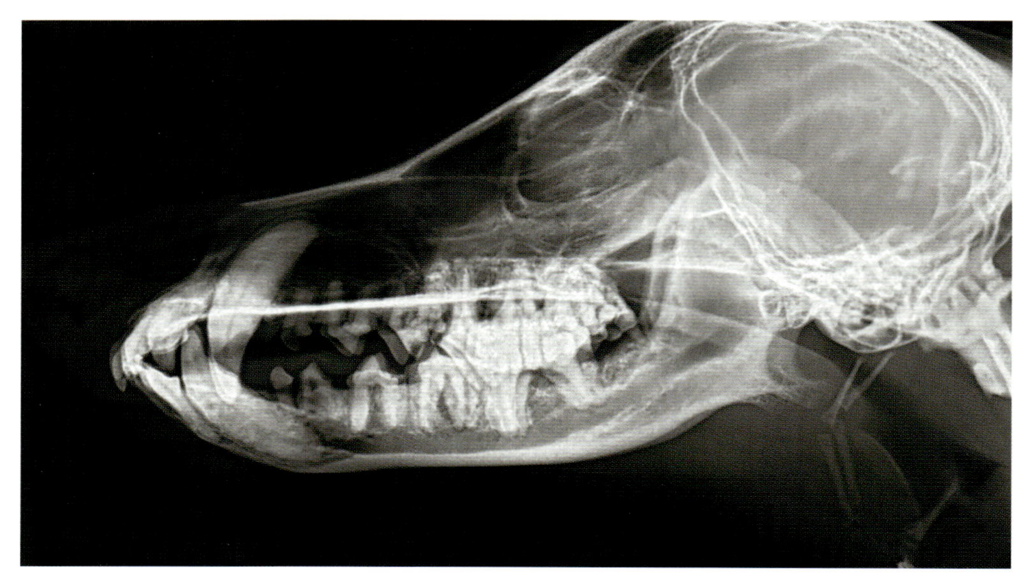

図 1　撮影の失敗例
症例：ミニチュア・ダックスフンド，7 歳齢，去勢雄

研修医・先生，慢性の膿性鼻汁の犬の頭部を撮影しました（**図 1**）。この他，鼻腔の DV 像も撮影しています。

指導医・何を鑑別診断に考えて撮影に臨みましたか？

研修医・鼻腔腫瘍，慢性鼻炎，あとは犬種から，根尖周囲病巣による口腔鼻腔瘻も考えます。

指導医・では，どのように撮影するのが適切だったでしょうか？

研修医・あれ，この撮影だとダメだったんですか？きれいに撮影できたと思ったのですが……。

指導医・きれいに撮影してしまったら，左右の構造の陰影が重複して個別に認識できないんですよ。ちゃんと検査目的を明確にしてから撮影メニューを考えないと。

研修医・それは重々理解しているつもりだったのですが……。

指導医・撮影目的に応じた頭部の撮影法はいくつかあります。基本の頭部撮影さえマスターしておけば，あとはその応用です。頑張りましょう。

1 開口させて撮影する方法

❖ 適応

上顎の腫瘤や歯科疾患の診断が目的である場合，理想的には撮影の際に開口させる必要がある。ただし，開口撮影では下顎骨折のリスクがあるため，先に開口せずに撮影することでリスクを評価するとよい（詳細は後述「2　開口させずに撮影する方法」を参照）。本撮影法は紐を用いて強制的に開口させるため，理想的には鎮静下あるいは全身麻酔下で実施すべきであるが，症例の性格によっては覚醒下でも撮影可能である。

根尖周囲病巣による外歯瘻，口腔鼻腔瘻を疑う症例には有用な撮影法となる（**図2**）。

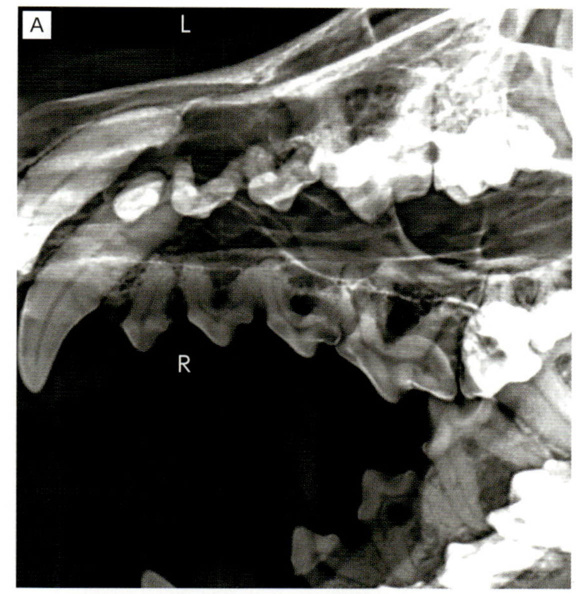

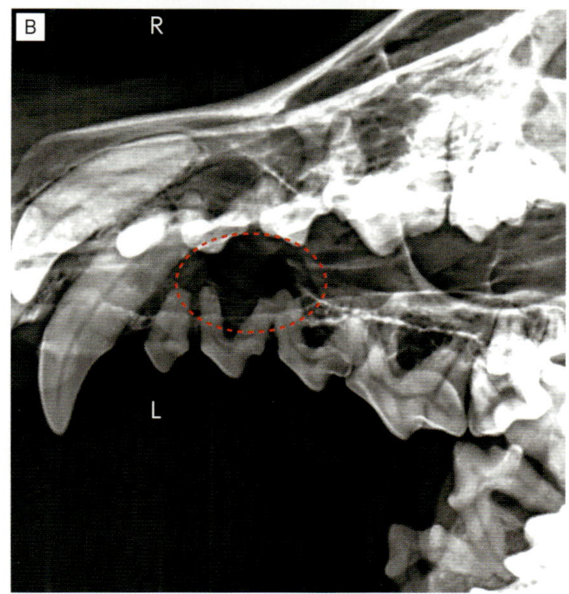

図2　上顎の口腔鼻腔瘻による鼻炎の犬
右上顎臼歯（A）と比較して，左上顎第2，3前臼歯の根尖部に骨吸収が明瞭に認められる(B：点線)。

❖ 上顎

尾側の保定者

基本の頭部撮影と同様，動物の四肢を保持し，前肢はやや尾側に牽引する。

頭部の保定者

①筆者は紐を上顎，下顎犬歯の尾側にかけて開口させている（**図3A**）。

②開口させた状態で，上顎の歯列がディテクタに平行になるよう，吻側をディテクタに押し付けるように調整する（**図3A**：②，**図3B**）。

③さらに，左右の上顎をずらして撮影するため，頭部を少し傾ける。例えば右上顎を撮影したい場合，右側臥位でやや仰向けになるように頭部を傾ける（**図3A**：③）。このとき，尾側の保定者も頭部の回転にあわせて四肢を少し挙上させるとよい。

コツ　傾ける角度は症例によって異なるが，撮影したい上顎の歯牙の歯根尖と反対側の歯牙の陰影が重複しないよう，直上からみた図（**図3C**）をイメージしながら角度を調整する。角度が足りなければ反対側の上顎の陰影が重複し，角度をつけすぎると反対側の下顎の陰影が重複してしまう。

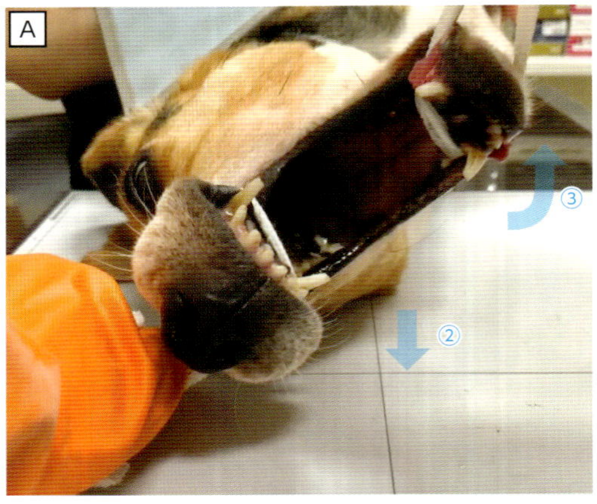

図3　右上顎の撮影法（開口）
A：右上顎を撮影する際の撮影者の視点。開口させた状態で，吻側をディテクタに押し付けるように位置調整し（②），頭部を少し傾ける（③）。
B：吻側の位置調整（②）の参考。上顎の歯列（点線）がディテクタに平行になるよう，吻側が下がるように保定する。
C：頭部を傾ける角度（③）の参考。撮影時の頭部の骨格を直上から観察した図。歯根尖（点線）が反対側の上顎・下顎の歯牙と重複しないように，このような図をイメージしながら角度を調整する。

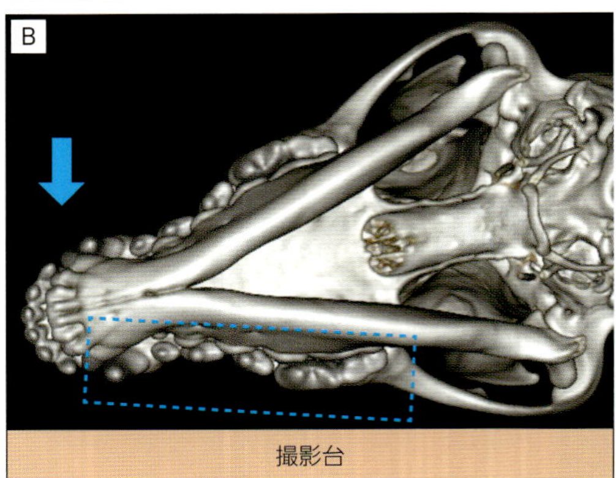

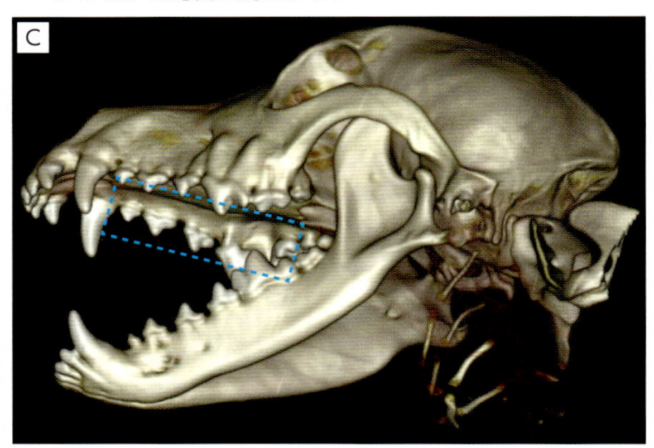

照射範囲の調整

照射範囲は頭部の撮影と同様でよいが，顎骨さえ含まれていれば問題ない。

撮影後の確認

うまく撮影できた場合には，反対側の上顎・下顎の間に挟まれるように撮影側の上顎臼歯の歯根が描出される（**図4**：┆┆）。

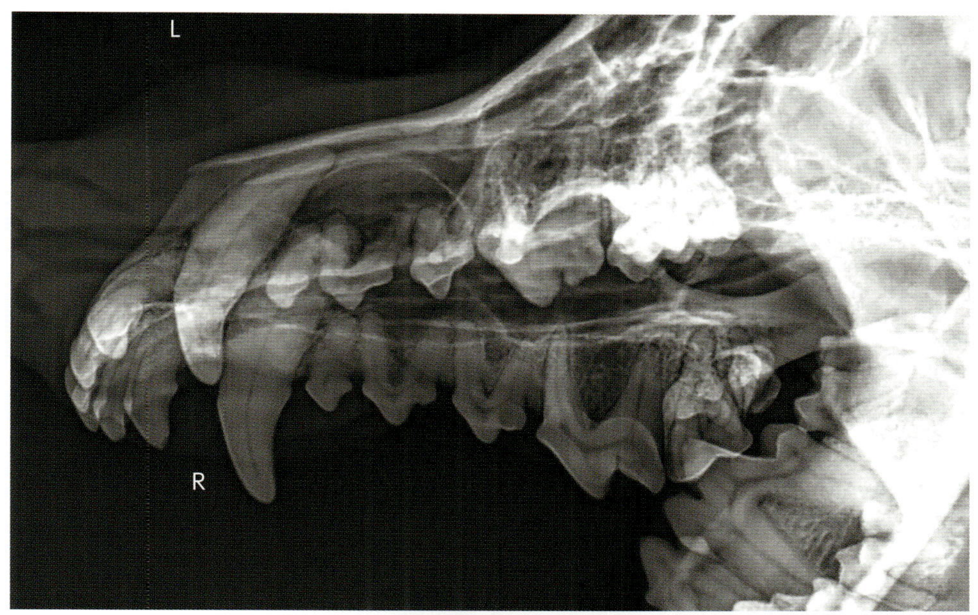

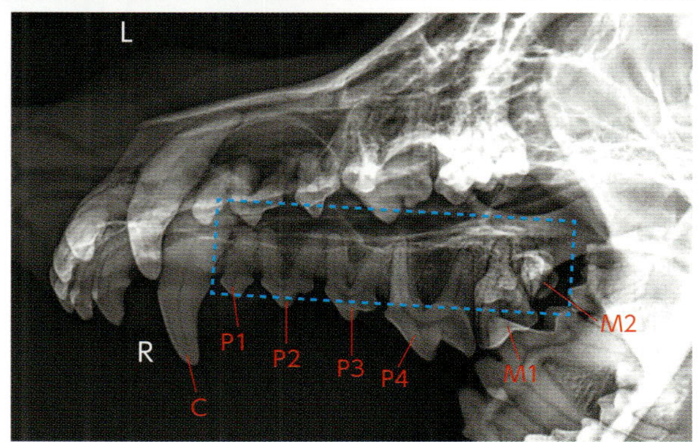

図4　正常な犬の右上顎の画像
右上顎臼歯の歯根が明瞭に観察できる（点線）。左右を示すマーカーを置く。
C：犬歯　P1～P4：第１～第４前臼歯　M1，M2：第１，２後臼歯

第４前臼歯および第１後臼歯を撮影したい場合

第４前臼歯および第１後臼歯が撮影対象の場合には，鼻端部を挙上させるように角度を変えて撮影することで，より評価に適した画像が得られる（図５）。

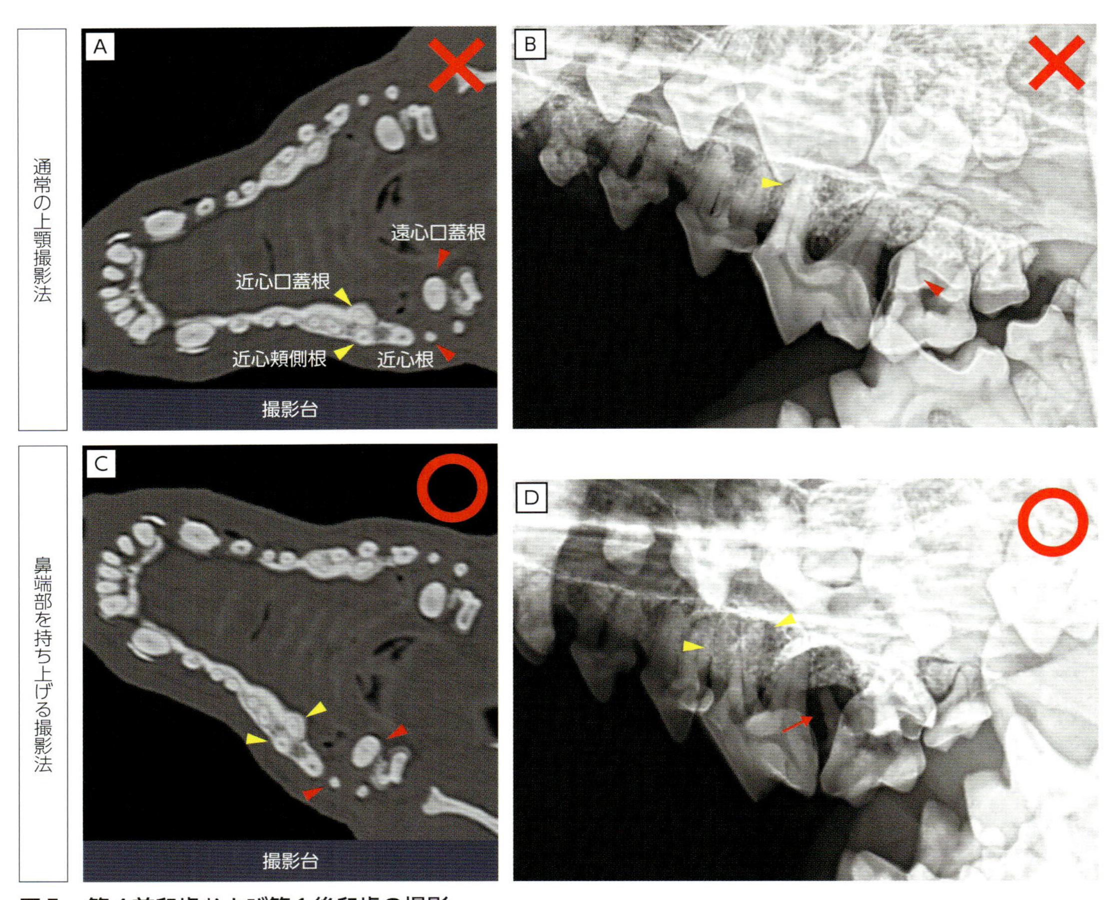

図５　第４前臼歯および第１後臼歯の撮影
上顎歯列に平行に撮影した場合，第４前臼歯の近心頬側根と近心口蓋根（A，B：黄矢頭），第１後臼歯の近心根と遠心口蓋根（A，B：赤矢頭）の陰影が重複してしまう。そこで，鼻端部を持ち上げるように角度をつけて撮影することで，これらを分離して撮影することができる。本症例では，この撮影法を用いることにより第１後臼歯の近心根の周囲に顕著な骨吸収が存在することが分かる（D：矢印）。

❖ 下顎

下顎も上顎と同じ要領で撮影可能である。紐を用いて開口させ，下顎骨がディテクタに平行になるよう吻側を押し下げるように保定し（**図6**：①），反対側の上顎・下顎の陰影が重複しないよう角度を調整して撮影する（**図6**：②）。

撮影後の確認

うまく撮影できた場合には，反対側の上顎・下顎の間に挟まれるように撮影側の下顎が描出される（**図7**）。

照射範囲の調整

照射範囲は頭部の撮影と同様でよいが，顎骨さえ含まれていれば問題ない。

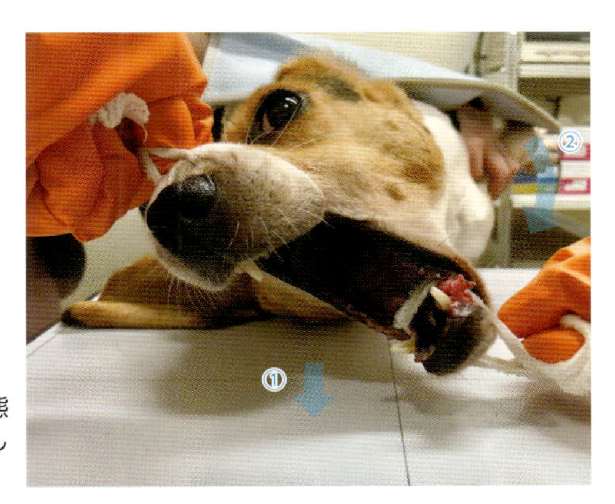

図6　右下顎の撮影法（開口）
右下顎を撮影する際の撮影者の視点。開口させた状態で，吻側をディテクタに押し付けるように位置調整し（①），頭部を少し傾ける（②）。

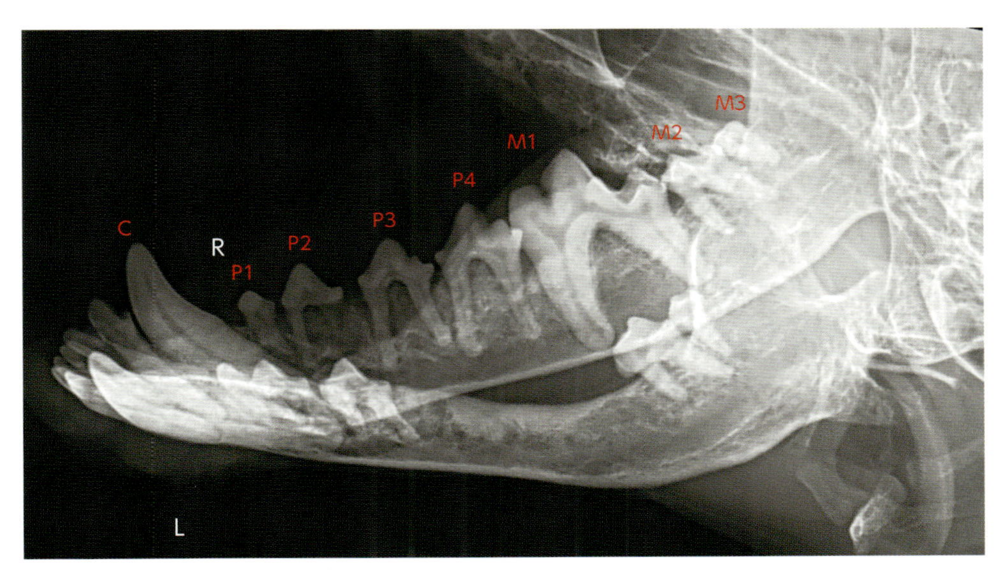

図7　正常な犬の右下顎の画像
右側を撮影した場合には，左の上顎・下顎の陰影に挟まれるように右側の下顎の陰影が描出される。
C：犬歯　P1～P4：第１～第４前臼歯　M1～M3：第１～第３後臼歯

2　開口させずに撮影する方法

開口させた撮影法が上顎・下顎の理想的な撮影法ではあるものの，無麻酔・無鎮静では撮影対象が限られる。猫や攻撃的な性格の犬では到底不可能である。また，無理に口をこじ開けようとすることは事故にも繋がりかねない。特に下顎の歯周炎や根尖周囲病巣では，顕著な下顎骨の骨吸収があるにもかかわらず明瞭な症状を呈さないことが多い。これを想定せずにいきなり開口させて撮影しようものならば，医原性の下顎骨折を引き起こしかねない（**図8**）。

そこで次善の策として，基本の頭部ラテラル像から左右に少しだけ傾けて撮影する手法がある（**図9**）。筆者は，正確なラテラル像から伏臥位になる方向へわずかに回転させて撮影している。つまり，右側臥位では左側の歯列が，左側臥位では右側の歯列が腹側に位置することになる。撮影時には，側臥位で頭部はあまり強く保持せずに動物に任せておけば，概ね良好なポジショニングとなる。

この撮影法では，背側に位置する上顎，腹側に位置する下顎を読影する。上顎・下顎ともに斜位となるものの，ある程度は根尖周囲病巣の検出が可能であり（**図9**），下顎骨の評価も十分に可能である（**図10**）。筆者は開口させて撮影する場合には必ず先にこちらを撮影し，下顎骨折のリスクを評価している。

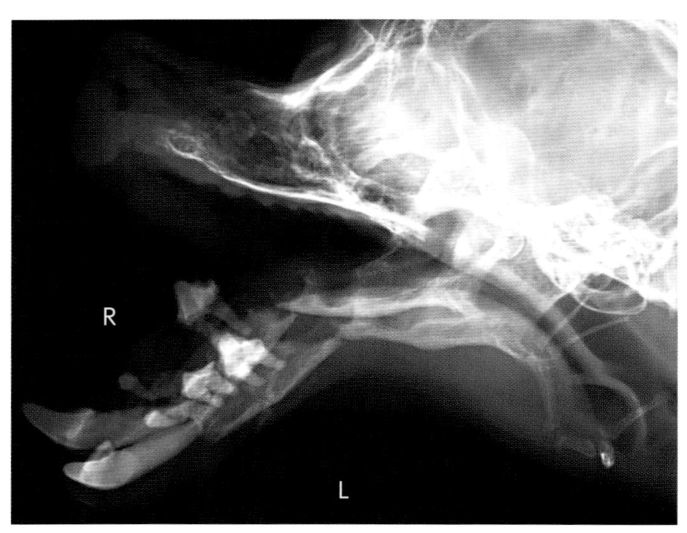

図8　医原性下顎骨折
他院にて歯石除去の際に両側の医原性下顎骨折を引き起こした症例。

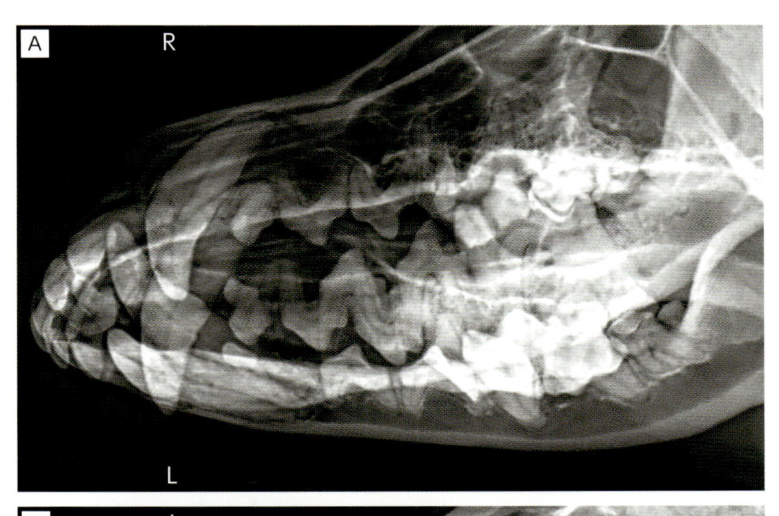

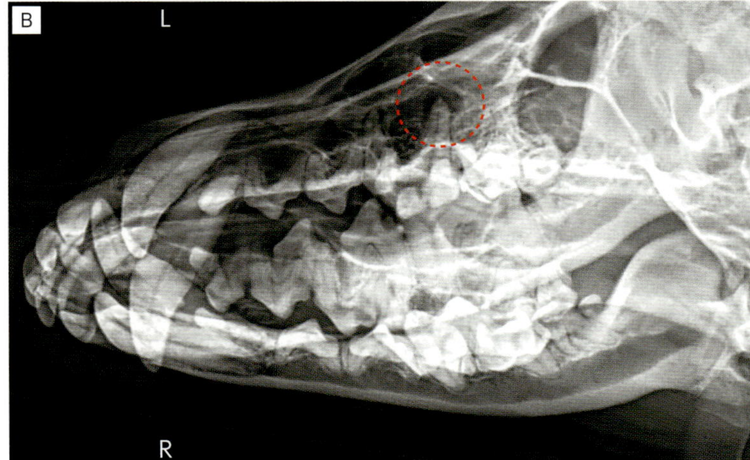

図9　開口させずに撮影した上顎・下顎1
A：右ラテラル像を傾けて撮影
B：左ラテラル像を傾けて撮影
このように開口させずに撮影しても，左上顎第4前臼歯に根尖周囲病巣が存在することが分かる（点線）。

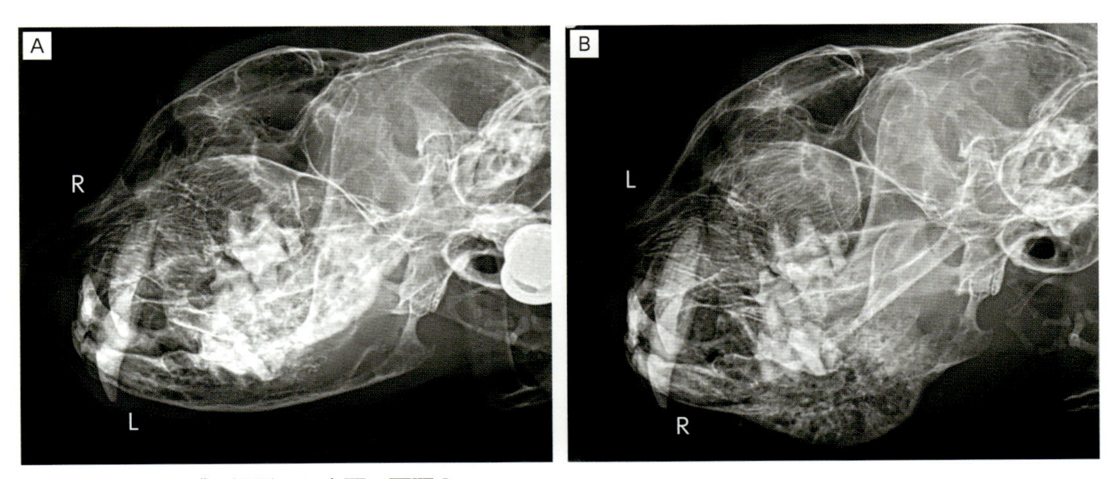

図10　開口させずに撮影した上顎・下顎2
A：右ラテラル像を傾けて撮影　B：左ラテラル像を傾けて撮影
右下顎腫瘤の猫。攻撃的な性格のためカラーを装着したまま開口させずに撮影しているが，この撮影法でも右下顎骨の変化（この症例は扁平上皮癌であった）は十分に評価可能である。

上顎・下顎の開口撮影のまとめ（図Ⅰ，Ⅱ）

理想的には鎮静下あるいは全身麻酔下で実施すべきであるが，症例の性格によっては覚醒下でも撮影可能である。下顎骨骨折のリスクがあるため，先に開口せずに撮影してリスクを評価する。

保定（写真は右上顎の撮影）

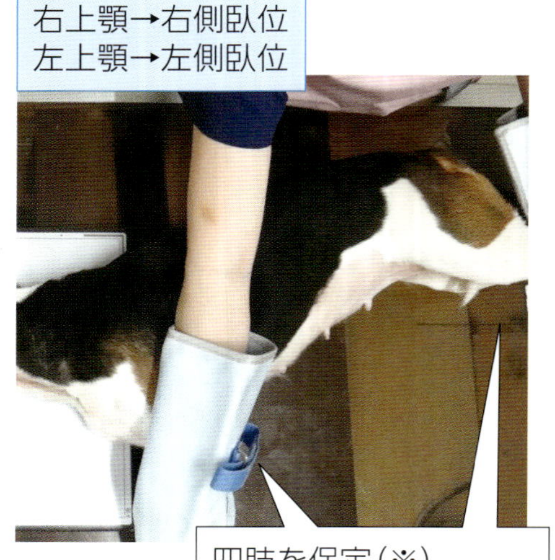

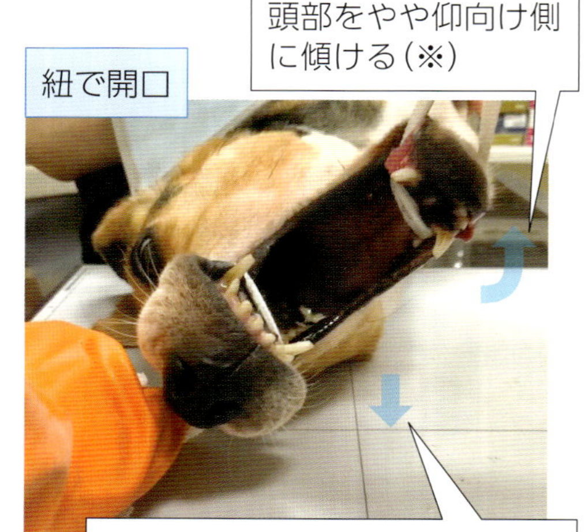

※頭部の回転方向にあわせて四肢を挙上させてもよい

照射範囲

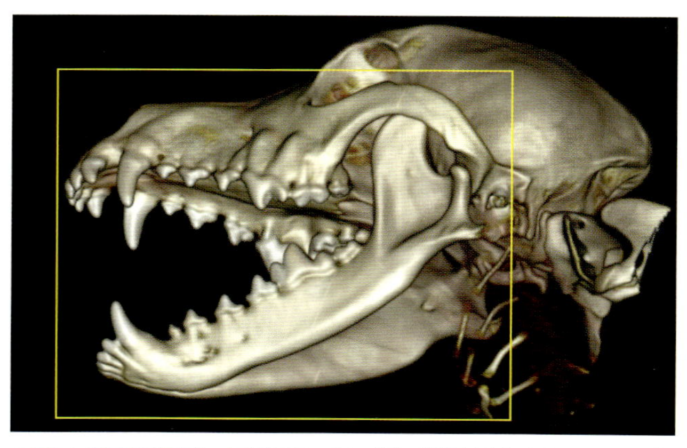

※基本の頭部撮影と同様でもよいが，顎骨が含まれていれば問題ない

図Ⅰ　上顎の撮影

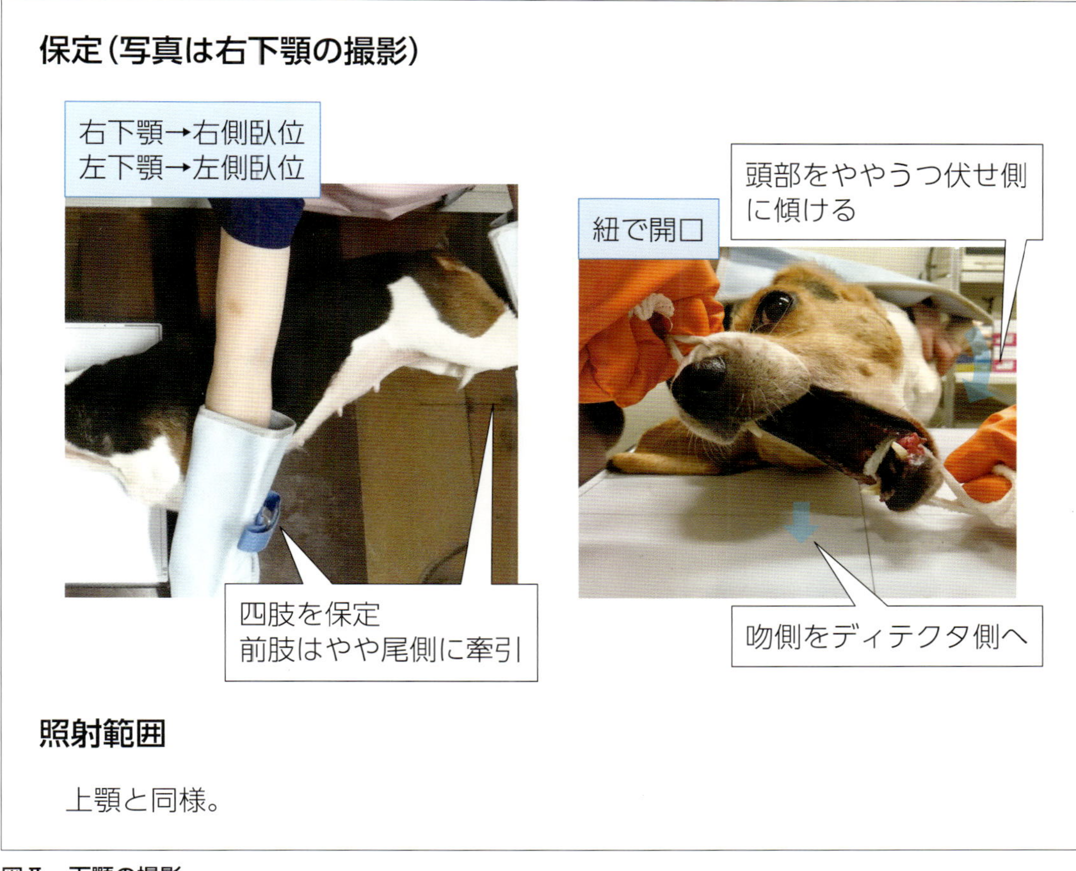

図Ⅱ　下顎の撮影

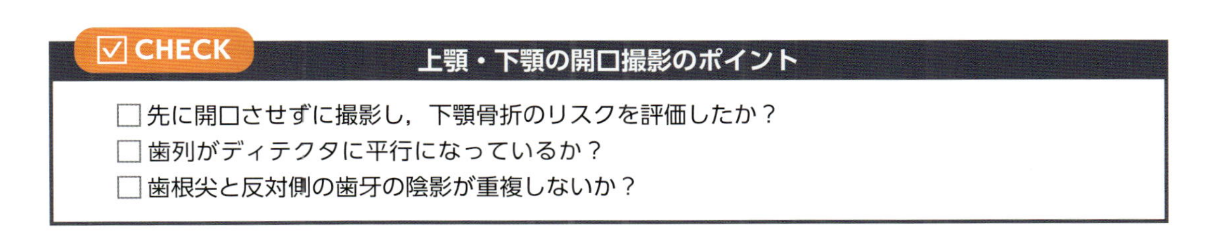
☑ CHECK　上顎・下顎の開口撮影のポイント

□ 先に開口させずに撮影し，下顎骨折のリスクを評価したか？
□ 歯列がディテクタに平行になっているか？
□ 歯根尖と反対側の歯牙の陰影が重複しないか？

4 鼓室胞の撮影

1 犬の鼓室胞の撮影

❖ 基本の頭部ラテラル像を傾けて撮影

鼓室胞の撮影は，基本の頭部ラテラル像（右鼓室胞は右側臥位で，左鼓室胞は左側臥位で撮影する）から撮影対象の鼓室胞が腹側に来るように，頭部を少し傾けて撮影する（**図1**）。

このとき，鼻端部が照射範囲から外れるように少し照射範囲を絞り，撮影者は鼻端部を保持して頭部を傾けるとよい。

コツ 左右の撮影で角度を合わせる必要があるが，「〜度傾ける」という考え方をしていても，実際の撮影時には角度を測定することは不可能である。そこで筆者は，「目が1つ分ちょうどずれる角度」を目安にして撮影している（**図1**）。

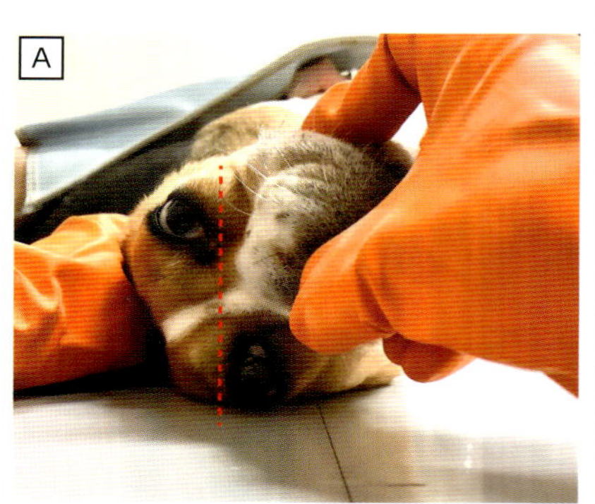

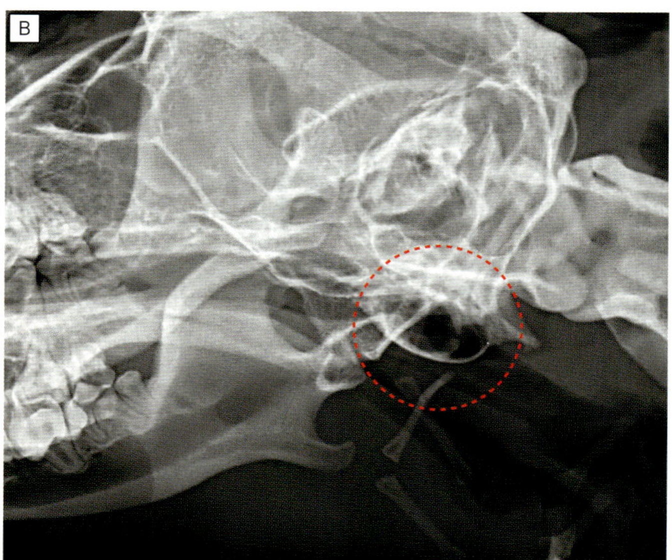

図1　犬の鼓室胞の撮影法：基本の頭部ラテラル像を傾けて撮影
A：撮影者の視点。「左右の目がちょうど1つ分ずれる角度」で撮影するとよい。
B：正常な犬の鼓室胞ラテラル像（点線が鼓室胞）。

❖ 開口させて正面から撮影

鼓室胞には，開口させて正面から撮影する手法も存在する（**図2，3**）。しかし，無麻酔・無鎮静においては開口させて正確に正面から撮影することはきわめて難しく，また当然のことながら事故のリスクも伴うことから，撮影対象は極度に限定される。実際，筆者も診療においてこの撮影法を実施することはほとんどなく，鼓室胞を評価したい場合には，左右の鼓室胞のラテラル像と，基本の頭部 DV 像の３枚を撮影することが多い。

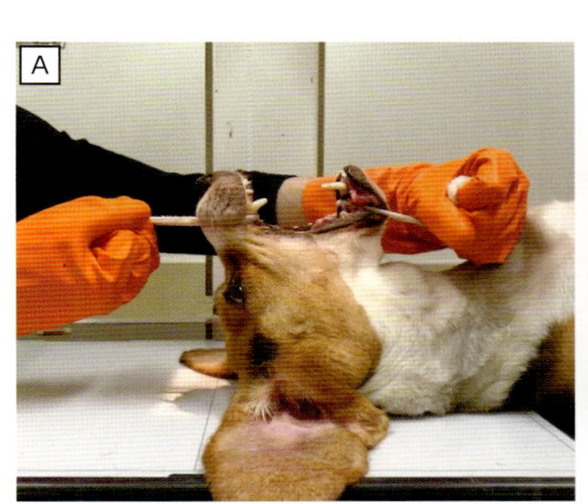

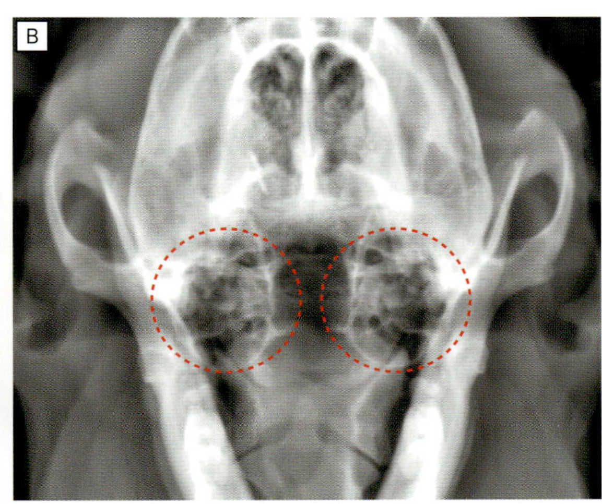

図２　犬の鼓室胞の撮影法：開口させて正面像を撮影
A：撮影の様子。患者の負担が大きいことから，筆者は積極的には推奨しない。
B：正常な犬の鼓室胞正面像（点線が鼓室胞）。

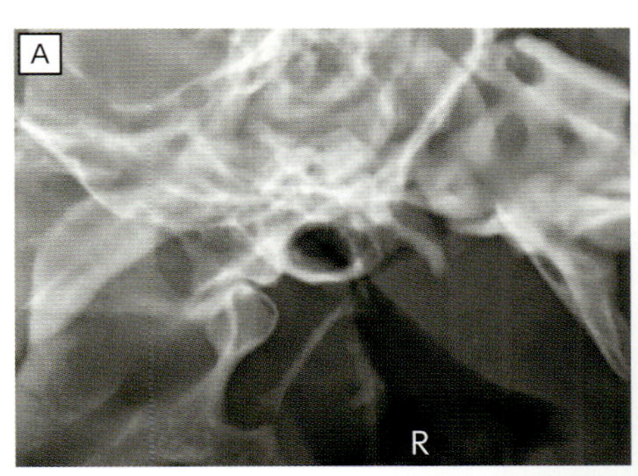

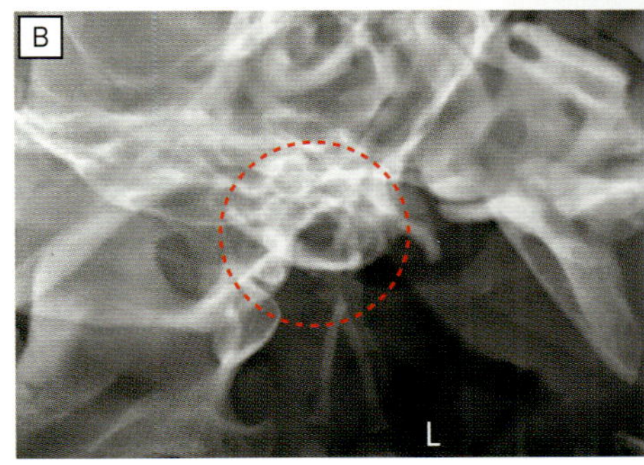

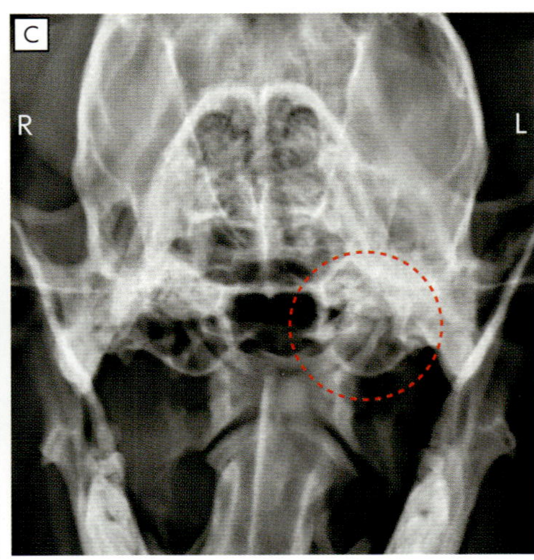

図３　左側中耳炎の犬
ラテラル像（A，B），正面像（C）ともに，左側鼓室胞内の不透過性の上昇が認められる（点線）。

2　猫の鼓室胞の撮影

猫の鼓室胞を評価したい場合には，左右の鼓室胞のラテラル像と正面像（図4，5，6A），あるいは猫の性格によっては基本の頭部 DV 像を撮影している（図6B）。

❖ 基本の頭部ラテラル像を傾けて撮影

犬と同様の方法で実施する。

❖ 正面から撮影（図4，5）

猫は犬と比較して鼓室胞が大きく，正面像は開口させなくても撮影可能である。

保定者

猫を仰臥位に保定し，頭部は X 線束に対して正面を向かせる。この状態から少しだけ（10 度ほど）頭部を反らせる。保定者の指が照射野に入らないよう，筆者はカラーを用いて頭部をコントロールしている（図4A，B）。

補助者

補助者は前肢を尾側に牽引する。このとき，親指で上腕部を押さえ，胸部を包み込むように保定する。中指で胸椎の棘突起を，可能であれば親指で胸骨を触知し，ローテーションがないか確認しながら保定する（図4A，B）。

後肢の保定のため，もう 1 人補助者が必要になるかもしれない。

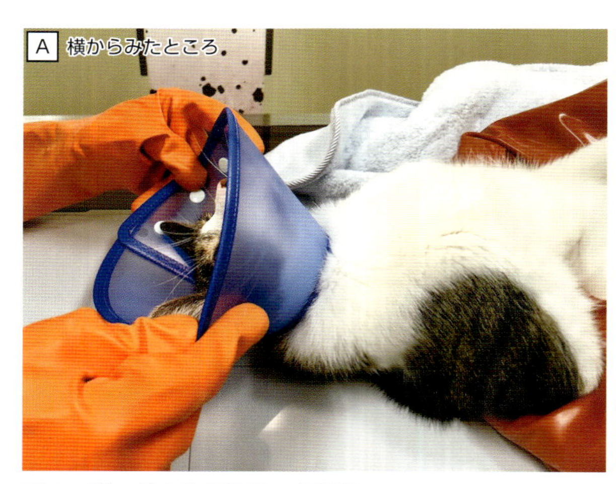

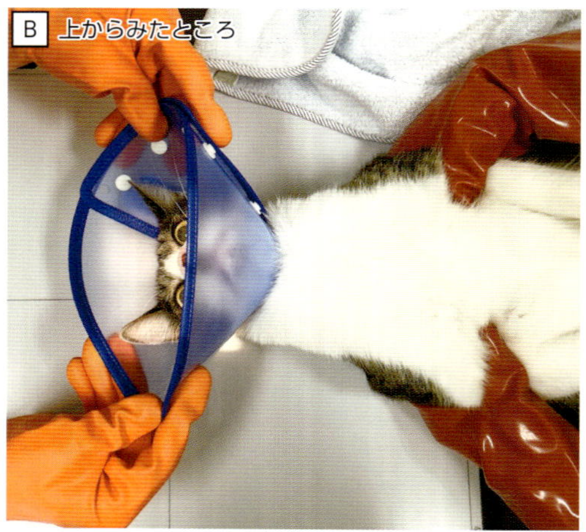

図4　猫の鼓室胞正面像の撮影法
保定法の例。筆者はカラーを用いて保定している。補助者は前肢を尾側に牽引しつつ，胸部を包み込むように保定する。必ず胸椎の棘突起を触知（可能であれば親指で胸骨も触知）し，胸部のローテーションがないか確認する。

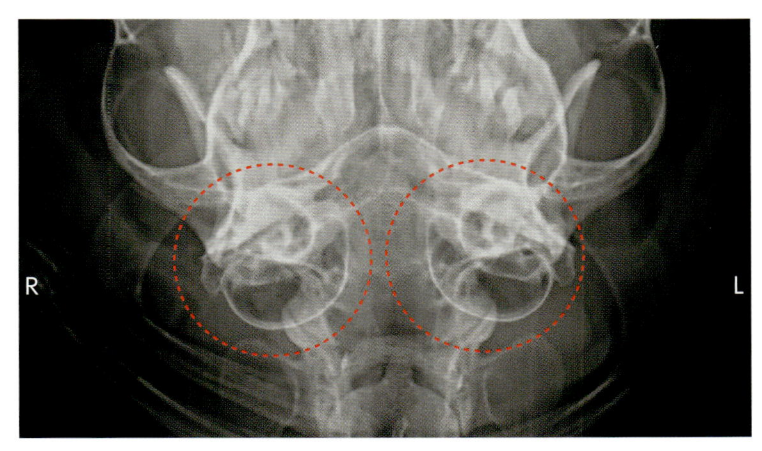

図5　正常な猫の鼓室胞正面像
点線が鼓室胞。

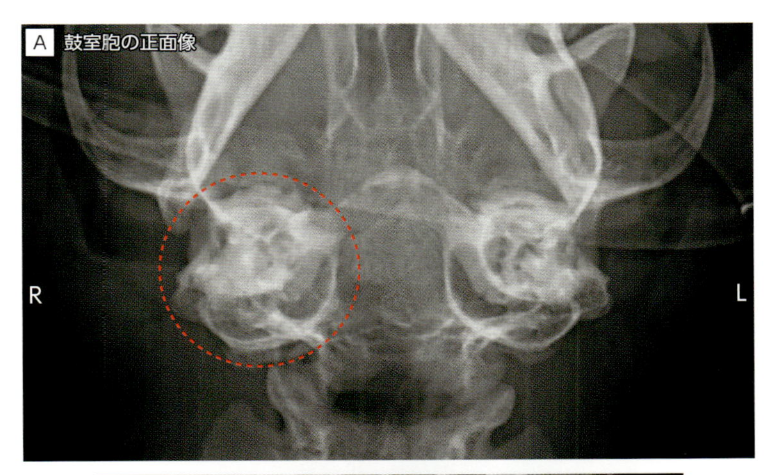

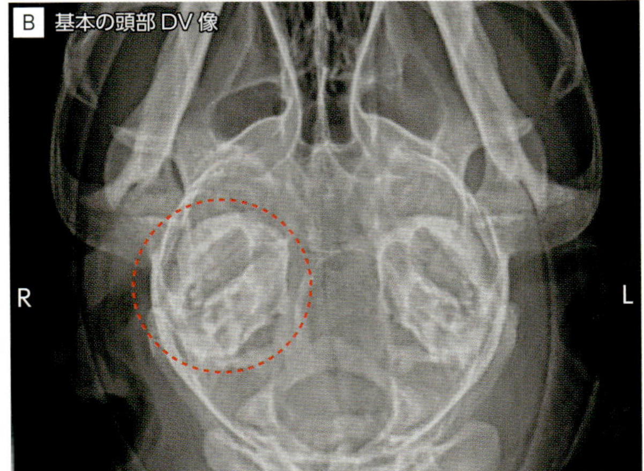

図6　右側中耳炎の猫
右側鼓室胞内の不透過性が上昇している（点線）。この症例では鼓室胞の正面像（A）と鼻腔の DV 像（B）が撮影されているが，正面像の方が鼓室胞の左右差が明瞭である。

鼓室胞撮影のまとめ(図Ⅰ, Ⅱ)

保定(写真は右鼓室胞の撮影)

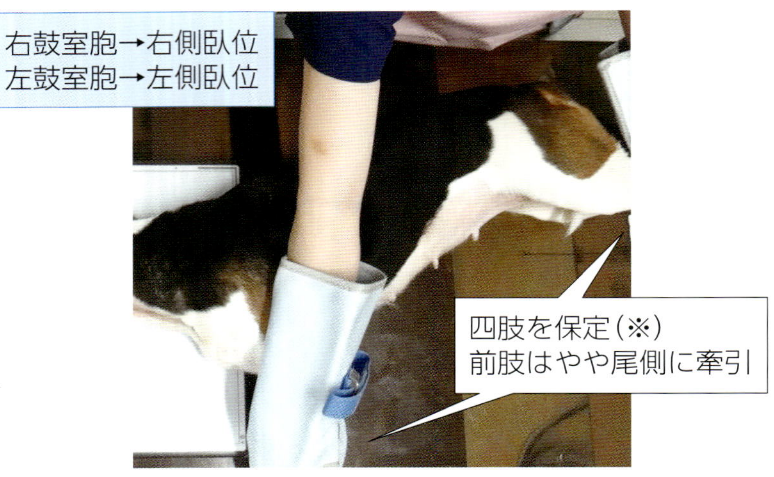

※頭部の回転方向にあわせて四肢を挙上させてもよい

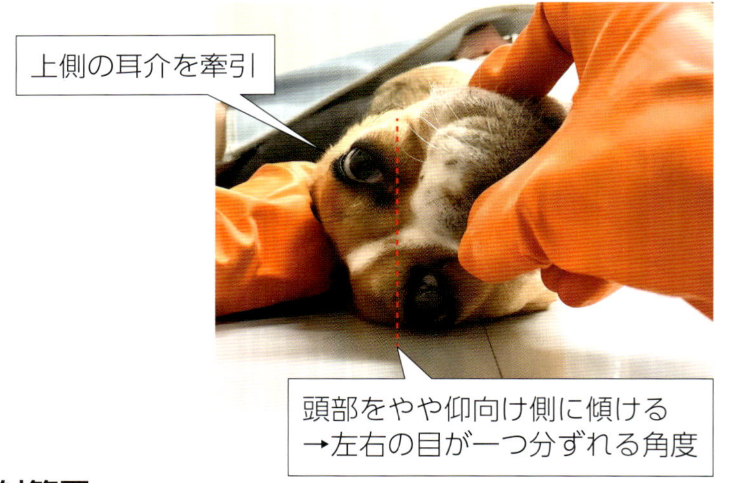

照射範囲

鼻端部は照射野から外してよい。

図Ⅰ　鼓室胞斜位ラテラル像の撮影

保定

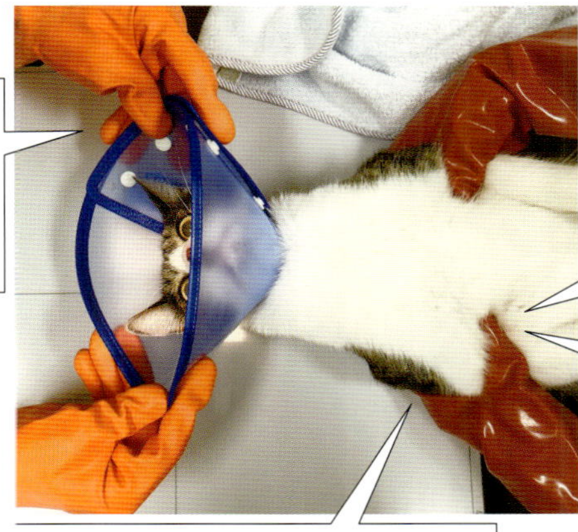

照射範囲

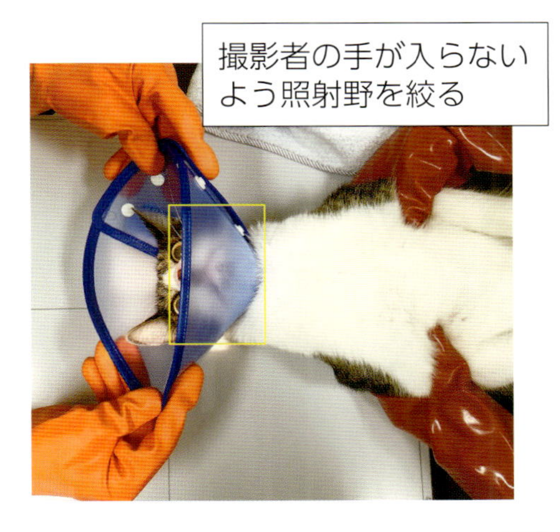

図Ⅱ　猫の鼓室胞正面像の撮影

☑ CHECK　撮影前のチェック項目：鼓室胞撮影

ラテラル像

□ 左右の撮影で角度が合っているか？（目が 1 つ分ちょうどずれる角度）

正面像（猫）

□ 頭部が X 線束に対して正面から 10 度ほど反れているか？

□ ローテーションはないか？（胸椎の棘突起や胸骨を触知して確認）

Ⅳ

脊椎

1　頚椎・胸腰椎の撮影

1 頚椎・胸腰椎の撮影

Introduction

❖ 脊椎をきれいに撮影するポイント

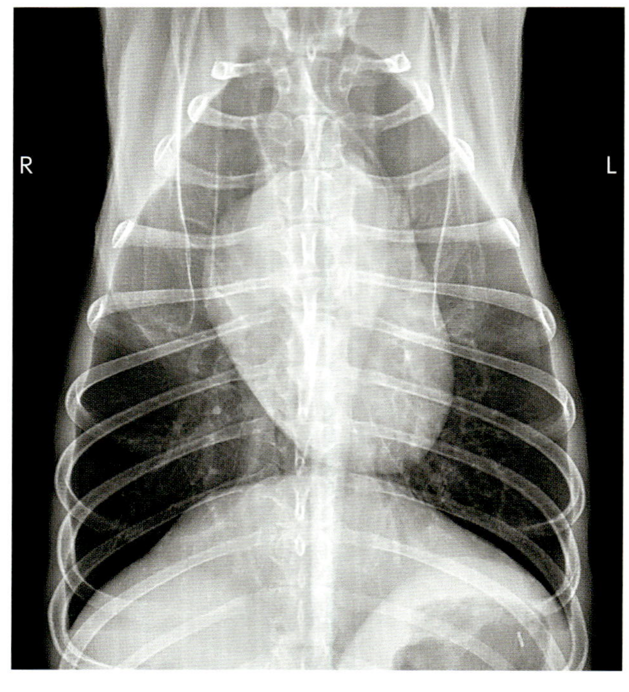

図1　撮影の失敗例
症例：トイ・プードル，12歳齢，避妊雌

研修医・先生，後肢麻痺の症例の胸椎を撮影しました（**図1**）。

指導医・ポジショニングはきれいですし，画質も問題ありません。ですが，これは胸部のVD像ですよね？ 胸椎を撮影したとはいえません。

研修医・脊椎を撮影するときって，胸部や腹部の撮影と何か違いがありましたっけ？

指導医・胸腰椎をきれいに撮影するためには，2つのポイントがあります。1つは照射範囲，もう1つは撮影条件です。

研修医・撮影条件……デジタルだと結局そこまで画質は変わらないんだと思っていましたが。

指導医・そうではありません。胸腰椎のVD像だけで使える特殊なテクニックがあるんですよ。あまり撮影機会は多くないかもしれませんが，ここぞというときに役に立ちます。今回は脊椎の撮影法について勉強しましょう。

1 頚部ラテラル像

頚部の撮影は，基本の頭部ラテラル像と同じ要領で撮影できる（p.108，109 を参照）。

❖ 頚部をまっすぐに伸ばす工夫

単純に犬を寝かせると頚部がテーブル側に沈んでしまうため，ローテーションがなかったとしても，実際には頚部に対して垂直に撮影できていない場合がある。

このようなときには小さいスポンジなどを頚部の下に敷くことにより，頚部をまっすぐに伸ばすことができる（**図2**）。

通常の撮影

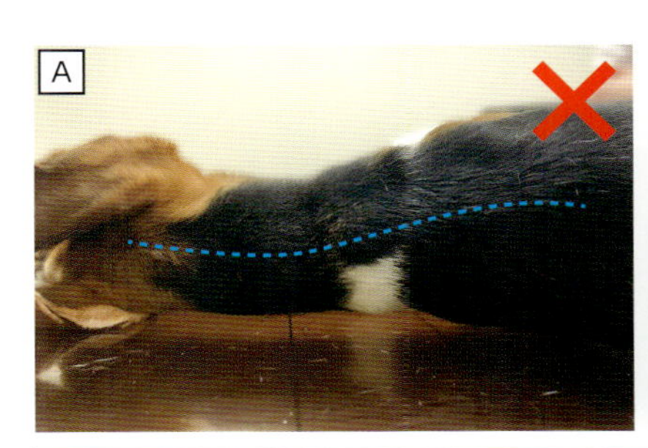

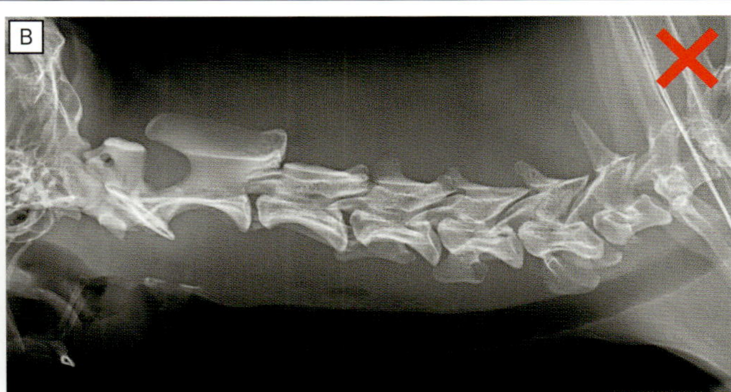

頚部の下にスポンジを敷いて撮影

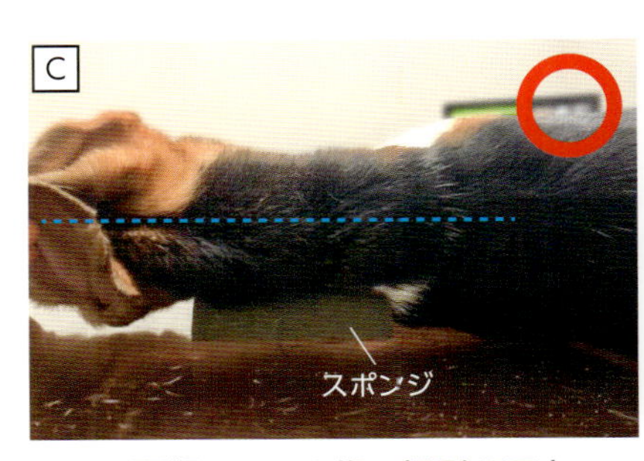

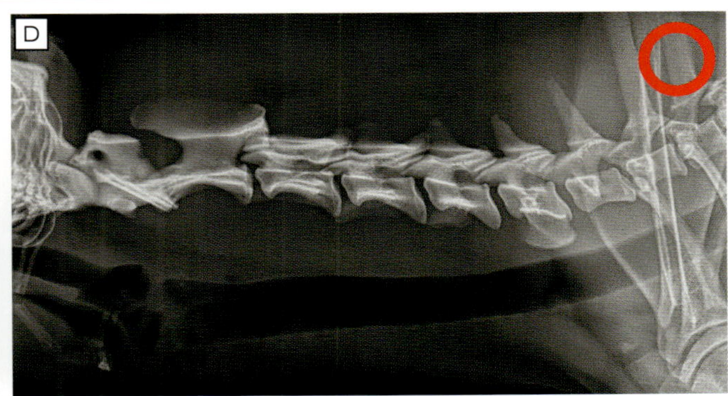

図2　頚部ラテラル像の撮影の工夫
ただ単純にラテラルに保定するのではなく，スポンジを頚部の下に敷くことによって頚椎をまっすぐに伸ばすことができる。B は頚部が下垂している。図4も参照。

❖ 照射範囲の設定

照射範囲を設定する際のランドマークは，環椎翼と肩関節である（**図3**）。肩関節のすぐ背側に第７頚椎～第１胸椎が存在するはずである。

したがって，以下のように犬の位置を調整すれば，照射範囲をきれいに頚部に絞って撮影することができる。

- 環椎翼（**図3**：○）と肩関節（**図3**：→）が含まれる
- 環椎翼が腹背方向の中心，肩関節が中心よりやや腹側になる

❖ 撮影後の確認

頚部の画像で頚椎間がきれいに描出できていない場合，原因は頚部の下垂（側弯）であることが多い。うまく撮影できていれば，左右の環椎翼，環椎の外側椎孔，第６頚椎の横突起の陰影はきれいに重複し，頚椎間が明瞭に描出される（**図4**）。

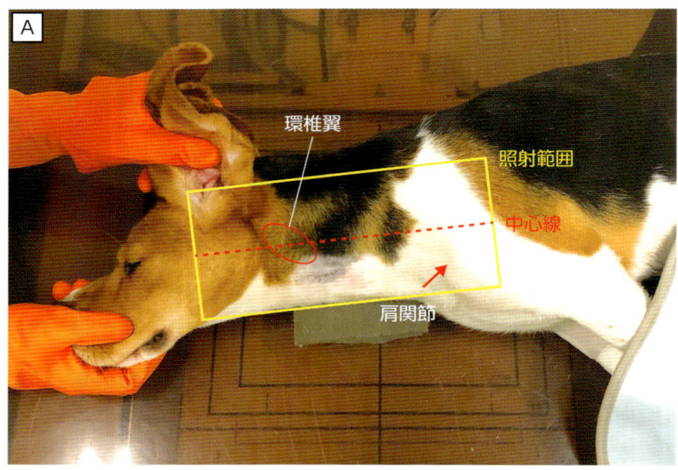

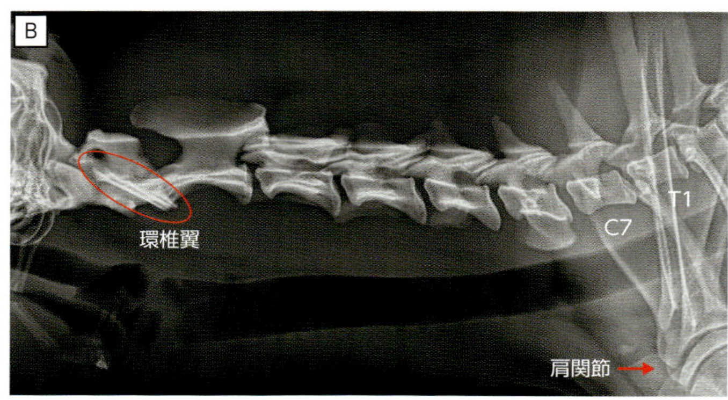

図３　頚部ラテラル像：照射範囲
環椎翼（赤丸）と肩関節（赤色矢印）をランドマークとして照射範囲を設定する。
C7：第７頚椎
T1：第１胸椎

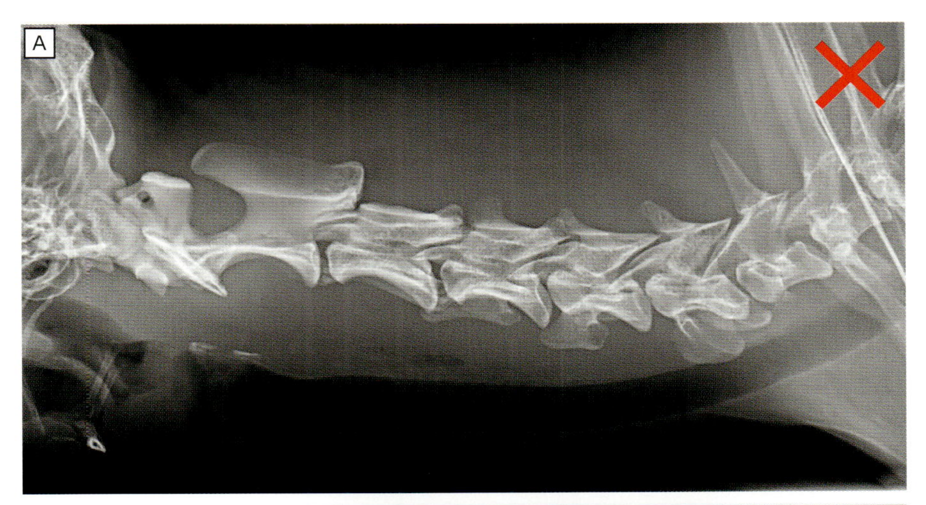

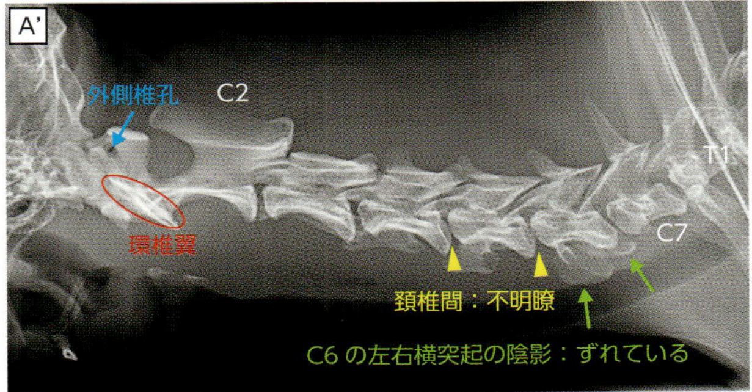

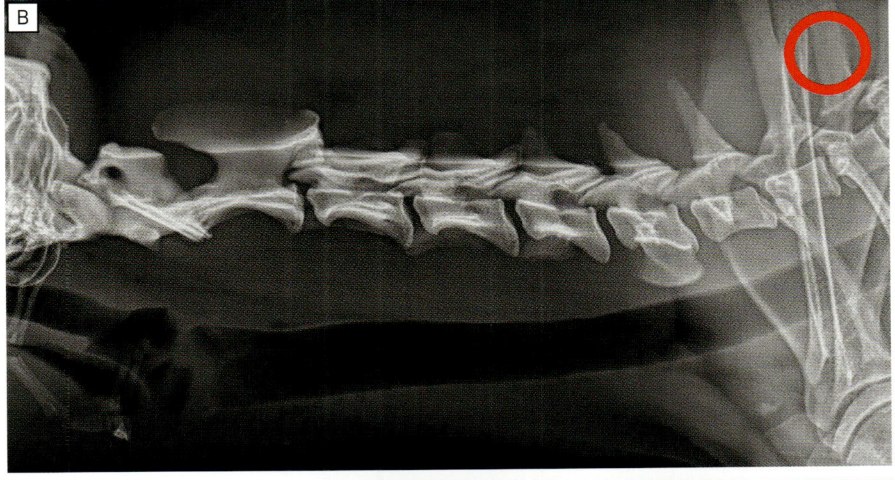

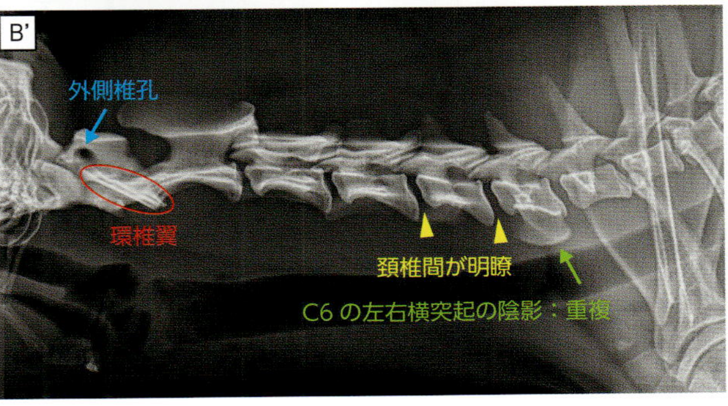

図４　撮影後の確認

図２と同じ画像。A は頚部が下垂（側弯）しており，両側の環椎翼と外側椎孔はほとんど重複しているものの，C6（第６頚椎）の横突起はずれており，C4（第４頚椎）以降の椎間は不明瞭である。B は C6 横突起の陰影も完全に重複しており，頚椎間も明瞭に描出されている。

2　頚部 VD 像，DV 像の選択

頚部においては，頚椎が撮影対象であれば VD 像，それ以外では VD 像，DV 像のどちらか好きな方を撮影する。

DV 像は基本の頭部 DV 像と同じ要領で撮影できる（p.104，105 を参照）。

3　頚部 VD 像

❖ 頭側の保定者

撮影者は頭部を保持し，動物を正面から観察してローテーションがないか確認する。頭部を頭側に牽引し（図５A：→），しっかりと頚部を伸展させて撮影する。筆者はマズルあるいは耳介の付け根を保持している。

❖ 尾側の保定者（補助者）

猫の鼓室胞の正面像と同様，前肢を尾側に牽引して親指でおさえ，包み込むように胸部を保定する（図５B）。

小型犬，猫では必ず人差し指あるいは中指で胸椎の棘突起，親指で胸骨を触知し，ローテーションがないか確認しながら保定する。

必要であれば，補助者を１名増員して後肢を支える。

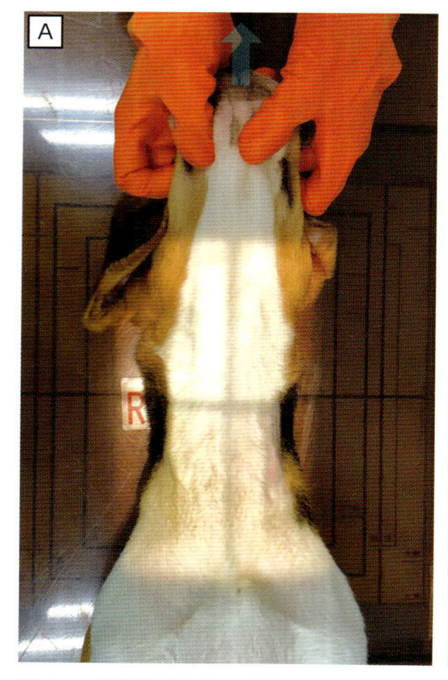

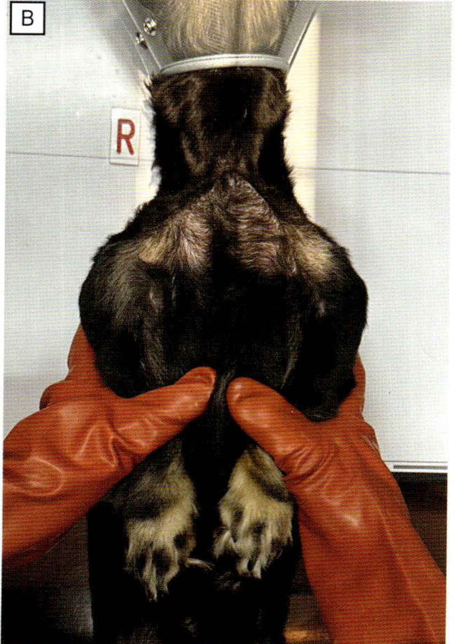

図５　頚部 VD 像：保定

❖ 照射範囲の設定

VD像では，ラテラル像で設定した照射範囲のまま，環椎翼が頭側縁に入るように位置を調整すればよい（**図6**）。ただし，頭部の保持の仕方によっては撮影者の指が入りやすいため，左右方向は可能な限り絞った方がよい。

・環椎翼（**図6**：○）が頭側縁に含まれる。
・胸骨柄（**図6**：○）が尾側縁に含まれる。

❖ 撮影後の確認

図7に撮影の例を示す。

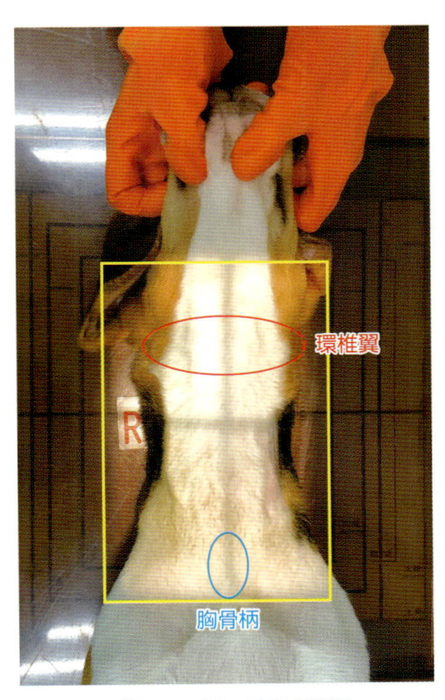

図6　頚部VD像：照射範囲

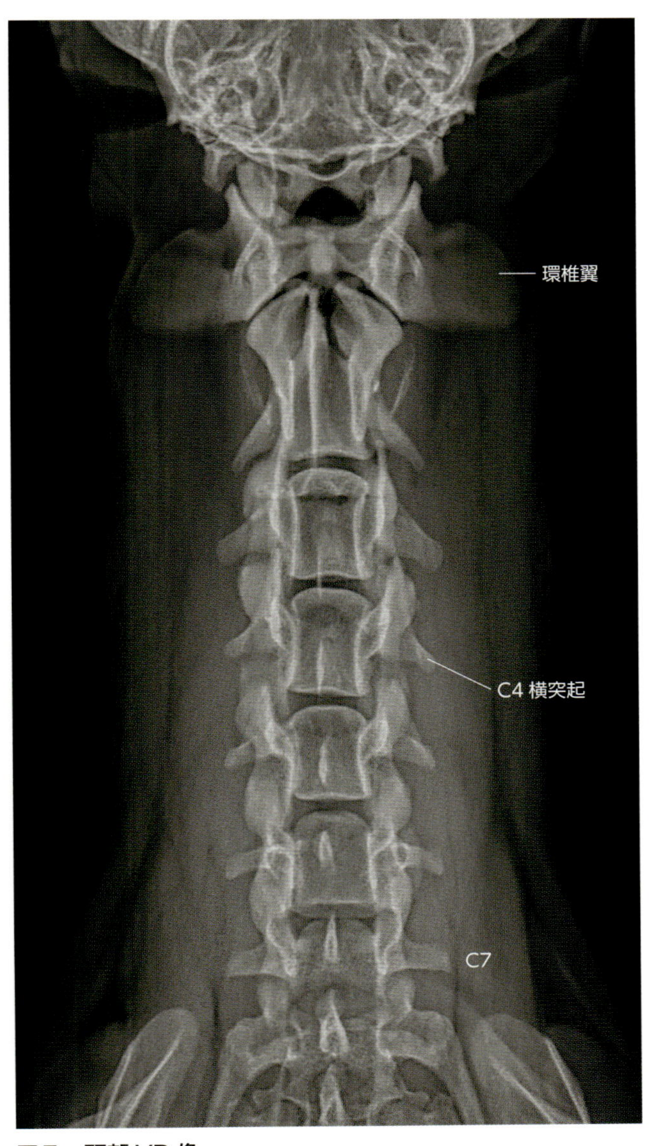

図7　頚部VD像

4 軸椎歯突起の撮影法

環軸椎不安定症を疑う症例では撮影時に細心の注意を払う必要があり，無理にVD像を撮影しようとすると症状を悪化させてしまう場合もある。

歯突起形成不全の有無を確認したい場合には必ずしもVD像を撮影する必要はなく，ラテラル像から少しだけローテーションさせればよい。左右の環椎翼の陰影をずらすことにより，それらに挟まれるように歯突起が描出される（図8）。

この撮影法により歯突起形成不全（図9）が確認できれば，もはやVD像を撮影する必要はなくなり，安全に検査を終えることができる。

正確なラテラル像

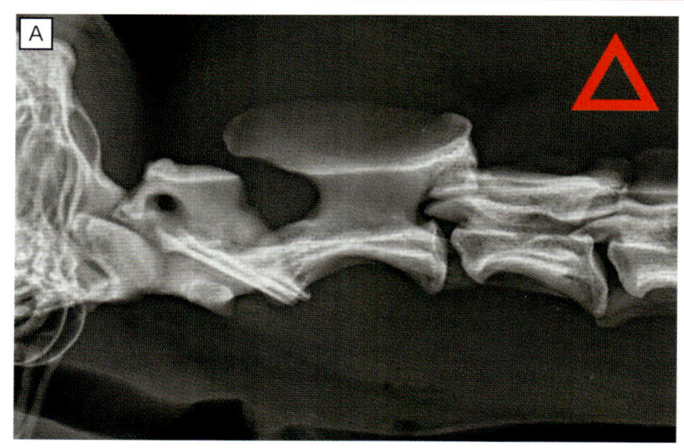

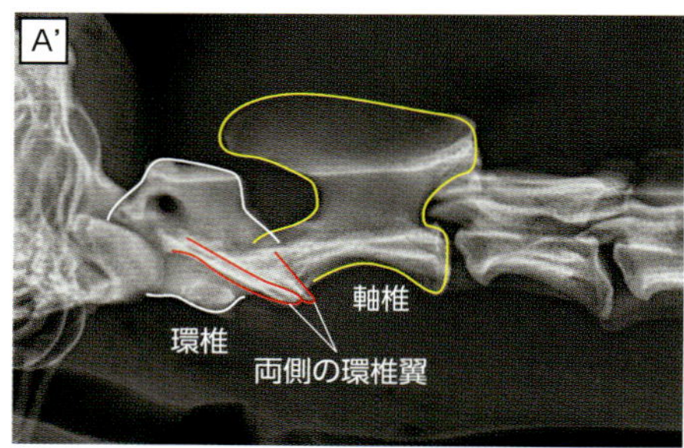

わずかにローテーションさせたラテラル像

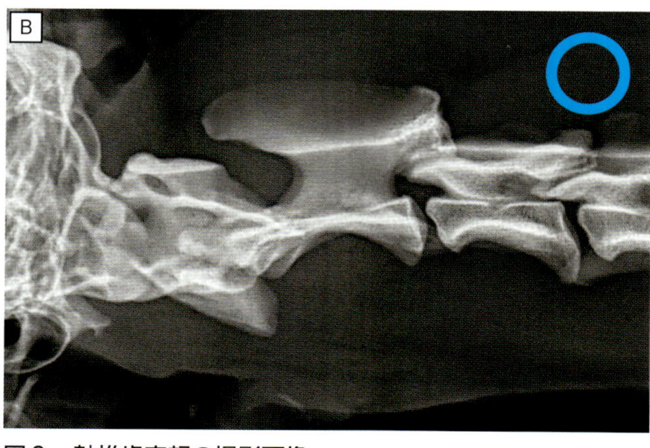

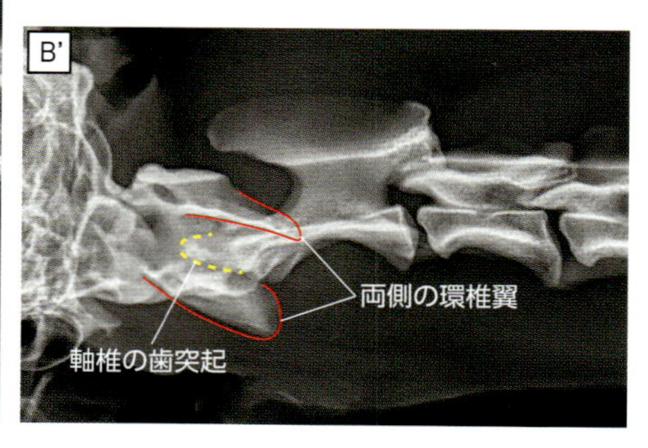

図8　軸椎歯突起の撮影画像
正確なラテラル像を撮影した場合には，環椎翼の陰影が軸椎の歯突起と重複するが（A），あえてわずかにローテーションさせることにより，両側の環椎翼の間に歯突起を観察することができる（B）。

正確なラテラル像

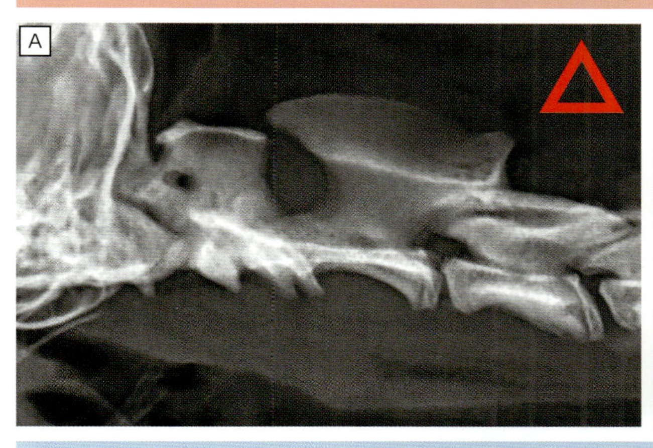

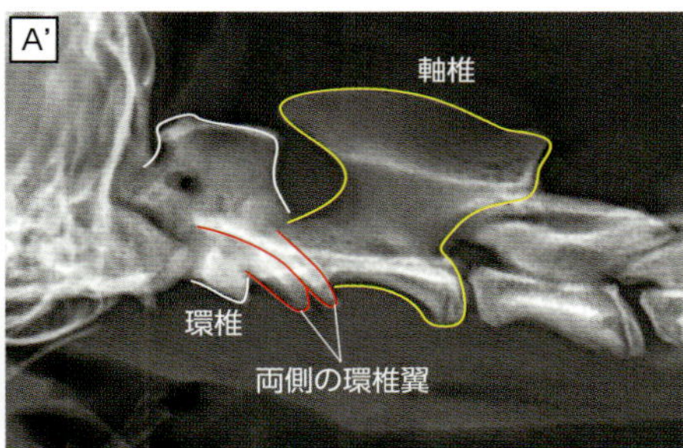

わずかにローテーションさせたラテラル像

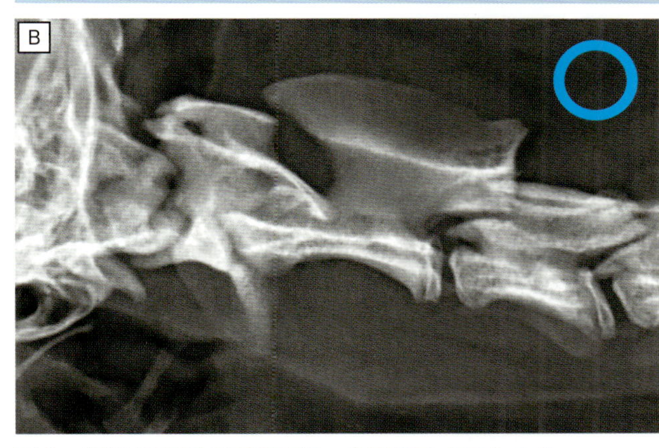

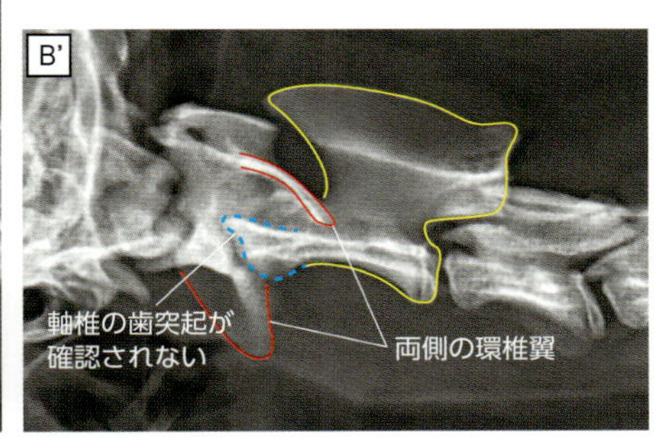

図９　軸椎歯突起の撮影画像：歯突起形成不全の犬
歯突起形成不全の症例の画像である。ローテーションさせることにより歯突起形成不全を診断可能である。

5 頚部疾患のＸ線画像

図10に頚部疾患の症例の画像を示す。

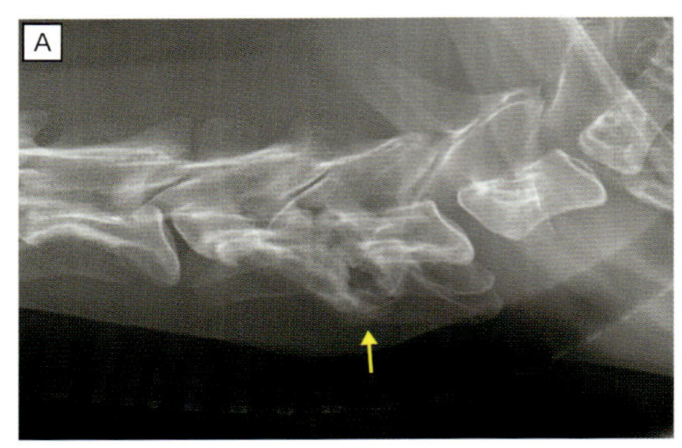

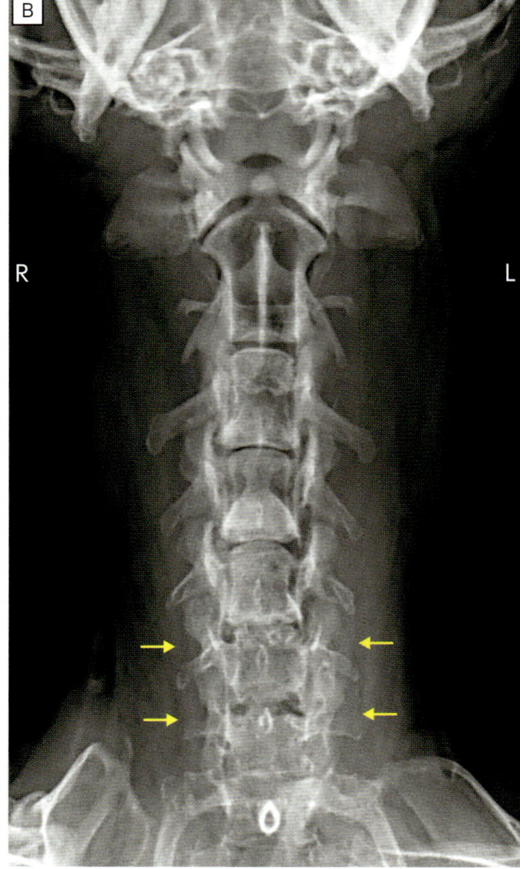

図10　頚部疾患の犬
A：第5-6頚椎間の椎間板脊椎炎の犬のラテラル像。椎体終板の溶解，辺縁不整を認める（矢印）。
B：第5-6，6-7頚椎間の椎間板脊椎炎の犬のVD像。椎体終板の溶解，辺縁不整を認める（矢印）。

6 胸腰椎のラテラル像

❖ ポジショニング

胸椎および腰椎のラテラル像のポジショニングは，それぞれ胸部および腹部ラテラル像と同一である。

❖ 神経学的検査から推定される病変の脊髄分節の範囲を必ず撮影する

胸腰椎の撮影で重要なことは，神経学的検査の結果から病変の存在する脊髄分節を推定し，その範囲は必ず撮影することである（**表1**）。

図11は胃腺癌の転移による第5胸椎（T5）の圧迫骨折の症例の画像である。この症例は急性の両後肢麻痺を主訴に近医を受診し，X線検査により椎間板ヘルニア疑診例として紹介された。例えば**図11A**のような撮影のみで終わらせてしまうと誤診してしまう。本症例は神経学的検査の結果からは第3胸椎〜第3腰椎（T3-L3）に病変が存在することが疑われる状況であるが，**図11A**の画像ではT6よりも頭側は撮影されていない。実際，胸椎の撮影を追加すると，T5の圧迫骨折が明らかとなった（**図11B**）。確かに，椎間板ヘルニアは基本的にT10-11間よりも尾側に生じるわけだが，急性の両後肢麻痺だからといって椎間板ヘルニアと決まっているわけではない。X線診断はあらゆる可能性を想定し，基本に忠実に，神経学的検査の結果に基づいて必要な範囲を撮影しなければならない。

表1　病変の存在する脊髄分節と神経学的検査の関係
UMNS：上位運動ニューロン徴候
LMNS：下位運動ニューロン徴候

病変の存在部位	前肢	後肢
C1-C5	UMNS	UMNS
C6-T2	LMNS	UMNS
T3-L3	正常	UMNS
L4-S3	正常	LMNS

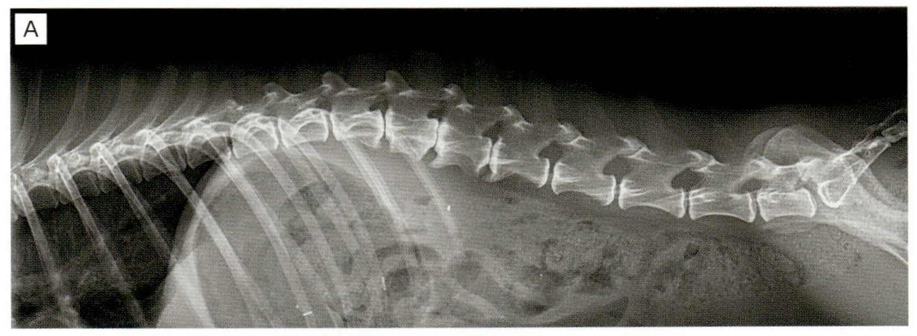

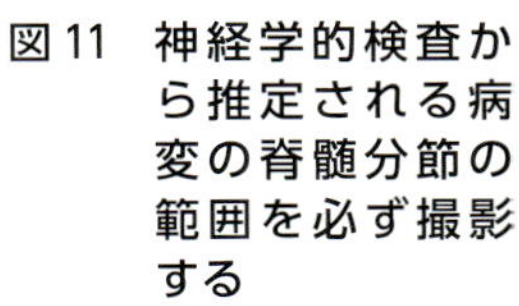

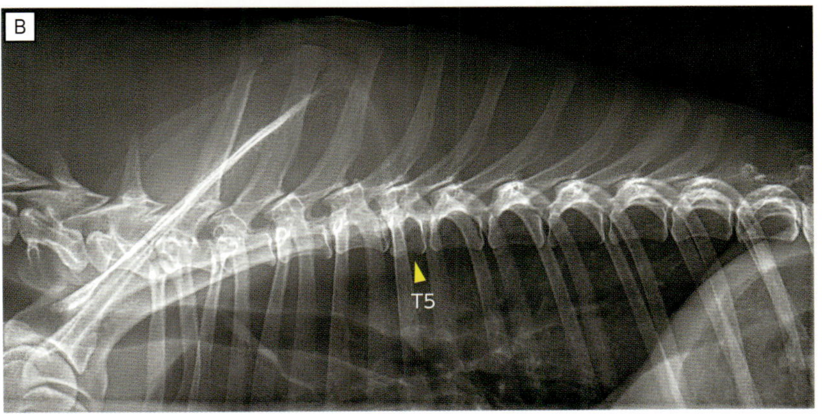

図11　神経学的検査から推定される病変の脊髄分節の範囲を必ず撮影する
図1と同一症例のラテラル像。Aは当初撮影されたX線画像であり，T6以降が撮影されている。変形性脊椎症は顕著ではあるものの，この画像から椎間板ヘルニアと診断することはできない。Bは追加で撮影された胸椎のX線画像であり，T5椎体が短縮していることが分かる（矢頭）。状況から，胃腺癌の椎体転移による圧迫骨折と診断された。

❖ 頭尾方向の照射範囲

頭尾方向の照射範囲も胸部および腹部の撮影と同一でよいが，X 線中心には X 線束が垂直に照射される一方で，照射範囲の辺縁では斜入する。そのため，X 線中心に近い領域では椎間板腔がきれいに描出されても，わずかな差ではあるものの，照射範囲の辺縁の椎間板腔には前後の椎体の陰影が重複してしまう。したがって，撮影したい領域が明確に決まっているのであれば，そこを中心として撮影してもよいかもしれない。あるいは，例えば腰椎を撮影する際に X 線中心をずらして 2 回に分割して撮影される場合がある（**図 12**）。

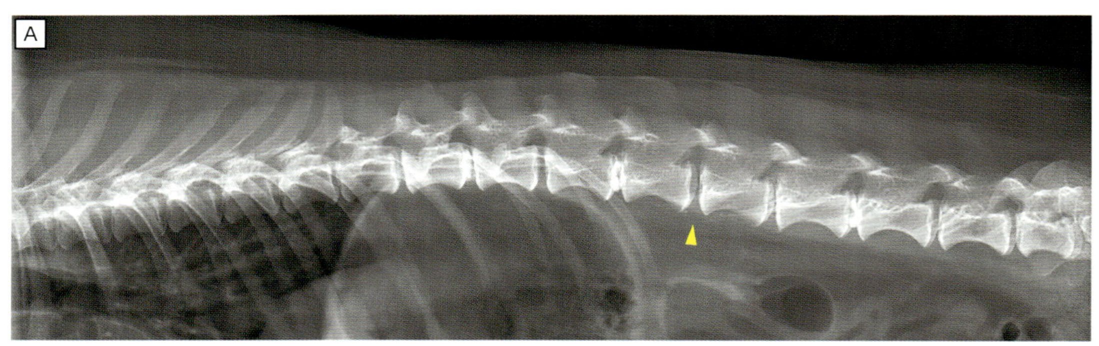

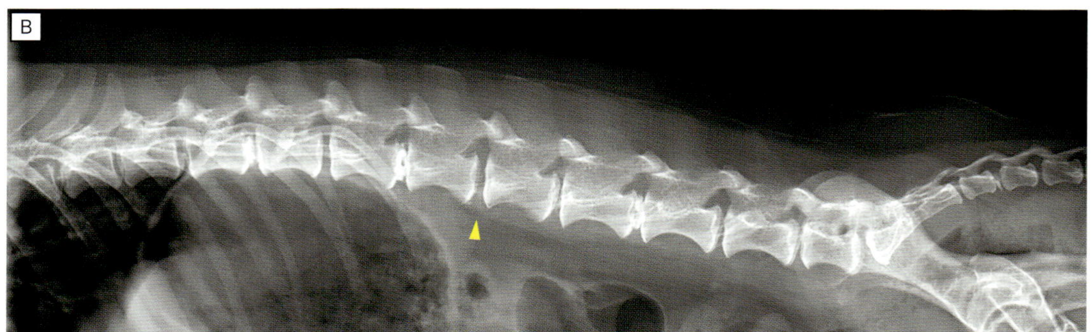

図 12　腰椎を分割して撮影した場合
A は T13–L1 間，B は L3 が X 線中心となっている。例えば B では L2–3 間の椎間板腔が明瞭に描出されているが，A では L2 の椎体の陰影が重複している（矢頭）。

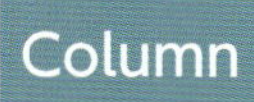

椎間板腔をきれいに描出する必要性の有無

胸腰椎のX線検査の目的は椎間板脊椎炎や脊椎の原発性／転移性骨腫瘍などの骨の異常を来す疾患を診断あるいは除外するためであって，椎間板ヘルニアを診断するためではない。そもそも，椎間板ヘルニアはX線検査で診断できる疾患ではない。ここを勘違いしてしまうと，**図11A**のような失敗をしてしまう。

例えば急性の両後肢麻痺のミニチュア・ダックスフンドにおいて胸腰椎を撮影したとして，脊椎自体の異常を認めない場合には，椎間板腔が狭いところがあろうがなかろうが，診断のためにはMRIなどの追加検査が必要である。椎間板腔が狭小化しているところがあったとしても，そこが責任病変とは限らないし，実はMRIにより脊髄梗塞や脊髄腫瘍が見つかる可能性だってある。

したがって，椎間板ヘルニアの所見である椎間板腔や椎間孔，関節突起間の狭小化があるかないか，という観点でX線を読影する意義は乏しいと筆者は考えている。すると，わずかな差のためにあえて2回に分けて撮影する必要もない，と言ってもよいのではないだろうか。

❖ 背腹方向の照射範囲

背腹方向の照射範囲に関しては，胸部，腹部のラテラル像と比較して背側の半分程度に絞ってもよい。これは，照射範囲が狭ければ狭いほど散乱線の発生量を低減することができ，理論上は画像のコントラストが改善するからである。

ただし，これもきわめて微々たる画質の差であるため，胸椎および腰椎が撮影対象の場合，それぞれ胸部および腹部のラテラル像を撮影する，というだけでも実質的な問題は生じないかもしれない（**図13**）。わずかな画質の差をとるか，腹部臓器もあわせて評価できるメリットをとるか，という問題である。

❖ 撮影後の確認

撮影画像の評価についても，胸部および腹部ラテラル像と同様である。

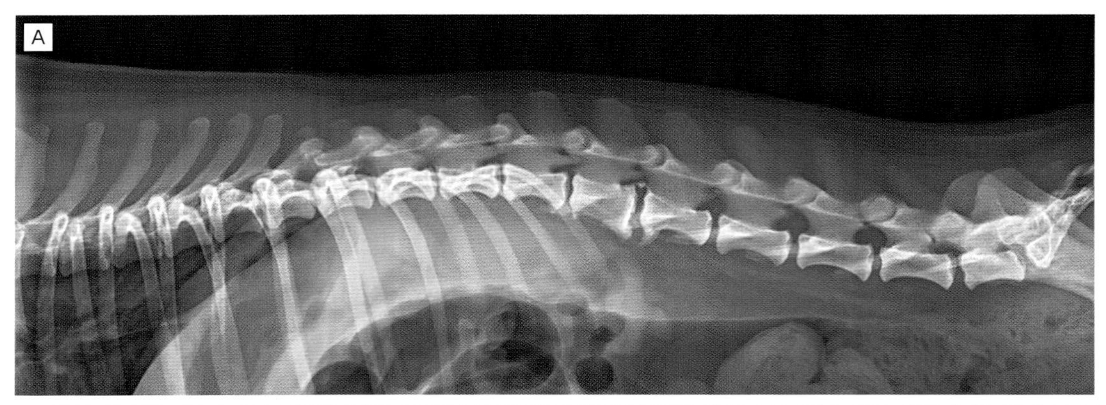

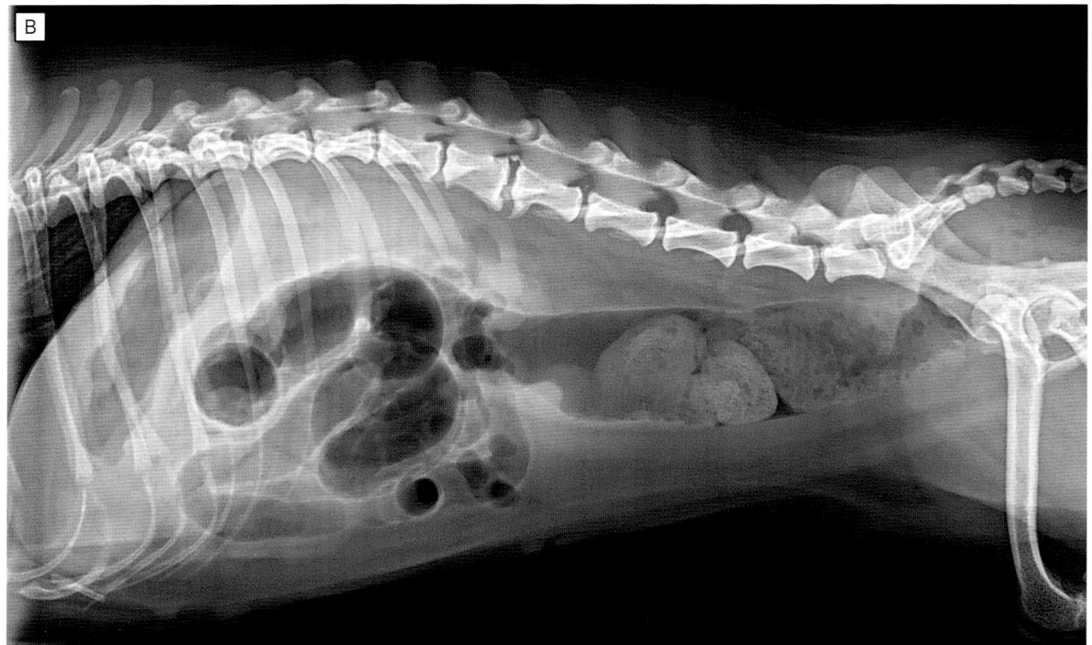

図 13　照射範囲による画質の差：ラテラル像
A は腰椎のみに絞って撮影した場合，B は腹部 X 線として撮影した場合の画像である。理論上は A の方が脊椎の画質は向上しているはずであるが，診断に影響するレベルではないと思われる。

7 胸腰椎の VD 像

❖ ポジショニング

胸椎および腰椎の VD 像のポジショニングは，やはりそれぞれ胸部および腹部 VD 像と同一である。

❖ 照射範囲の設定

照射範囲についてもラテラル像と同様に，脊椎のみに絞り込むことにより，理論上はコントラストが改善する（**図 14**）。やはり画質の差は微々たるものではあるが，後述のブレを利用した撮影を実施する場合には腹部臓器は評価できなくなるため，筆者は左右方向につ

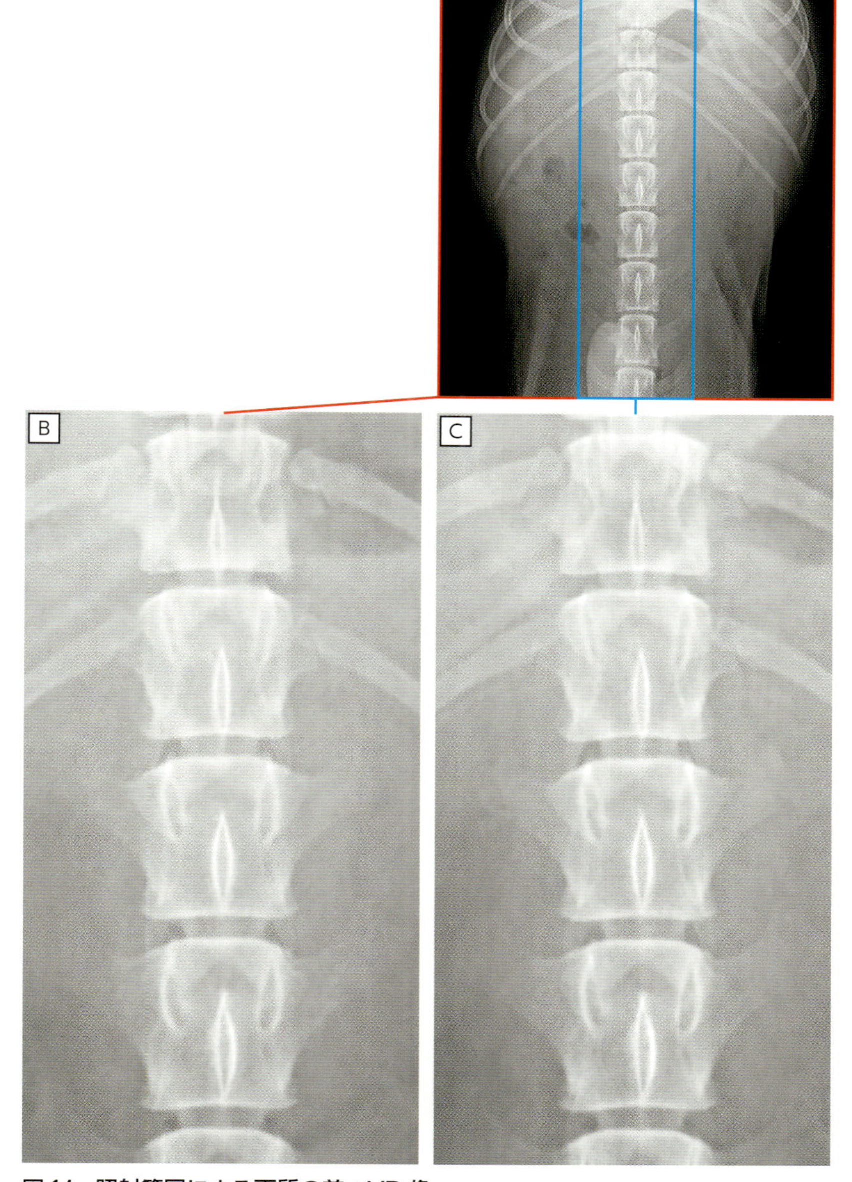

図 14　照射範囲による画質の差：VD 像
パルス透視画像であり，A を赤枠で撮影した場合の拡大像が B，青枠に照射範囲を絞って撮影した場合の拡大像が C である。C はわずかにコントラストが改善しているが，これも微々たる差であると言わざるを得ない。

いては可能な限り絞って撮影している。

❖ 撮影後の確認

撮影画像の評価についても，胸部および腹部 VD 像と同様である。

❖ ブレを利用した撮影法

有用なテクニックとして，管電流を可能な限り低く設定し，撮影時間を延長させた上で呼吸による体動が生じている最中に撮影する，という手法がある。つまり，あえてブレを生じさせるという撮影法である。

仰臥位では脊椎は呼吸による体動の影響をほとんど受けないため，撮影時間を長く設定することで呼吸による体動と消化管の蠕動により脊椎以外の構造のみをブレさせることができる（**図 15，16**）。結果として，脊椎が浮き上がったような画像が得られ，より脊椎を評価しやすくなる。

伴侶動物診療においては患者が呼吸を停止してくれないため，可能な限り管電流を高く，撮影時間を短くしてブレを生じないように設定するものだが，ブレを逆手にとって診断に有用な画像を得るという特殊な撮影テクニックである。

図 15 は中型犬の腰椎の VD 像であるが，ともに 68 kV，5 mAs で撮影されている。しかし，同じ 5 mAs であっても A は 250 mA，0.02 s であるのに対し，B は 50 mA，0.1 s であり，さらに呼吸による体動が生じている最中に撮影し，ブレを生じさせている。

特に腫瘍による椎体の変化を捉えたい場合，VD 像では背景の消化管や肺のガスの陰影が重複することにより，脊椎が溶けているのか，背景のガスなのかが判別しづらい場合がある。このようなときに強力に効果を発揮する撮影法である（**図 16B**）。

X 線発生装置によっては，管電圧と mAs のみの表示であり，管電流と撮影時間を個別に設定できないものもある。このような装置では，過線量を承知で mAs を高く設定することで同様の画像を得ることができると思われる。

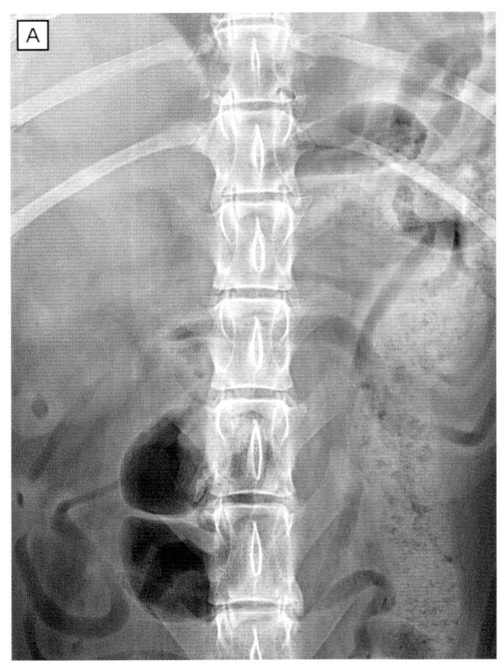

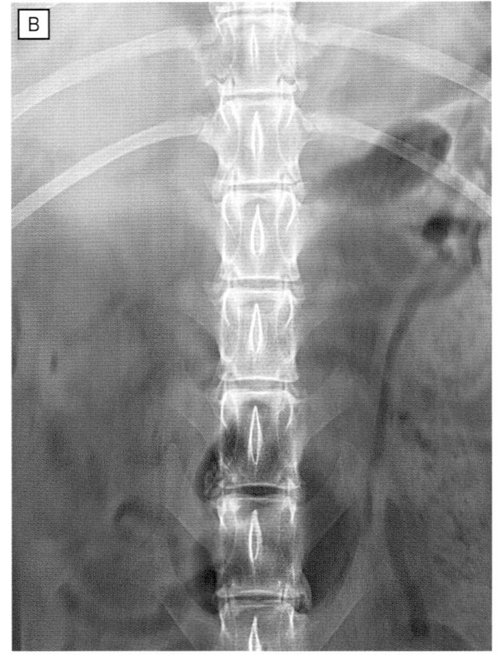

図 15　ブレを利用した撮影画像 1
A は通常の腹部の撮影条件で撮影した画像，B はブレを生じさせた胸腰椎の VD 像である。B では背景の腹部臓器の陰影にブレが生じ，脊椎をより明瞭に評価することができる。

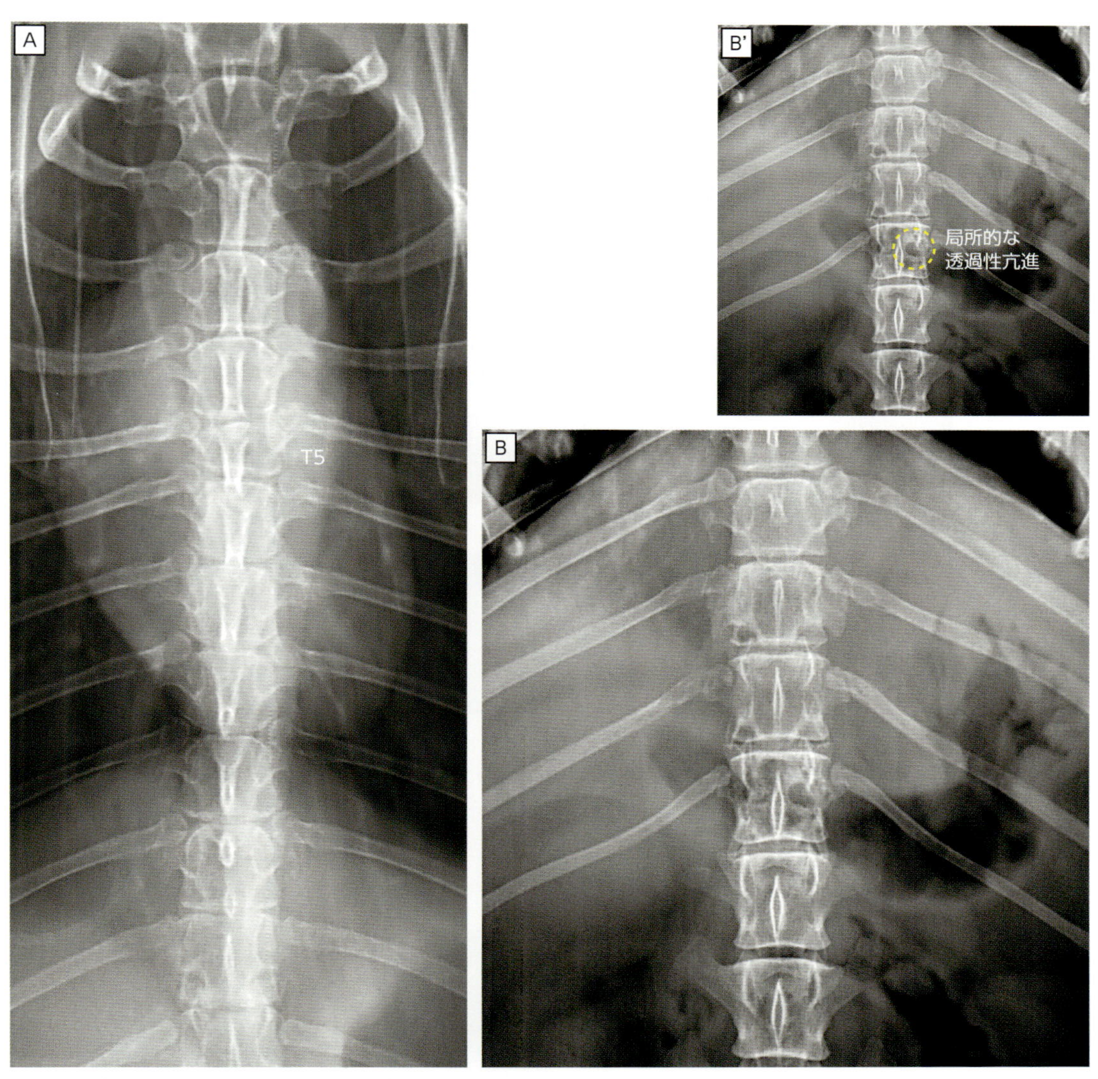

図 16　ブレを利用した撮影画像 2：胸腰椎の異常所見の例

A：図 1 と同一症例である。図 1 と比較して，T5 の圧迫骨折が明瞭である。

B：多発性骨髄腫の症例であるが，T13 椎体に局所的に透過性の亢進した領域を認める。背景の胃ガスはブレているため，この境界明瞭な透過性の亢進は椎体の骨吸収であると判断できる。

脊椎撮影のまとめ（図Ⅰ，Ⅱ）

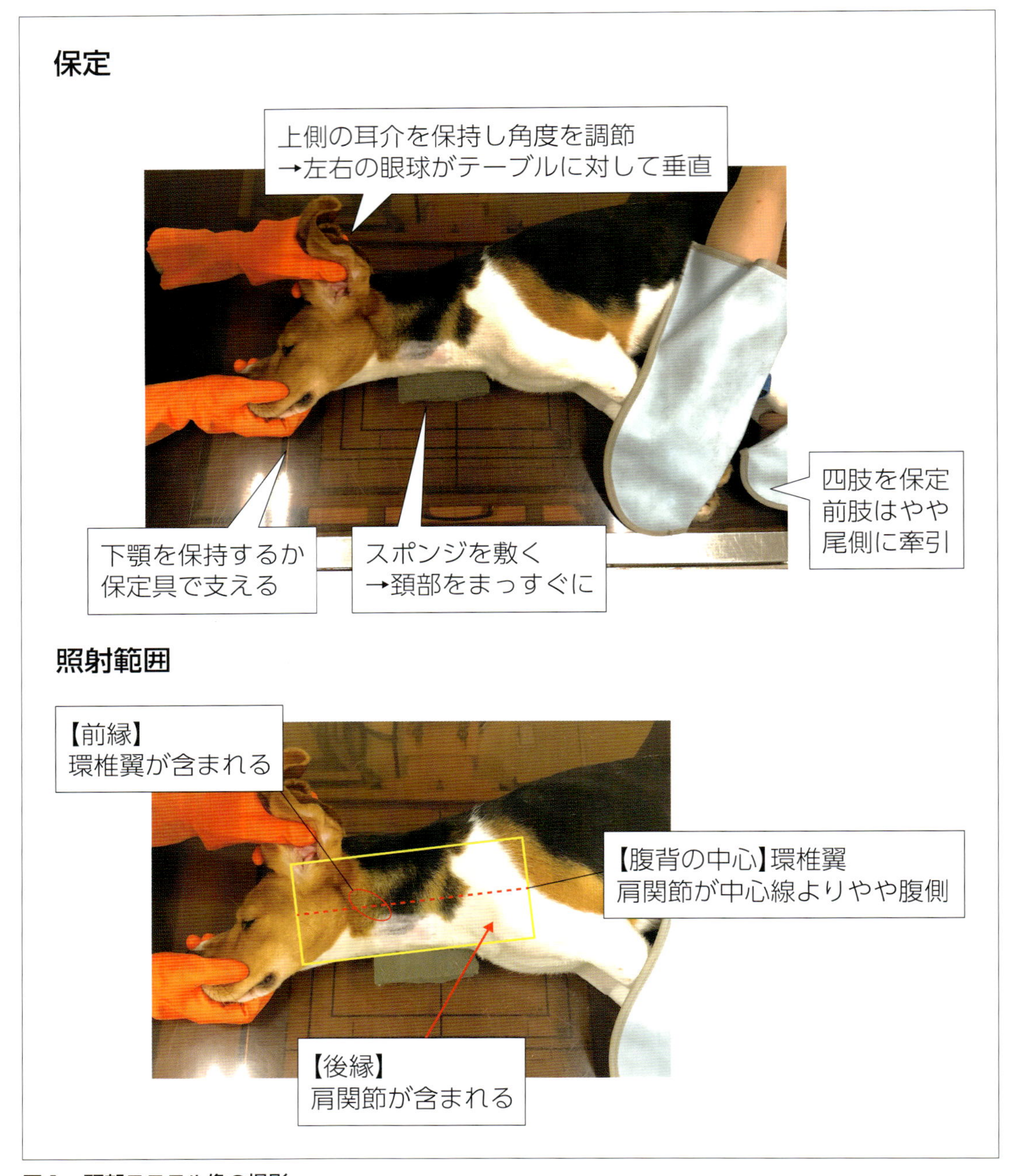

図Ⅰ　頚部ラテラル像の撮影

☑ CHECK　撮影前のチェック項目：頚部ラテラル像

- □ 照射範囲に環椎翼と肩関節が含まれているか？
- □ 頚部がまっすぐに伸びているか？（必要に応じてスポンジなどを頚部の下に敷く）

保定

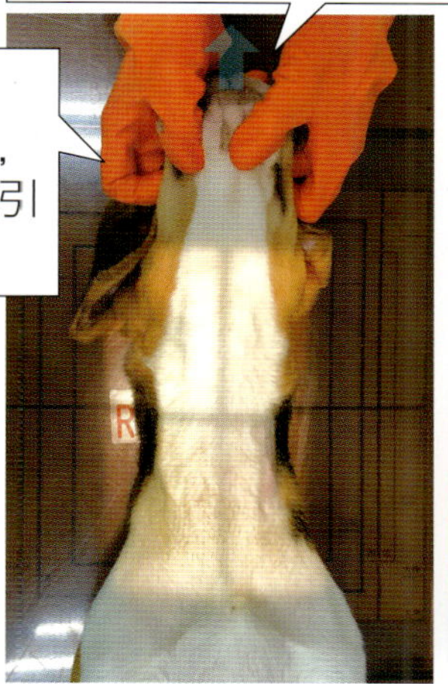

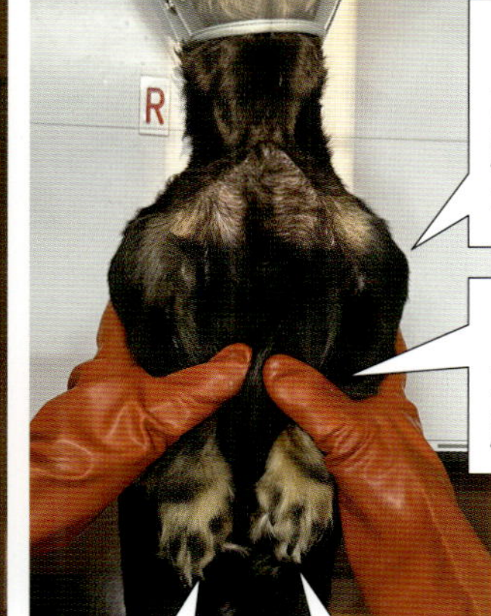

照射範囲

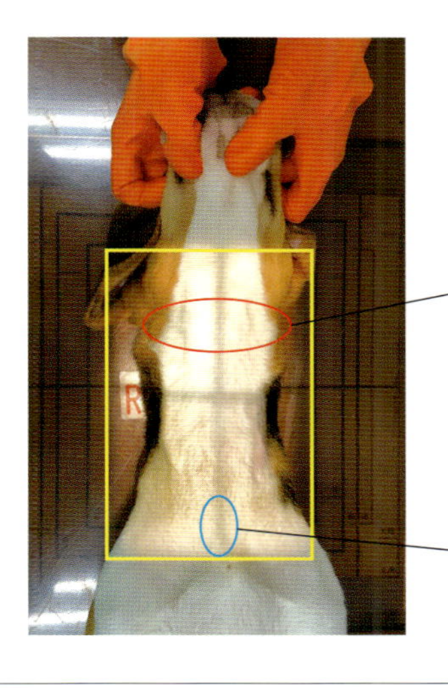

図Ⅱ　頚部 VD 像の撮影

☑ CHECK　撮影前のチェック項目：頚部 VD 像

- □照射範囲をラテラル像撮影時の設定のまま，環椎翼が頭側縁に入るように位置を調整したか？
- □頚部はしっかりと伸展しているか？
- □ローテーションはないか？（補助者は胸椎の棘突起や胸骨を触知して確認。撮影者は正面から確認）

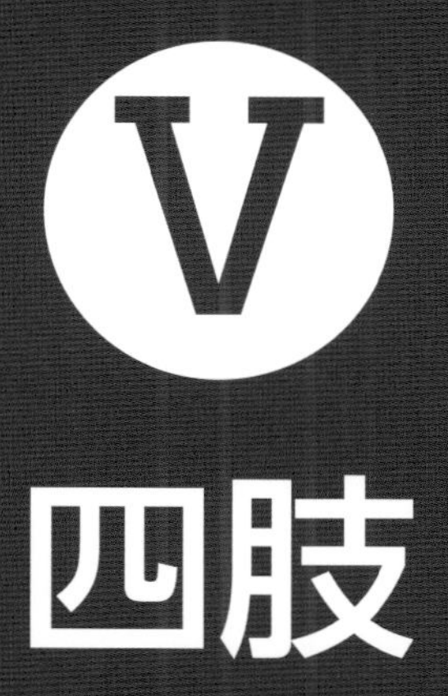

V 四肢

V 四肢

1 基本の前肢撮影

Introduction

❖ 左右の前肢撮影

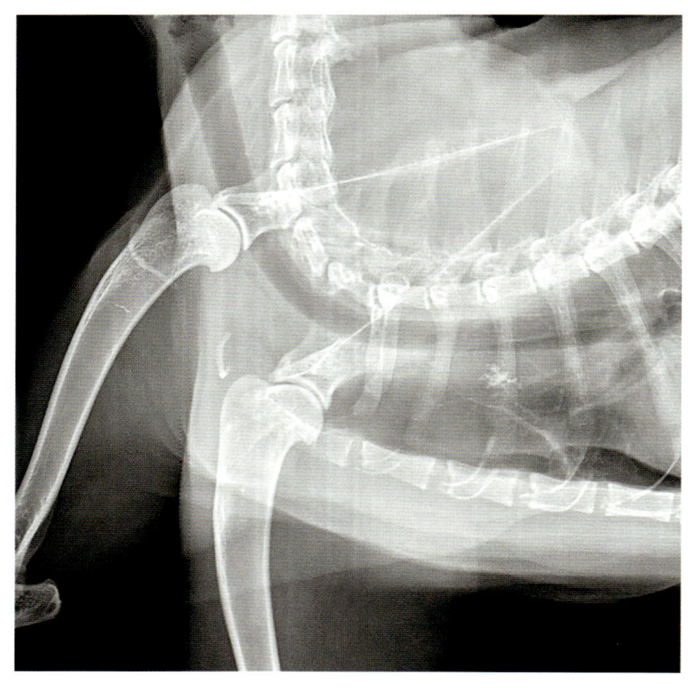

図１　撮影の失敗例
症例：雑種猫，去勢雄，８歳齢

研修医・先生，前肢の撮影をしました（**図１**）。

指導医・前肢……じゃないでしょう。なんですか，これは。どこを撮りたかったのですか？

研修医・触診では右肩関節に疼痛がありそうだったので，左右の肩関節を比較しようと思いまして。

指導医・なら，きちんと肩関節の撮影をしましょう。肩に限らず，前肢のどの領域であれ，左右を同時に撮ってはいけません。

研修医・なぜですか？

指導医・正しいポジショニングで撮影しようと思ったら，そもそも左右同時に撮影するなんて無理なんですよ。前肢の各部位の撮影法を確認しましょう。左右同時に撮影することがいかに無謀なことであるかが分かりますよ。

1　肩関節の内外側像

❖ 保定

撮影したい側の前肢が下になるよう，側臥位に保定する。

①反対側の前肢は軽く尾側へ牽引する（図2：①）。

②頭頚部を反らせるように保定する（図2：②）。

③撮影肢は可能な限り頭側へ牽引する（図2：③）。このとき，牽引が不十分であったり，腹側へ牽引したりしてしまうと，肩関節が気管や胸骨の陰影と重複してしまう。

❖ 照射範囲の調整

①上腕骨の大結節を触知し，これが照射野の中心よりもやや前方に位置するように調整する（図2：◌）。

②肘関節および反対側の肩関節が照射範囲に含まれないよう，照射範囲を調整する。

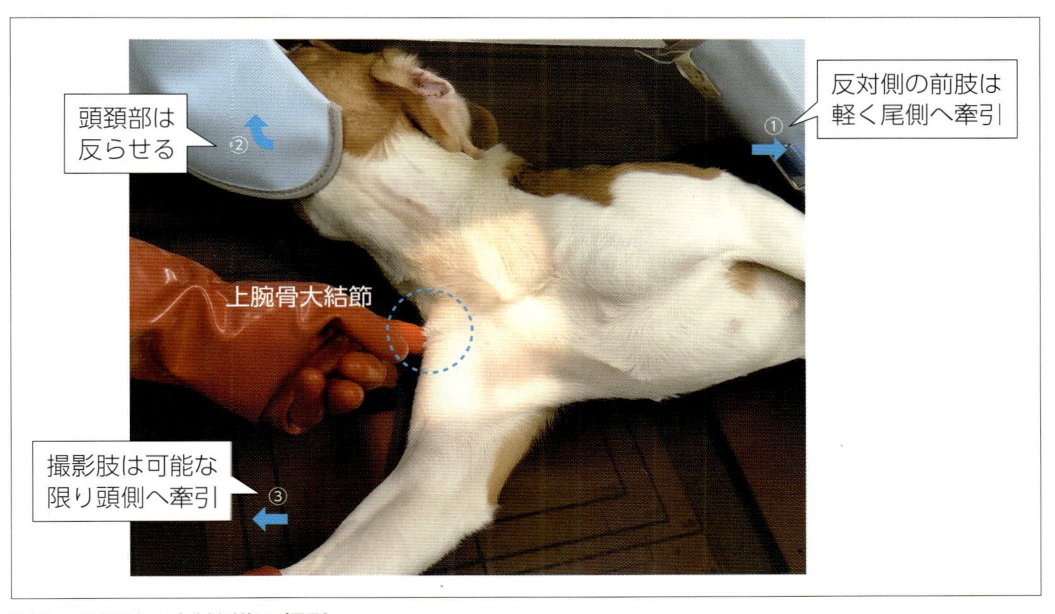

図2　肩関節の内外側像の撮影

☑ CHECK　撮影前のチェック項目：肩関節の内外側像

- □撮影肢を頭側に十分牽引できているか？
- □上腕骨大結節が照射野の中心よりもやや前方に位置しているか？
- □肘関節や反対側の肩関節まで照射野に含んでいないか？

❖ 撮影後の確認

撮影後は，肩関節が気管や胸骨の陰影と重複していないか確認する（図3）。

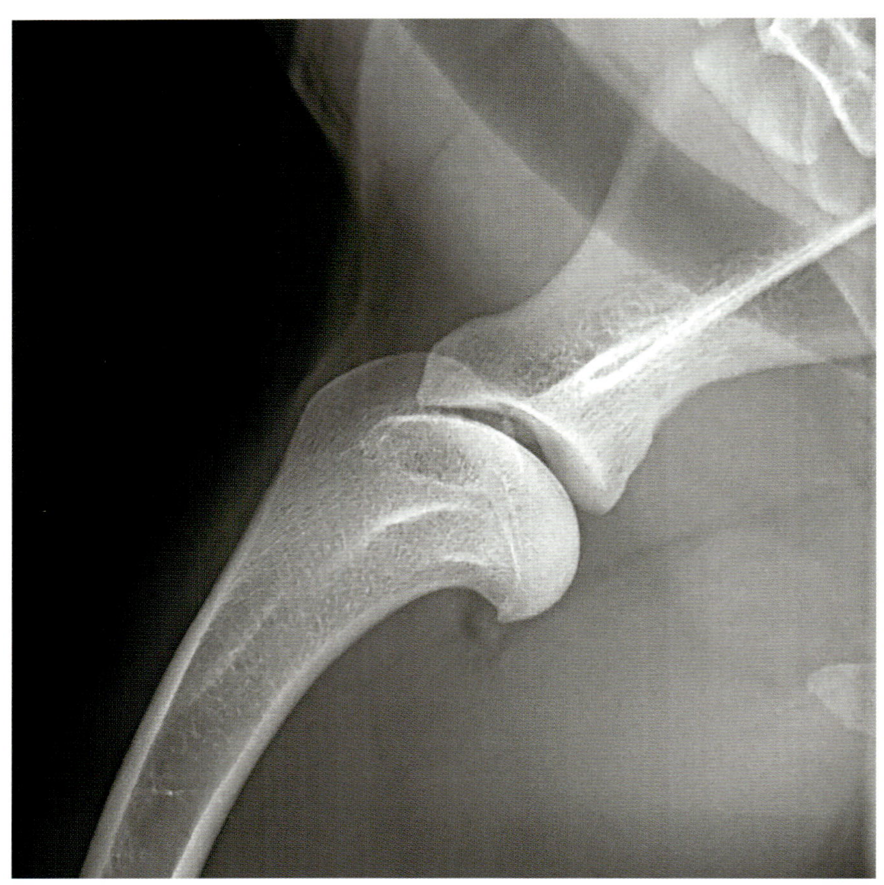

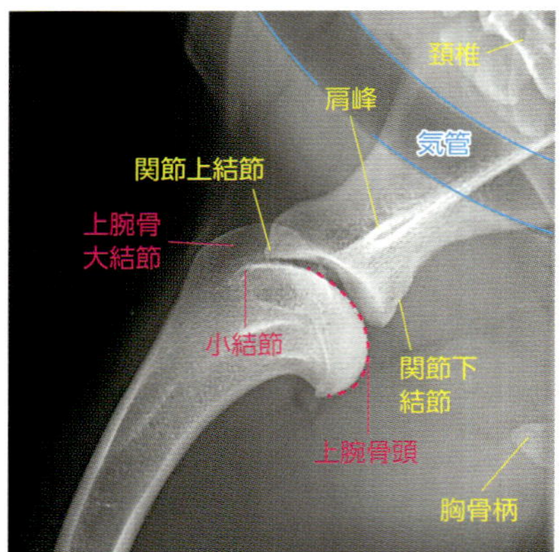

図３　肩関節の内外側像

2　肩関節の尾頭側像

❖ 保定

動物を仰臥位に保定し，わずかに撮影肢の反対側に傾ける（**図4A**）。

①頭部は軽く反対側へ向ける（**図4A**：①）。反対側の前肢は持ちやすいように保持しておけばよい。

②撮影肢を頭側，やや内側に向けて牽引する（**図4A**：②）。このとき，やや内旋させることにより肩関節をまっすぐに伸展させることができる。

❖ 照射範囲の調整

①肩甲骨の肩峰を触知し，これが照射野の中心のやや外側に位置するように調整する（**図4B**：◌）。

②肘関節および胸骨が照射範囲に含まれないよう，照射範囲を調整する。

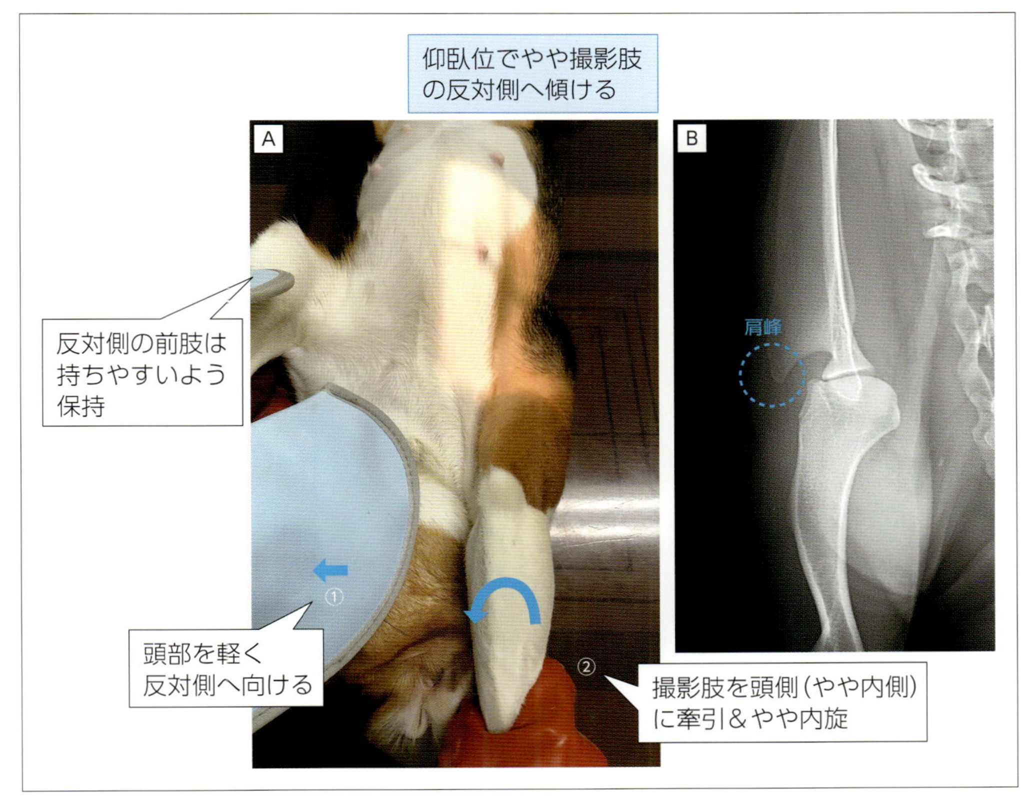

図4　肩関節の尾頭側像の撮影

☑CHECK　撮影前のチェック項目：肩関節の尾頭側像

- □撮影肢を頭側，やや内側に向けて牽引できているか？
- □肩峰が照射野の中心やや外側に位置しているか？
- □肘関節や胸骨まで照射野に含んでいないか？

❖ 撮影後の確認

撮影後は，肩甲骨から上腕骨までまっすぐに伸展しているかを確認する（**図5**）。

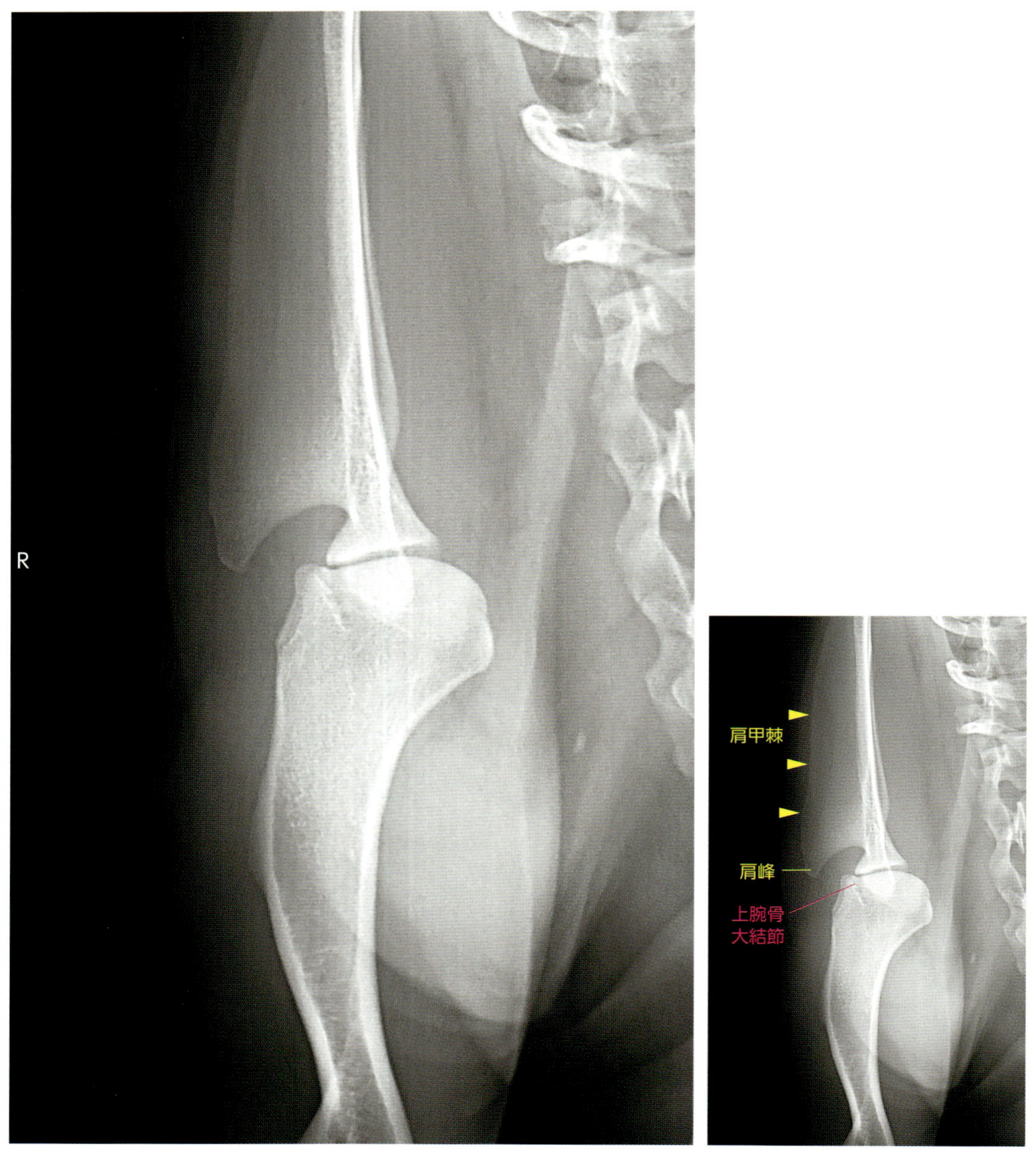

図5　肩関節の尾頭側像
肩甲骨に対して垂直にX線が入射し，肩甲骨から上腕骨がまっすぐに整列していれば，内外側像と直交する画像が得られる。

コツ　肩関節内方脱臼の症例では前肢を外転させるとよい

通常の肩関節の尾頭側像では，上腕骨頭を外側へと押しつけるような力がはたらくため，肩関節内方脱臼の症例において，脱臼が撮影時に自然に整復されてしまう場合がある（**図6A，B**）。このようなときには，前肢をあまり頭側に牽引せず，外転させて撮影することにより，肩関節内方脱臼を捉えやすくなる（**図6C，D**）。

通常の撮影

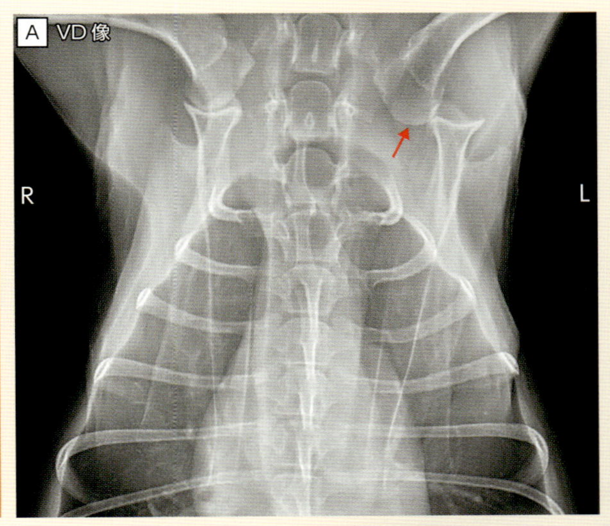

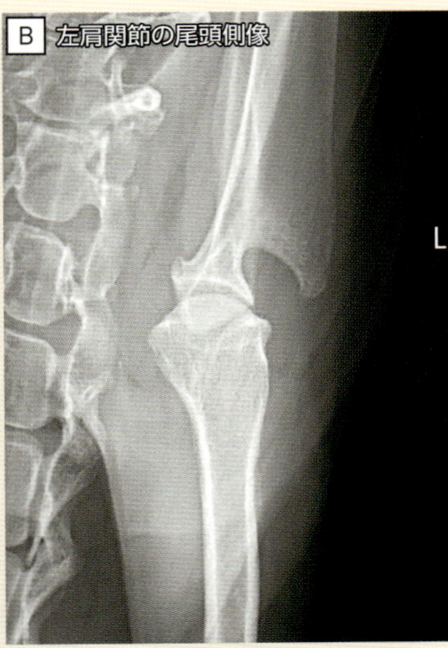

前肢を外転させて撮影

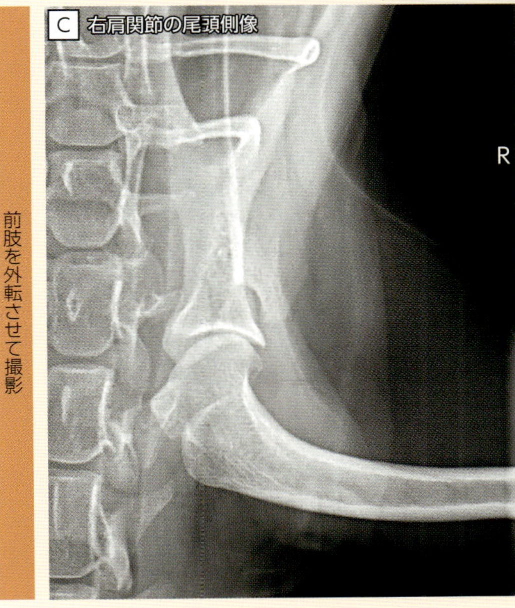

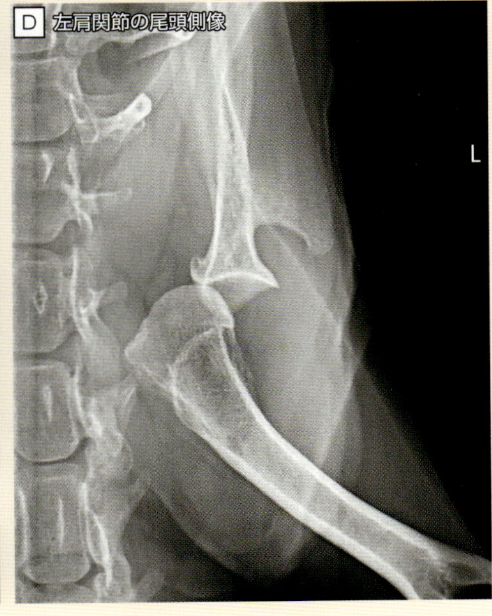

図6　肩関節内方脱臼の症例
胸部VD像では左肩関節の内方脱臼が明らかである（A：矢印）にもかかわらず，肩関節の尾頭側像では整復されてしまっている（B）。このような場合には，前肢を外転させて撮影することにより（C，D），内方脱臼を誘発することができる（D）。

3 上腕骨の内外側像

❖ 保定

肩関節と同じ要領で撮影可能である（**図7A**）。撮影したい側の前肢が下になるよう，側臥位に保定する。

①反対側の前肢は軽く尾側へ牽引する（**図7A**：①）。

②頭頸部を反らせるように保定する（**図7A**：②）。

③撮影肢は可能な限り頭側へ牽引する（**図7A**：③）。

❖ 照射範囲の調整

照射範囲に肩関節と肘関節が含まれていることを確認して撮影する（**図7B**）。

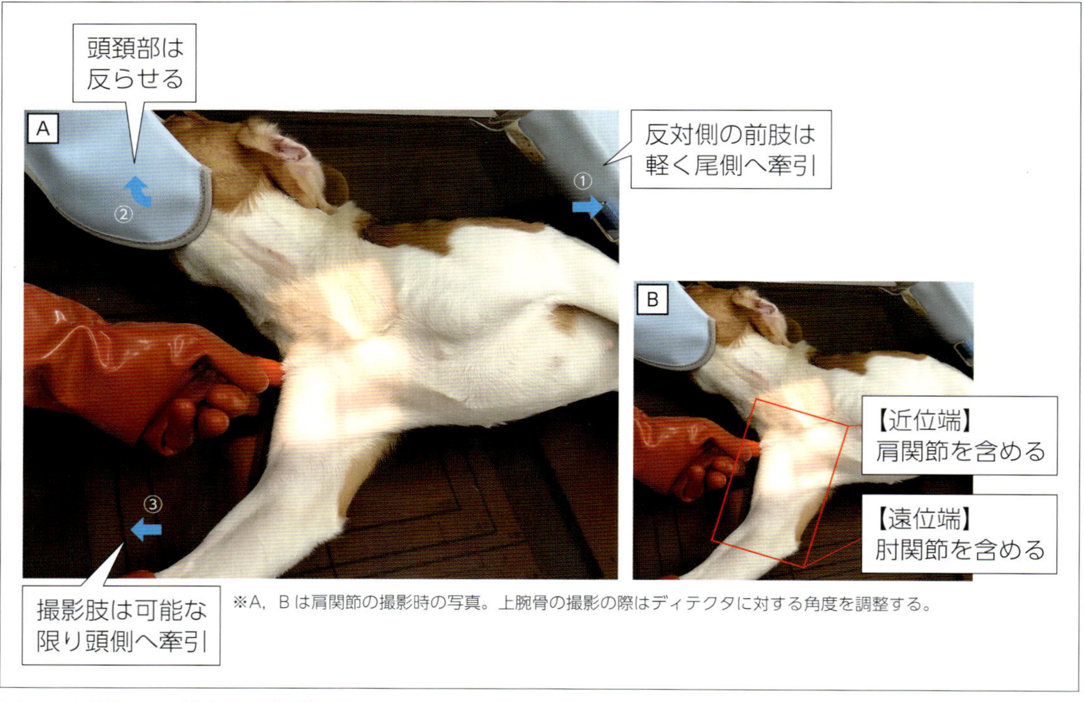

※A，Bは肩関節の撮影時の写真。上腕骨の撮影の際はディテクタに対する角度を調整する。

図7　上腕骨の内外側像の撮影

☑ CHECK　撮影前のチェック項目：上腕骨の内外側像

- ☐ 撮影肢を頭側に十分牽引できているか？
- ☐ 肩関節と肘関節が照射野に含まれているか？

❖ 撮影後の確認

撮影後は，上腕骨の近位端が胸骨柄と重複していないかを確認する（**図8**）。

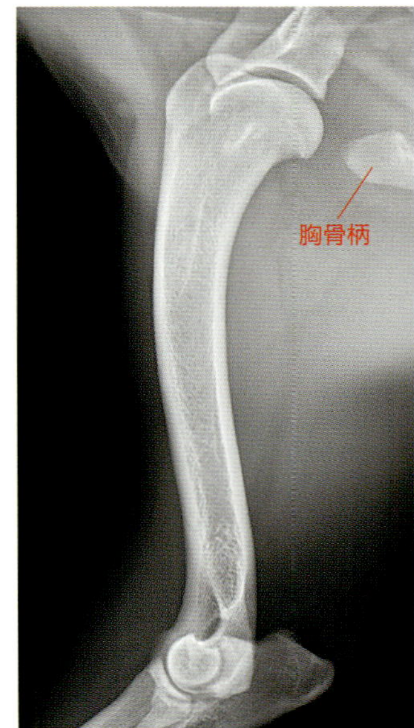

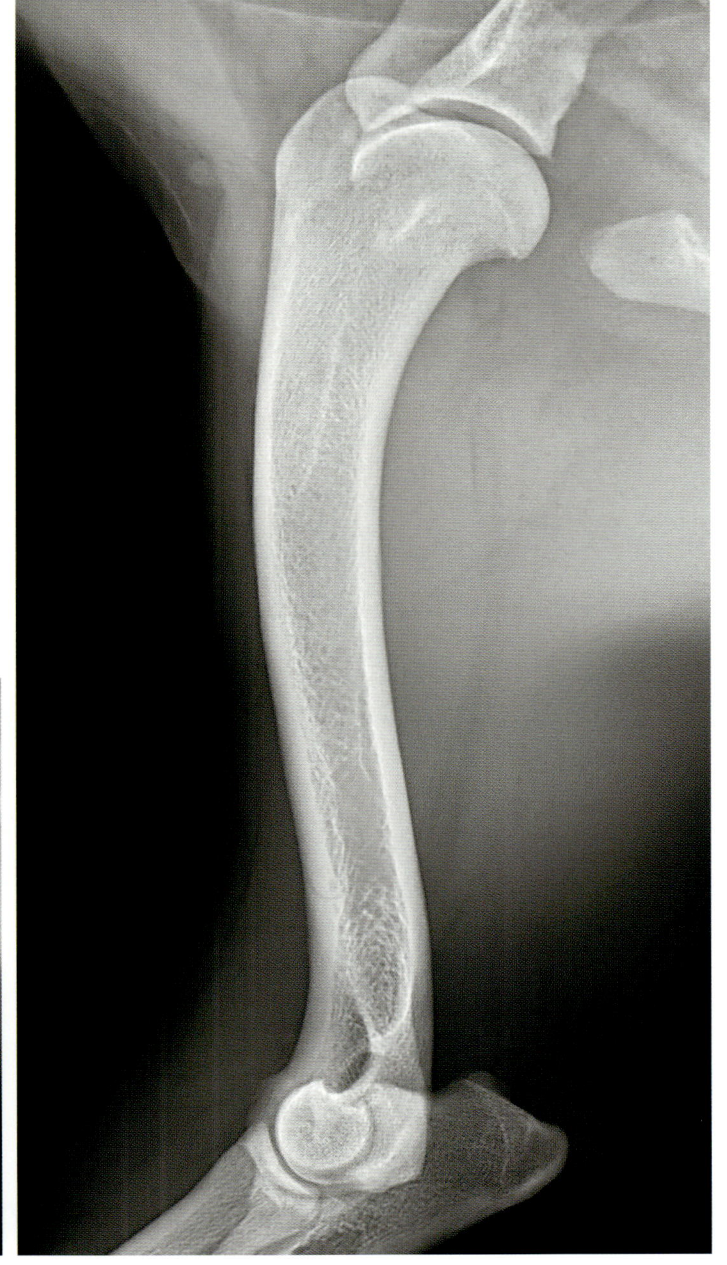

図8　上腕骨の内外側像

4 上腕骨の頭尾側像，尾頭側像

上腕骨については，頭尾側像と尾頭側像を症例によって使い分けることが必要となる。

❖ 頭尾側像

動物を仰臥位に保定する。

①撮影肢を尾側に牽引し，体幹部から少し離す（図9A：①）。

②上腕骨がディテクタに対して水平であるよう注意しながら（図9B：②），肘頭が上腕骨顆の中心に来るように角度を調整する。

照射範囲の調整

肩関節および肘関節が完全に含まれるように照射範囲を調整する。

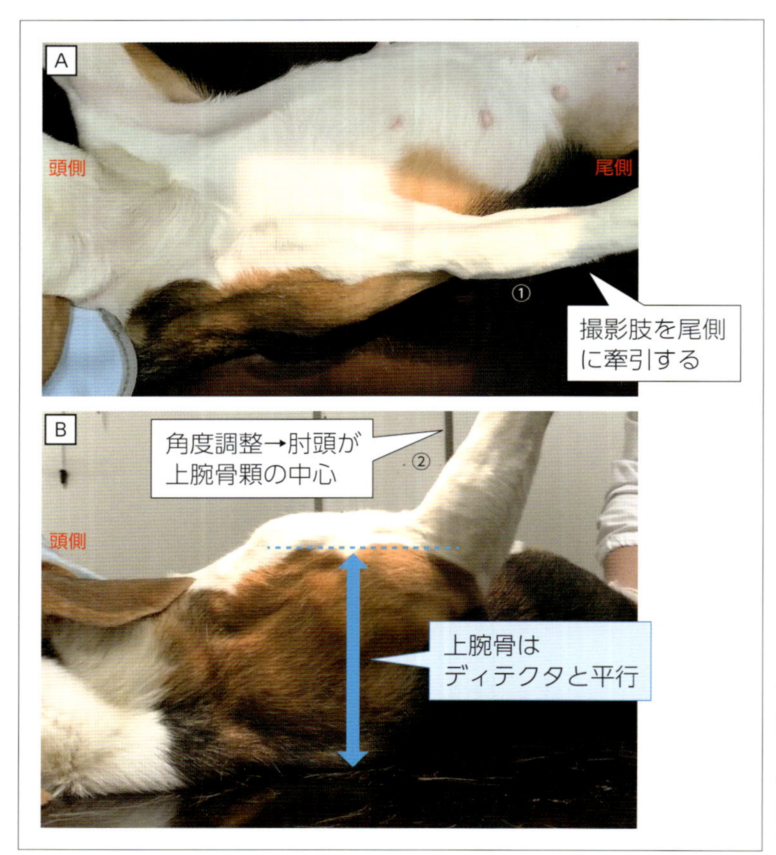

図9　上腕骨の頭尾側像の撮影
頭尾側像では上腕骨はディテクタに対して平行になる（B：点線）ものの，ディテクタからの距離が離れる分，拡大像となり鮮鋭度が低下する。

☑CHECK　撮影前のチェック項目：上腕骨の頭尾側像

- □撮影肢を尾側にしっかりと牽引しているか？
- □肘頭が上腕骨顆の中心に来ているか？
- □上腕骨がディテクタに対して水平か？

❖ 尾頭側像

撮影法は肩関節とほとんど同じである。

①動物を仰臥位に保定し，わずかに撮影肢の反対側に傾ける（**図 10A**）。頭部は軽く反対側へ向ける。反対側の前肢は持ちやすいように保持しておけばよい。

②しっかりと撮影肢を頭側に牽引し，肘頭が上腕骨顆の中心に来るように角度を調整する（**図 10B**）。

照射範囲の調整

肩関節および肘関節が完全に含まれるように照射範囲を調整する。

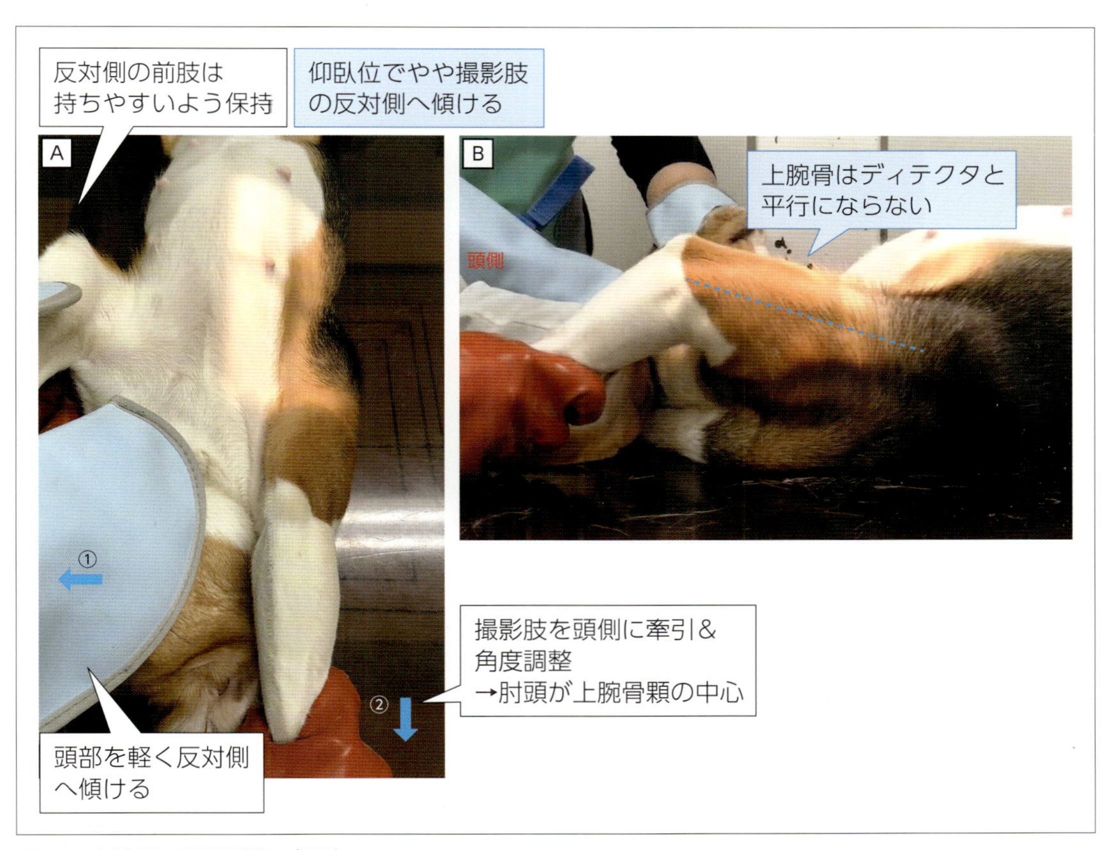

図 10　上腕骨の尾頭側像の撮影
尾頭側像では必ずしも上腕骨はディテクタとは平行にならない（B：点線）。

☑ CHECK　撮影前のチェック項目：上腕骨の尾頭側像

- □撮影肢を頭側にしっかりと牽引しているか？
- □肘頭が上腕骨顆の中心に来ているか？

❖ 撮影後の確認

肩関節から肘関節までが含まれているかを確認する。撮影画像の例を**図 11** に示す。

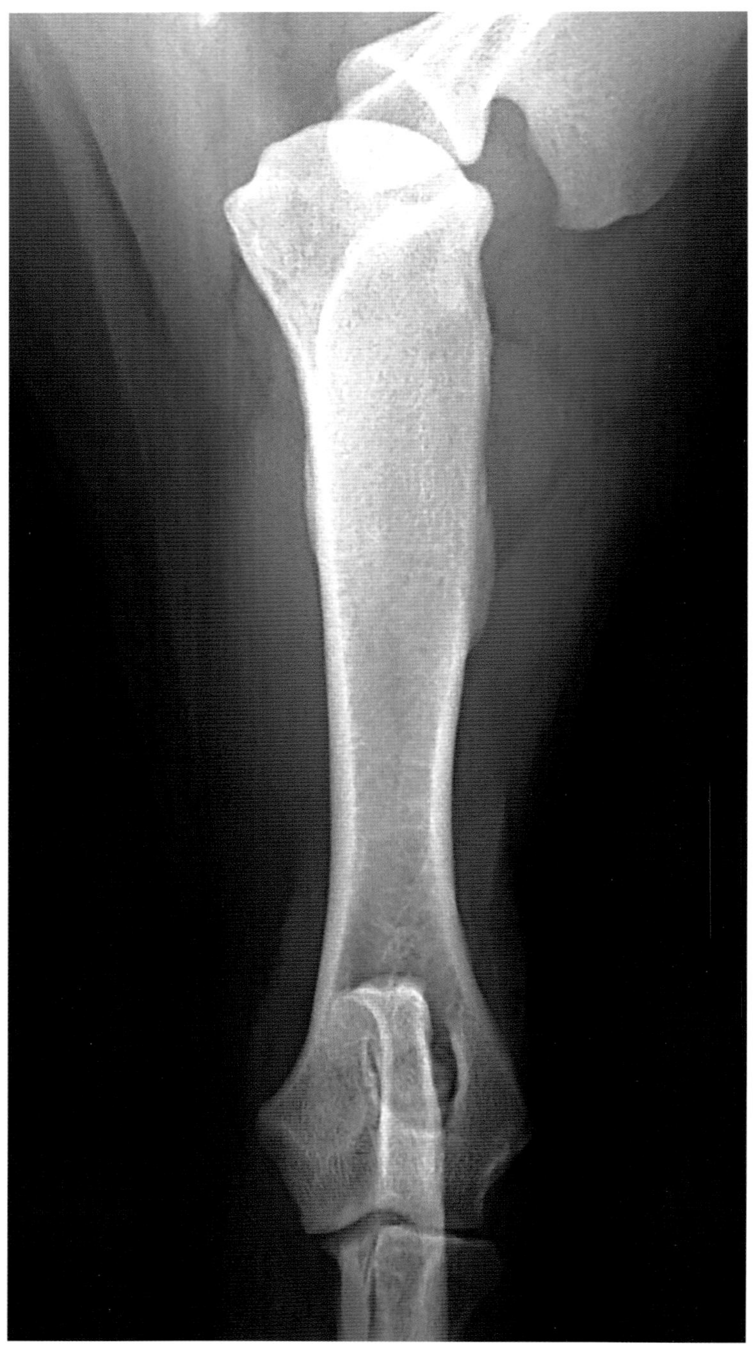

図 11　上腕骨の尾頭側像

コツ　ダックスフンドや胸の深い犬種では，尾頭側像ではなく頭尾側像を撮影するとよい

ダックスフンドや胸の深い犬種では，肩関節を十分に伸展させることが難しく，尾頭側像で上腕骨をディテクタに対して平行にすることが困難である（**図 12B**）。このような場合には，頭尾側像を撮影する（**図 12A**）。頭尾側像では上腕骨がディテクタから離れるため，尾頭側像よりも拡大率が大きいことに注意が必要である。

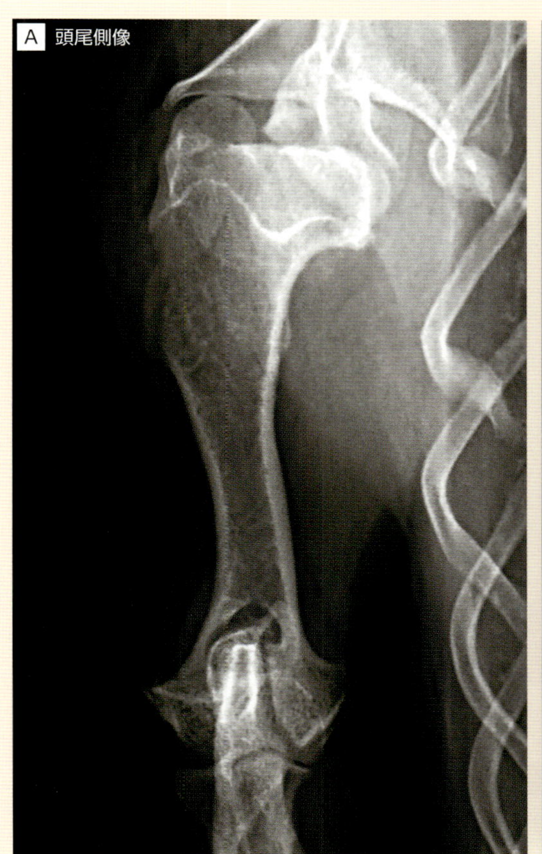

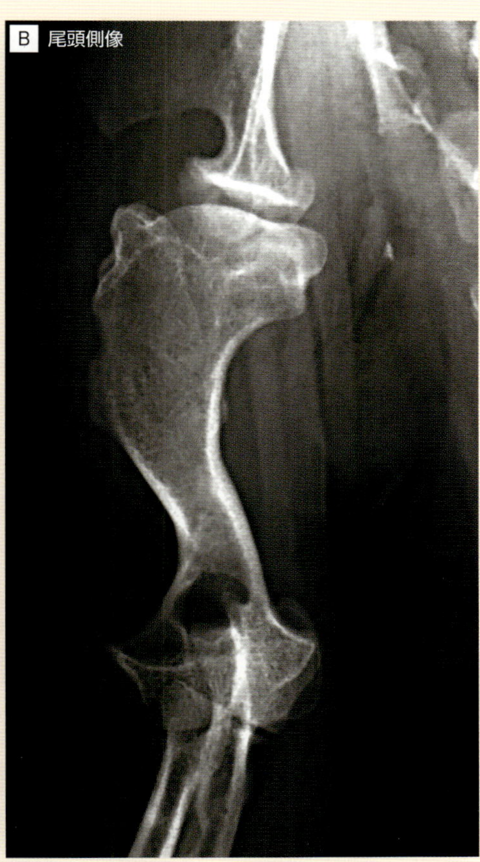

図 12　ダックスフンドの上腕骨の頭尾側像（A）および尾頭側像（B）
尾頭側像では上腕骨がディテクタと平行でないため，上腕骨が短く写っている。

5 肘関節の内外側像

❖ 保定

基本的には肩関節のポジショニングと同様であるが，撮影肢はやや腹側寄りに牽引しても問題ない。ただし，上腕骨の短い犬種においては，肘関節と胸骨の陰影が重複する場合があるため，やはり頭側に牽引する必要がある。

撮影したい側の前肢が下になるよう，側臥位に保定する。

①反対側の前肢は軽く尾側へ牽引する（図 13A：①）。

②頭頚部を反らせるように保定する（図 13A：②）。

③撮影肢は頭側～やや腹側寄りに牽引しても問題ない（図 13A：③）。ただし上腕骨の短い犬種では，可能な限り頭側へ牽引する。

❖ 照射範囲の調整

①肘関節（上腕骨顆）を触知し，これが照射野の中心に位置するよう調整する（図 13B）。

②照射範囲は上腕骨，橈尺骨の 1/3～1/2 程度が含まれるように調整する。

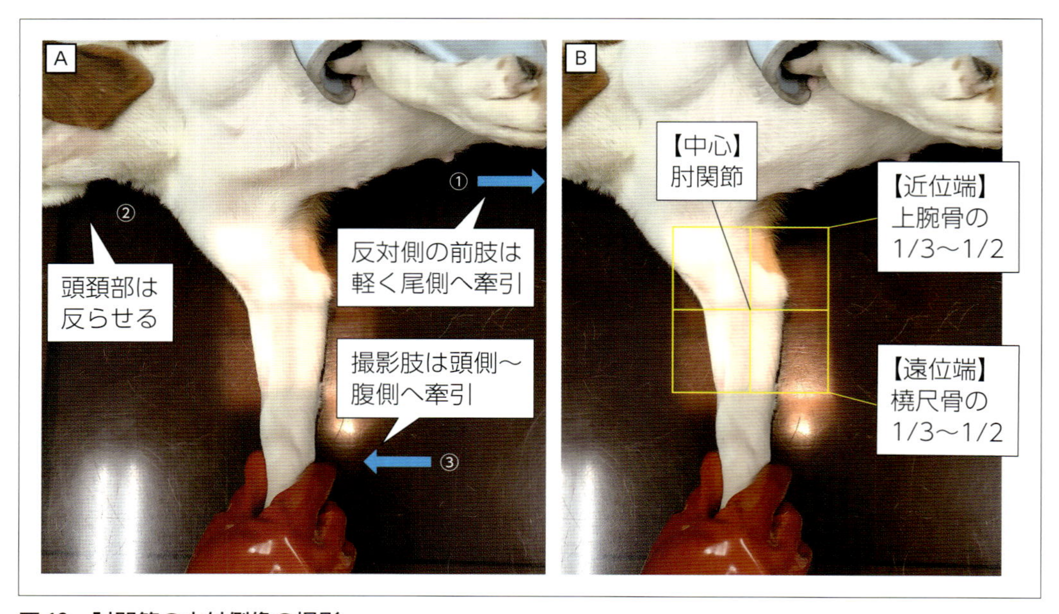

図 13　肘関節の内外側像の撮影

☑ CHECK　撮影前のチェック項目：肘関節の内外側像

- □撮影肢を頭側に十分牽引できているか？（やや腹側寄りの牽引でも可）
- □肘関節が照射野の中心に位置しているか？
- □上腕骨，橈尺骨の 1/3～1/2 程度が照射野に含まれているか？

❖ 撮影後の確認

撮影後は，上腕骨顆の領域が同心円状に描出されているか確認する（**図14**）。

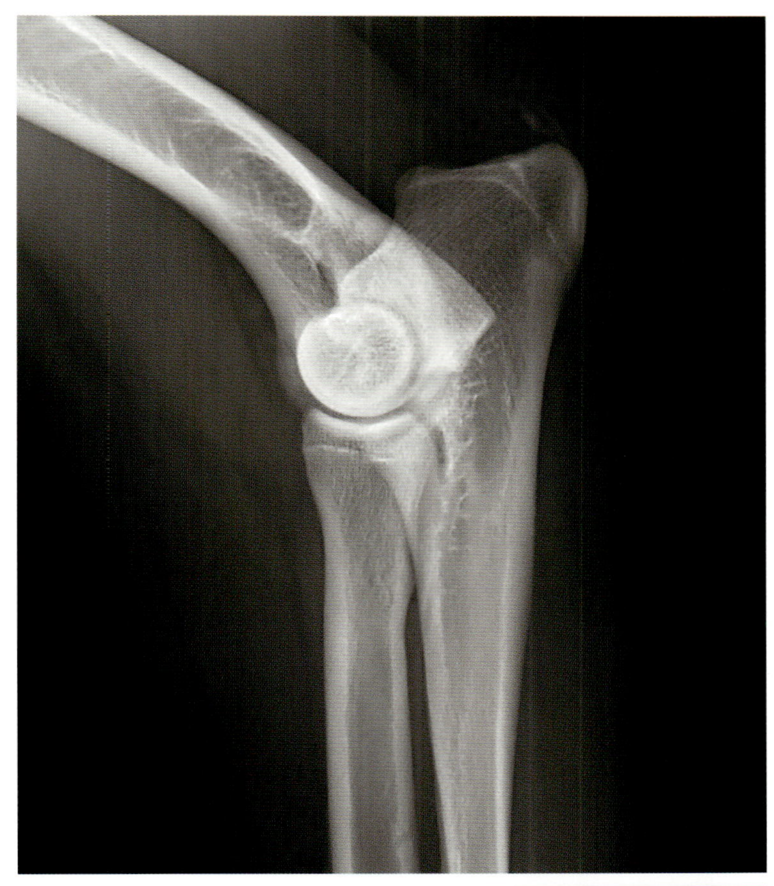

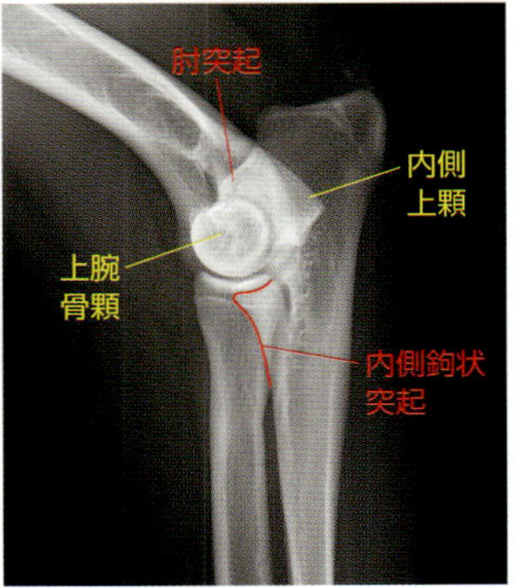

図14　肘関節の内外側像
上腕骨顆が同心円状に描出されていれば成功である。

6 肘関節の頭尾側像

❖ 保定

①動物を伏臥位に保定し，後肢は胸部 DV 像のようにまっすぐに保定するか，あるいは撮影したい側へ倒してもよい（右肘関節を撮影したい場合は，後肢のみ右ラテラル像のように保定してもよい）。

②撮影肢を頭側に牽引し，頭部はしっかりと反るか，あるいは反対側を向かせる（**図 15**）。

コツ　上腕から前腕部をまっすぐ伸ばすコツ

撮影したい側に頭部を押し込んで重心を移動させることにより（**図 15**：→），上腕から前腕部をまっすぐに伸ばすことができる。

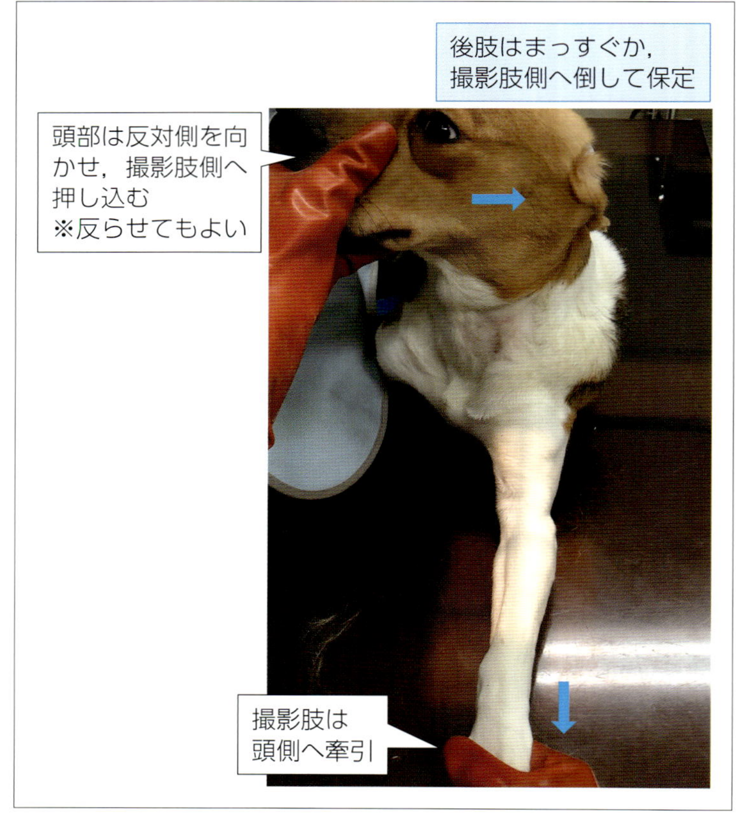

図 15　肘関節の頭尾側像の撮影
頭部はそのまま反らせるか，図のように反対側を向かせつつ撮影したい側に押し込む（矢印）。

ロジック

　前述のコツが不十分で，単に前肢を牽引するだけでは，肘関節が外方を向き，前肢がまっすぐに伸びない（**図 16A**）。これはこれで斜位像（**図 16B**）の撮影法として存在はするが，正しい頭尾側像ではなくなっていることに注意が必要である。

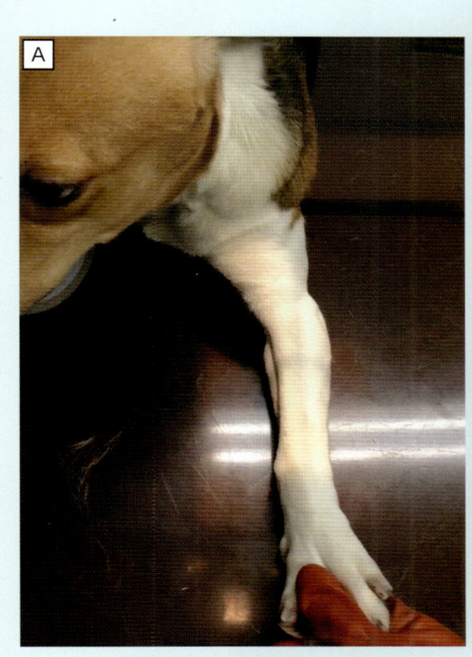

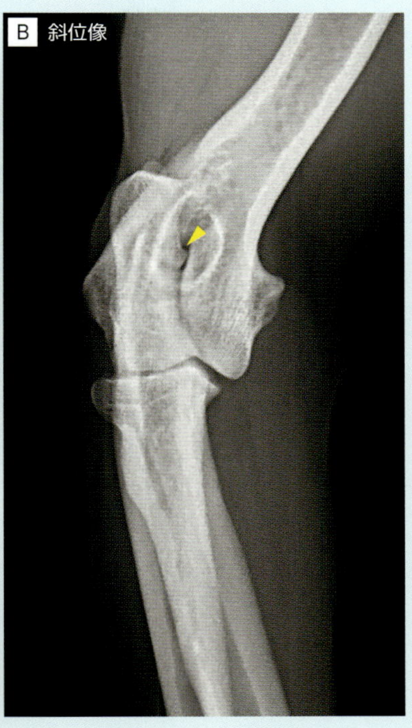

図 16　肘関節頭尾側像の撮影：斜位像になってしまう保定
単に伏臥位で前肢を牽引するだけでは（A），斜位像になってしまう（B）。肘突起が描出されていることに注目（B：黄矢頭）。

☑ CHECK　撮影前のチェック項目：肘関節の頭尾側像

- □ 撮影肢を頭側に牽引し，上腕から前腕部をまっすぐ伸ばせているか？（撮影したい側に頭部を押し込んで重心を移動させる）

❖ 撮影後の確認

撮影後は，尺骨の肘頭が上腕骨の中心に描出されているかを確認する（図 17）。肘突起を確認できるようであれば，ローテーションが生じている（図 16B）。

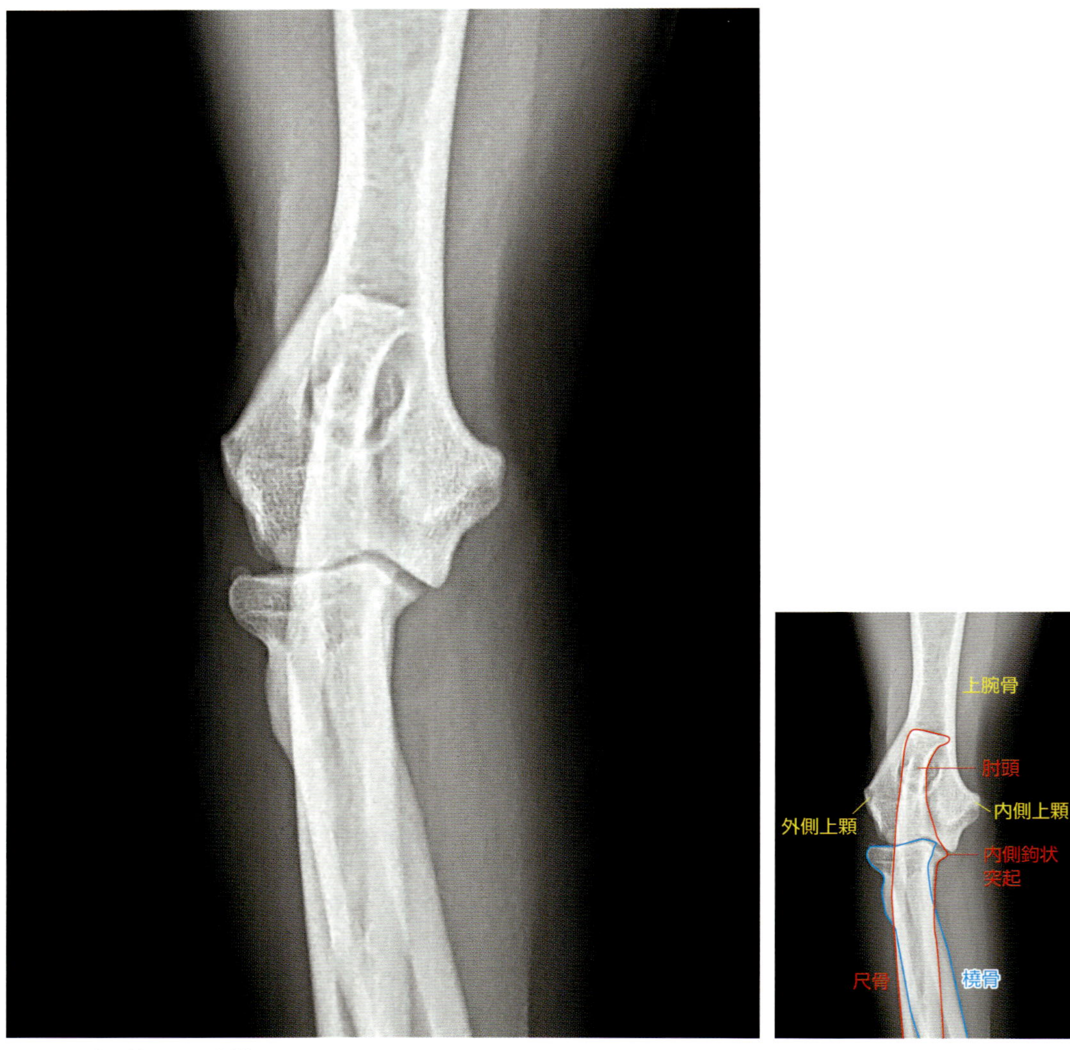

図 17　肘関節の頭尾側像
上腕骨から前腕がまっすぐに整列し，肘頭が上腕骨の中心に描出されていれば成功である。

7 前腕の内外側像，頭尾側像

肘および手根関節と同じ要領で撮影可能である。

❖ 内外側像（図 18A，B）

①撮影したい側の前肢が下になるよう，側臥位に保定する。反対側の前肢は軽く尾側へ牽引する。

②頭頚部を反らせるように保定する。

③撮影肢は頭側～やや腹側寄りに牽引しても問題ない。上腕骨の短い犬種では，撮影肢は可能な限り頭側へ牽引する。中手骨が垂直に並ぶよう肢端の角度を調整する。

❖ 頭尾側像（図 18C，D）

①動物を伏臥位に保定し，後肢は胸部 DV 像のようにまっすぐに保定するか，あるいは撮影したい側へ倒してもよい（右前腕を撮影したい場合は，後肢のみ右ラテラル像のように保定してもよい）。

②撮影肢を頭側に牽引し，頭部はしっかりと反るか，あるいは反対側を向かせる。中手骨が水平に並ぶよう肢端の角度を調整する。

❖ 照射範囲

照射範囲に肘関節と手根関節が含まれていることを確認して撮影する。

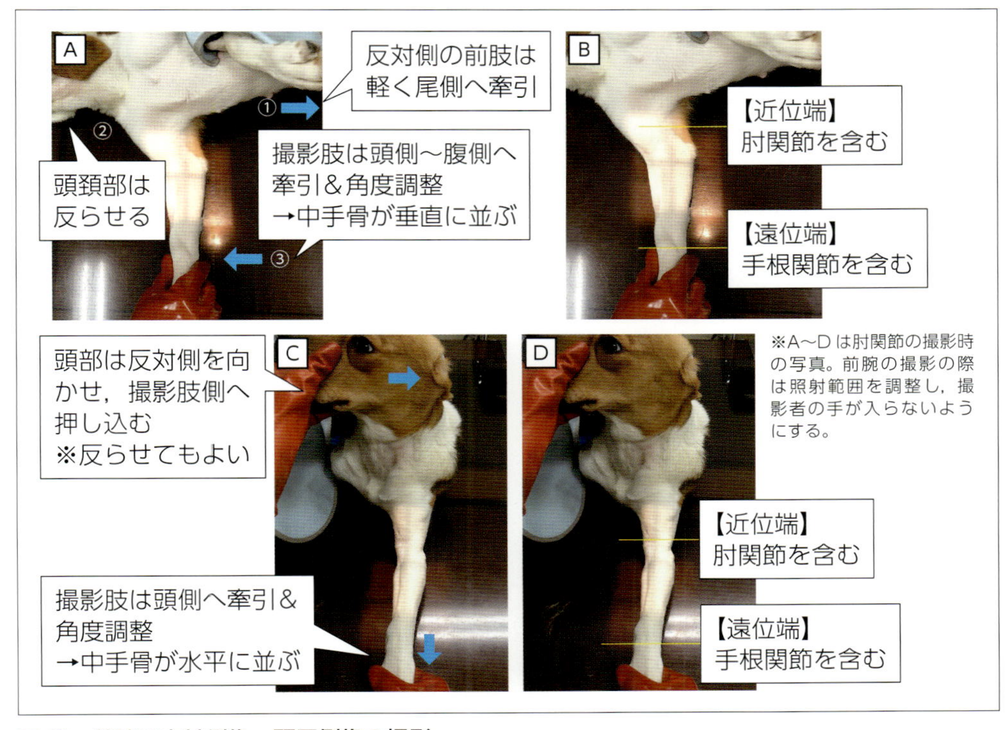

図 18　前腕の内外側像，頭尾側像の撮影
基本的に肘関節，手根関節の撮影法と同じポジショニングである。

❖ 撮影後の確認

肘関節から手根関節までが含まれていることを確認する。撮影画像の例を**図 19** に示す。

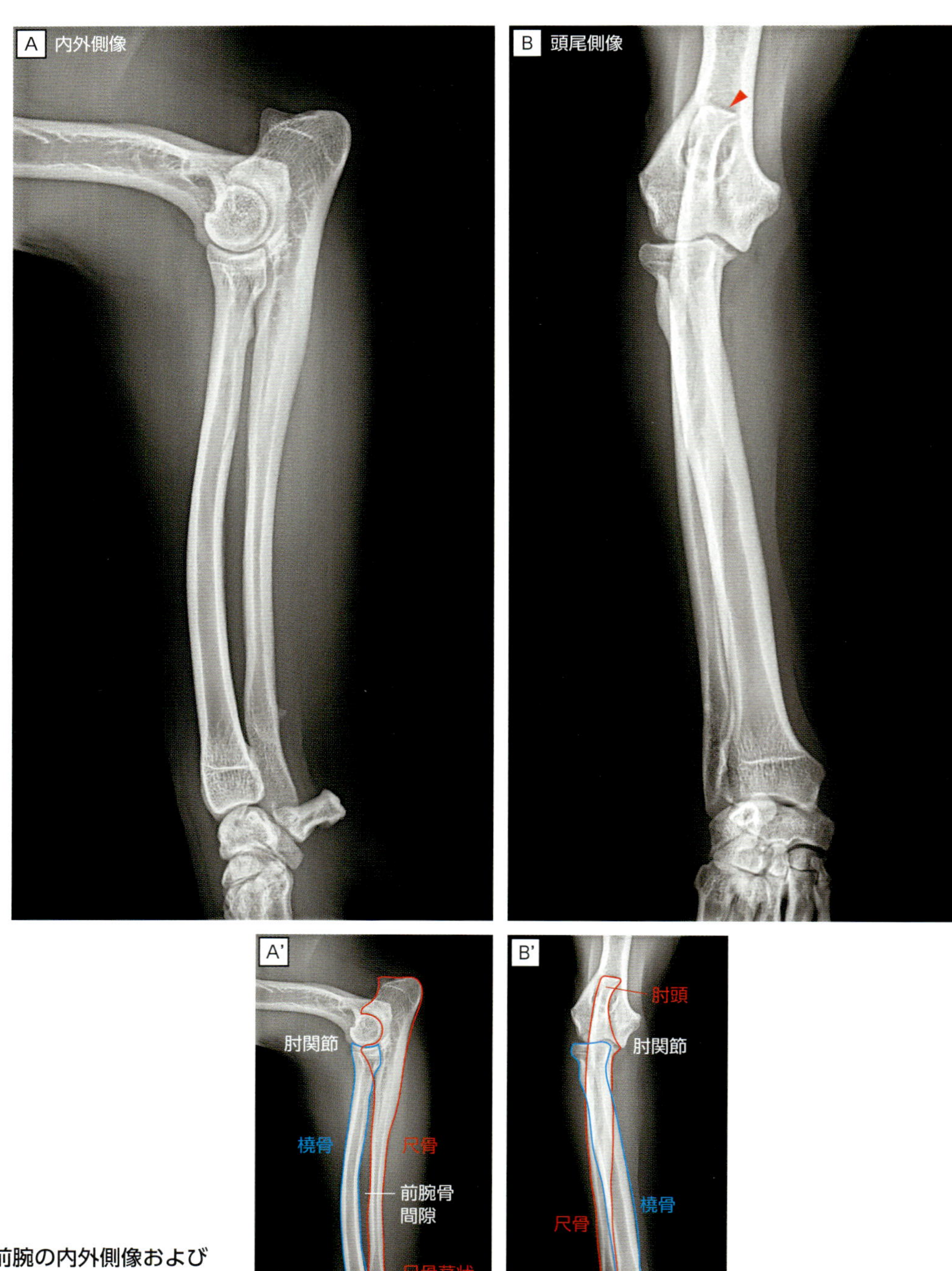

図 19　前腕の内外側像および頭尾側像
頭尾側像では，やはり肘頭が上腕骨の中心に位置していることに注目（B：矢頭）。

8 手根関節（肢端部）の内外側像，背掌側像

本来は手根関節と指骨の撮影は別に考えるべきなのかもしれないが，成書にも「手根関節と指骨は通常一度に撮影される」と記載されており，筆者も一度に撮影してしまう場合が多い。手根関節が関心領域である場合には，理論的には手根関節をX線束の中心に置いて撮影した方が関節腔が広く描出されるはずであるが，中手骨レベルを中心にして手根から肢端部まで含めて撮影してしまっても，実際にはほとんど画像に変化はみられない場合が多いと思われる（後述の図23を参照）。

❖ 内外側像

肘関節の内外側像と同じ要領で保定する（**図20**）。撮影したい側の前肢が下になるよう，側臥位に保定する。

①反対側の前肢は軽く尾側へ牽引する。

②頭頸部を反らせるように保定する。

③撮影肢は腹側に牽引する。

④関心領域が中心に来るよう位置を調整し，中手骨が垂直に並ぶように角度を調整する。

⑤照射範囲は撮影目的によるが，通常は手根関節から肢端部全域が含まれていればよい（**図20**では手根関節にのみ照射範囲を絞っている。指骨まで撮影する場合は，前腕部近位を保持すればよい）。

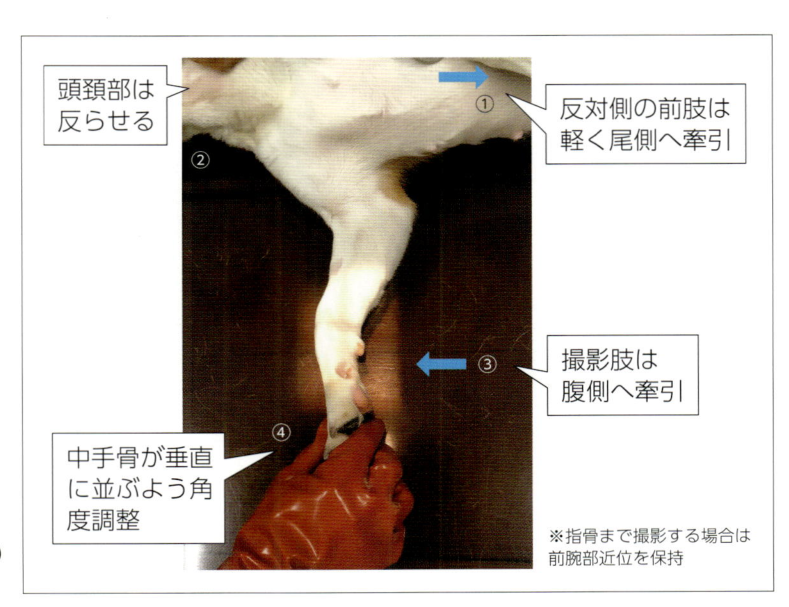

図20　手根関節（肢端部）の内外側像の撮影

☑ CHECK　撮影前のチェック項目：手根関節の内外側像

□ 中手骨が垂直に並んでいるか？

❖ 撮影後の確認

撮影画像の例を**図 21** に示す。

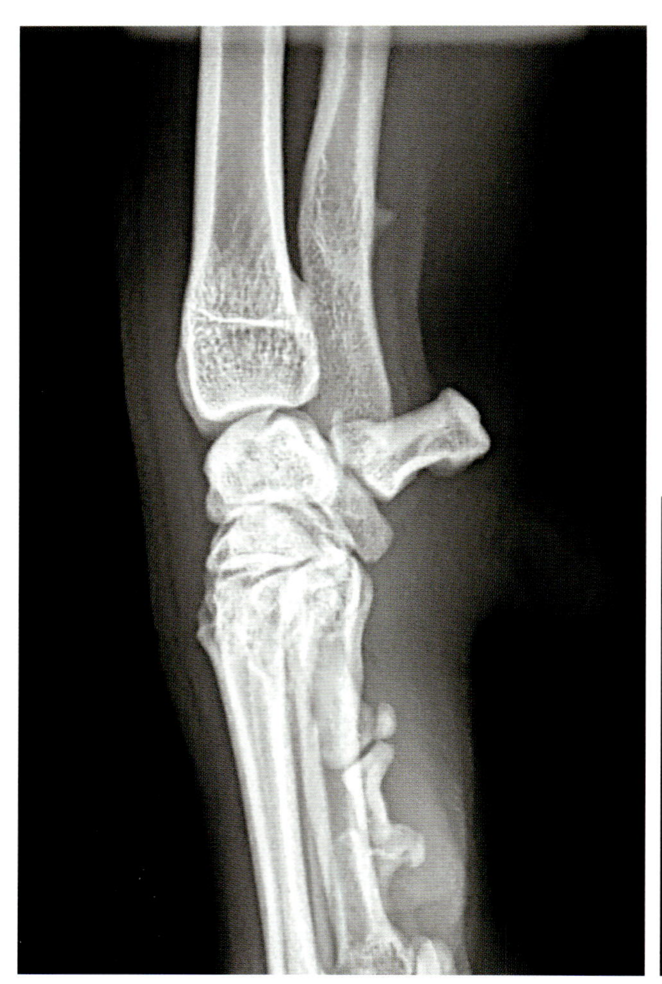

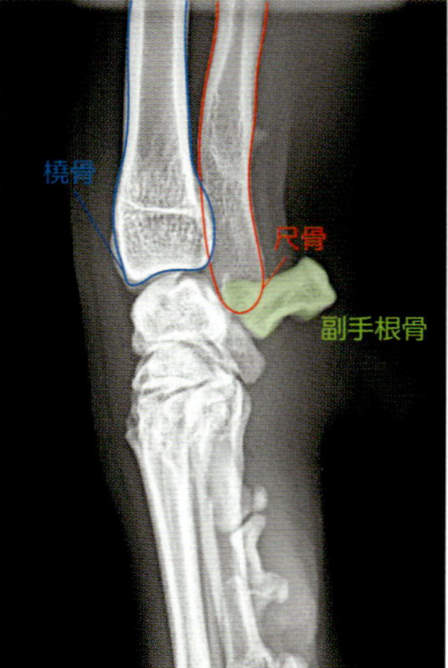

図 21　手根関節の内外側像

❖ 背掌側像

肘関節の頭尾側像と同じ要領で保定する（**図 22**）。

①動物を伏臥位に保定し，後肢は胸部 DV 像のようにまっすぐに保定するか，あるいは撮影したい側へ倒してもよい（右手根関節を撮影したい場合は，後肢のみ右ラテラル像のように保定してもよい）。

②撮影肢を頭側に牽引し，頭部はしっかりと反るか，あるいは反対側を向かせる。

③指骨が水平に並ぶよう角度を調整する。

④内外側像と同様，関心領域が中心に来るよう位置を調整して撮影する。

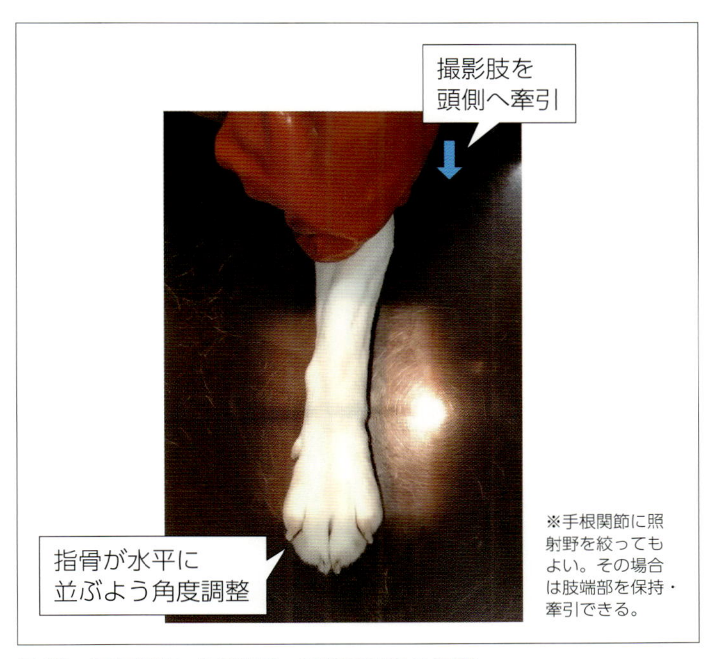

図 22　手根関節（肢端部）の背掌側像の撮影

☑ CHECK　撮影前のチェック項目：手根関節の背掌側像

□ 指骨が水平に並んでいるか？

❖ 撮影後の確認

撮影画像の例を図 23 に示す。

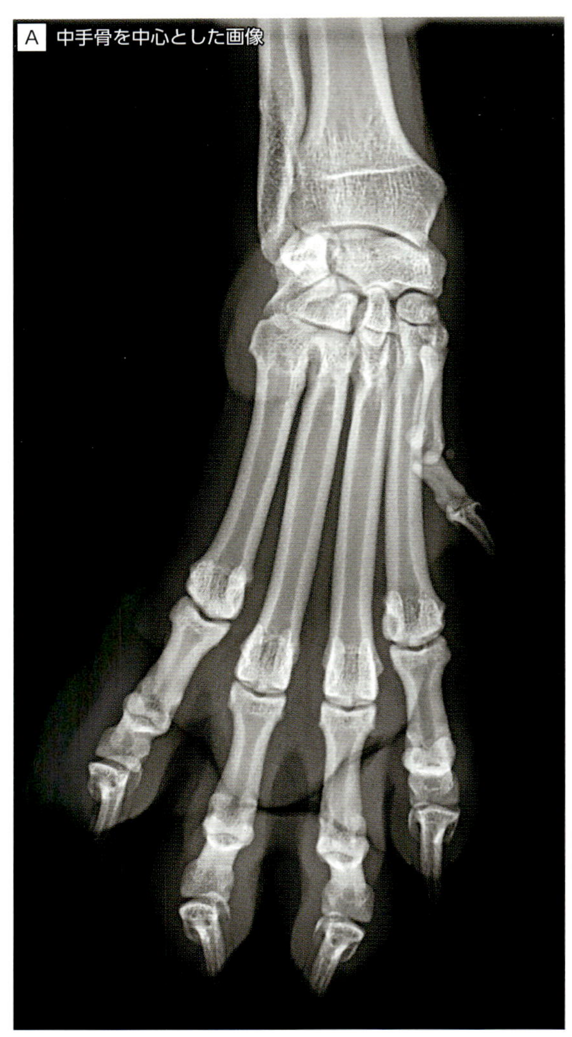

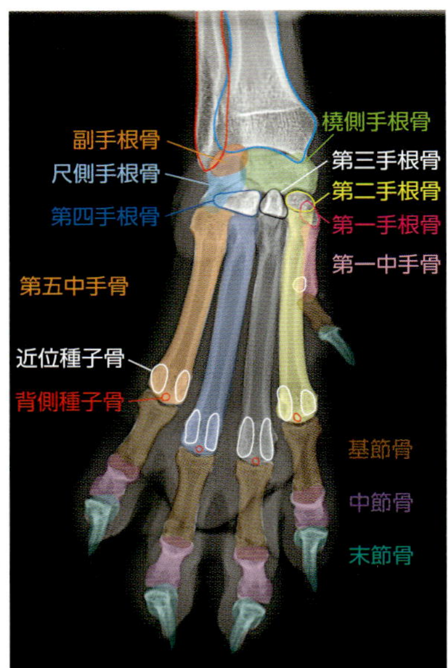

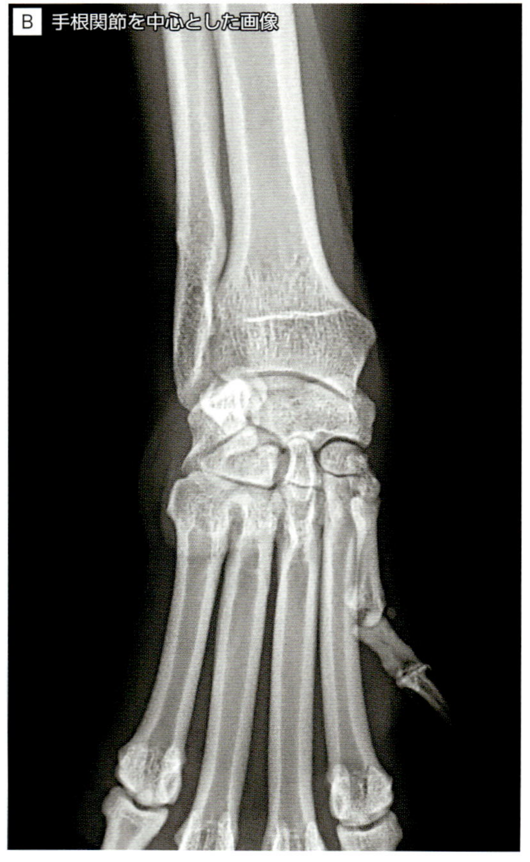

図 23　手根関節の背掌側像
関心領域を照射野の中心に置くべきであるが，手根関節，中手骨に中心をあわせた画像でほとんど画像所見に変化はみられない場合が多い。

2 基本の後肢撮影

Introduction

股関節の撮影法

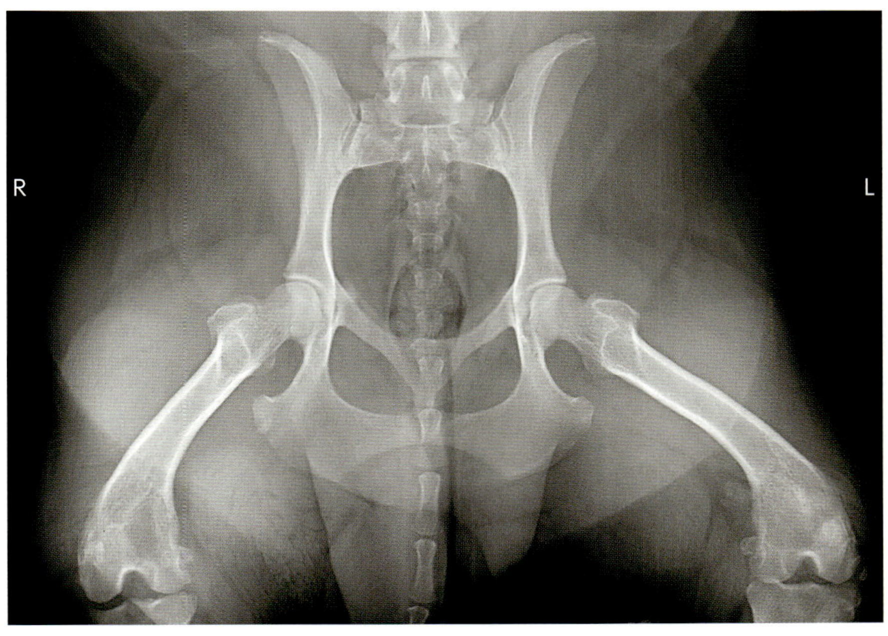

図１　撮影の失敗例
症例：雑種犬，５歳齢，避妊雌

研修医・先生，股関節の撮影をしました（**図１**）。まっすぐポジショニングできたと思います。

指導医・うん，骨盤はまっすぐですけど，股関節の画像としてはダメですよね？

研修医・すみません。撮影法を把握していませんでした……。

指導医・股関節に関してはいくつかの撮影法がありますが，一般的に用いられるのは後肢を伸展させたVD像かと思います。股関節形成不全（股異形成）の診断に用いられる撮影法です。

研修医・他にも撮影法があるんですね？

指導医・股関節に限らず，四肢の関節には様々な撮影法が存在します。しかし，まず今回は，後肢の骨・関節における基本的な２方向の撮影法をマスターしましょう。

1　股関節（骨盤）の VD 像

❖ 保定

①V 字マットを用い，骨盤から尾側のみをマットから落とす（**図 2** 1）。この時点で，後肢を尾側に牽引し，腸骨翼から膝関節までが照射範囲に含まれるように位置を調節する。
②足根関節を保持し，両膝関節を屈曲させる（**図 2** 2）。
③そのまま両膝関節を合わせるように，両後肢を内転させる（**図 2** 3）。
④その状態から両後肢をまっすぐ尾側に牽引する（**図 2** 4）

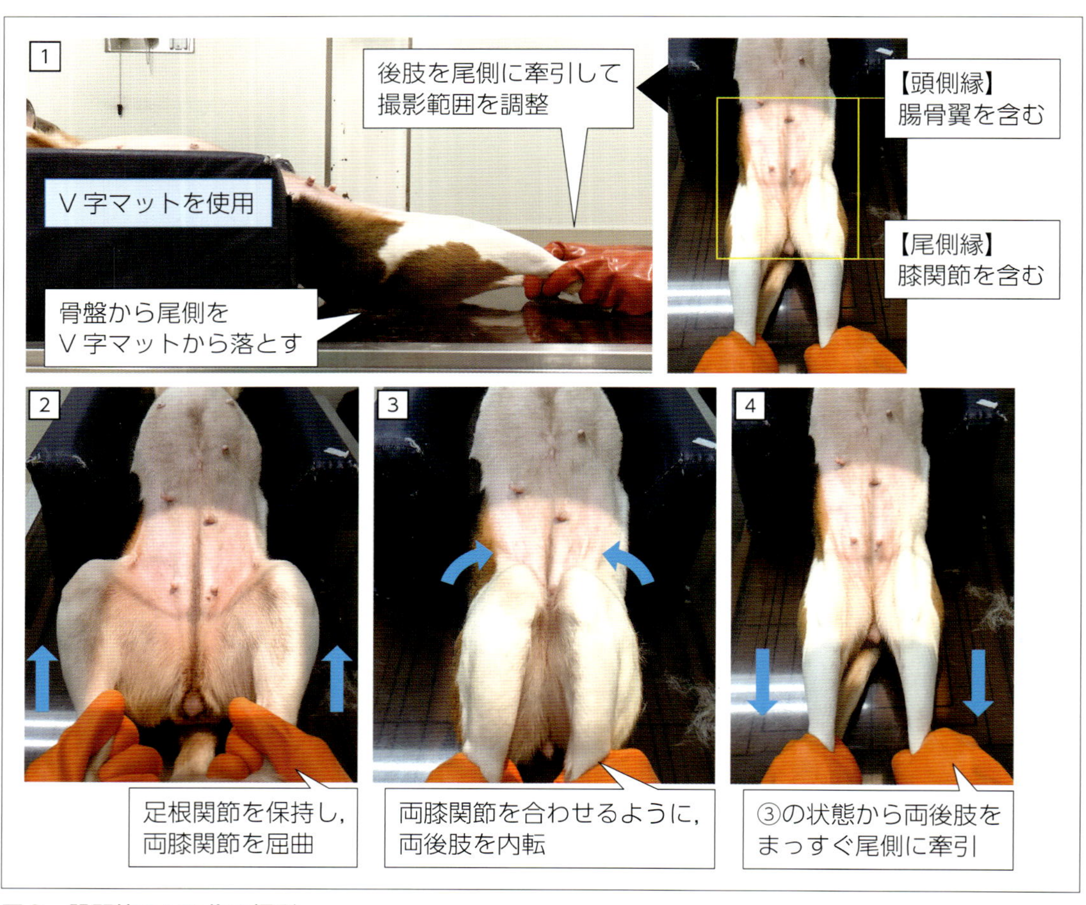

図 2　股関節の VD 像の撮影

☑ CHECK　撮影前のチェック項目：股関節の VD 像

- □ 腸骨翼から膝関節までが照射範囲に含まれているか？
- □ 骨盤のローテーションがないか？
- □ 両後肢は平行か？（両後肢をしっかりと内転させる）

ロジック V字マットを使用することによりローテーションを防ぐ。骨盤から尾側をマットから落とすことにより，大腿骨がテーブルに対して平行になり，ポジショニングが容易になる。

コツ **大型犬・小型犬の撮影のコツ**

大型犬では両後肢は外転，外旋しやすいため，両膝関節が接するくらいに，かなり力を入れて内転，内旋させる必要がある。正確な股関節の撮影を実施するためには，鎮静の利用も考慮すべきである。一方，小型犬では両後肢をまっすぐに牽引する程度で十分である。

撮影後の確認

股関節の評価に適した画像が撮影できたかどうか，画像を確認する（**図3**）。以下の基準が満たされていない場合は失敗であるため，再撮影が必要である。

- 腸骨翼から膝関節までが照射範囲に含まれている
- 骨盤のローテーションがない
- 両後肢が平行である
- 膝蓋骨が大腿骨の中心に位置している

ローテーションの確認

骨盤のローテーションの確認については，左右の閉鎖孔のサイズを比較する。閉鎖孔が左右対象でない場合には，小さく写っている方がテーブルに近いことを意味する。**図3B**では左側の閉鎖孔が小さく写っており，撮影時に左側が下がっていた（左後肢の方がテーブルに近かった）ことが分かる。したがって，再撮影の際には前回よりも左後肢を持ち上げて（テーブルから離して）撮影するとよい。閉鎖孔が小さく写っている方は，股関節が浅くみえてしまうことに注意が必要である。

外転，外旋の確認

図1では，両後肢は平行ではなくハの字になっていることから，外転している。また膝蓋骨は大腿骨の中心よりも外側に位置していることから，外旋が生じていると分かる。

開排位（frogleg position）での撮影

虚血性大腿骨頭壊死（レッグ・カルベ・ペルテス病）や大腿骨頭成長板骨折の症例では，通常のVD像に加えて開排位（frogleg position）で撮影することにより，大腿骨頭の角度を変化させて評価することが可能となり，診断に有用な場合がある（**図4**）。

図3　股関節の VD 像
A は理想的な画像である。左右の閉鎖孔のサイズが等しく，骨盤にはローテーションがない。左右大腿骨は平行であり，膝蓋骨は大腿骨の中心に位置している。
次ページへつづく

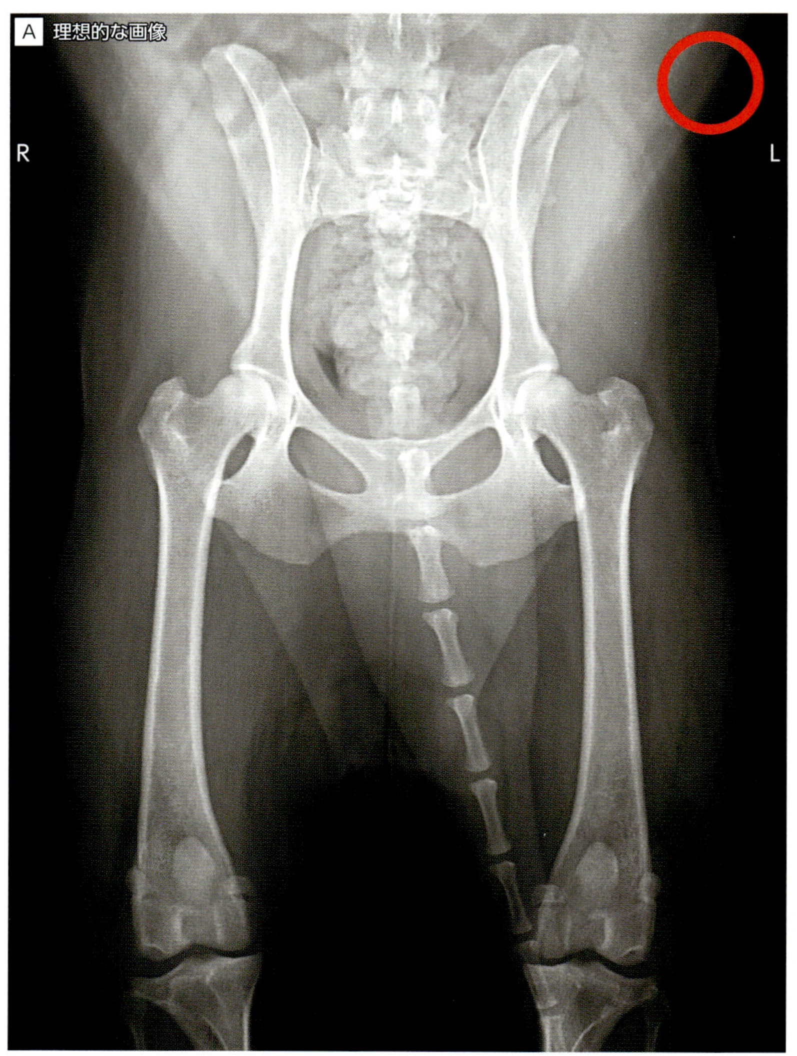

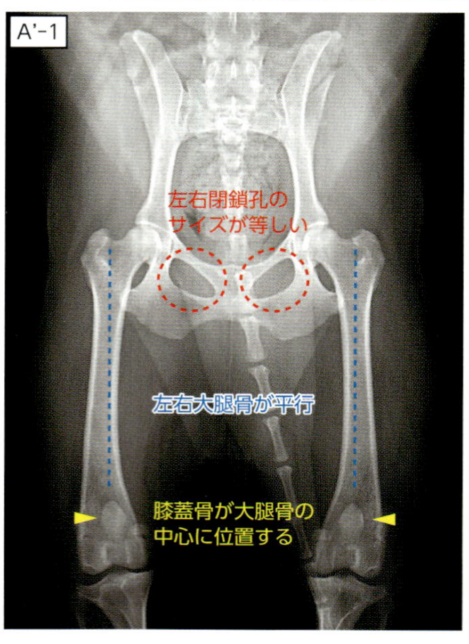

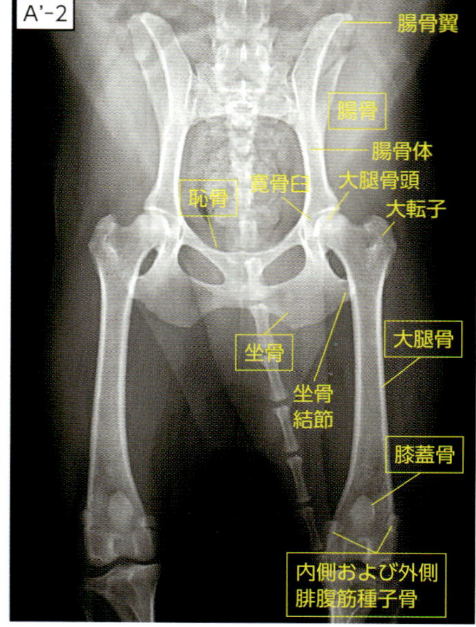

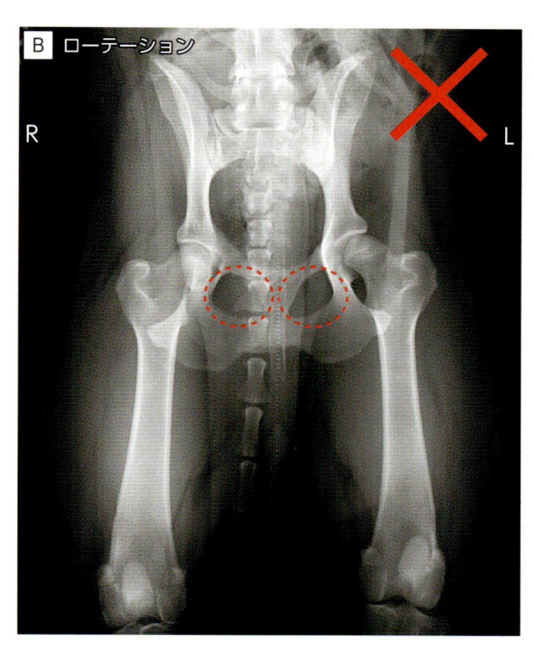

図3　股関節の VD 像（つづき）
B では左側の閉鎖孔が小さいため，ローテーションが生じていることが分かる（点線丸）。ローテーションのために左側は大腿骨頭と寛骨臼の重複が少なく写ってしまうが，股関節が浅いと勘違いしないよう注意が必要である。

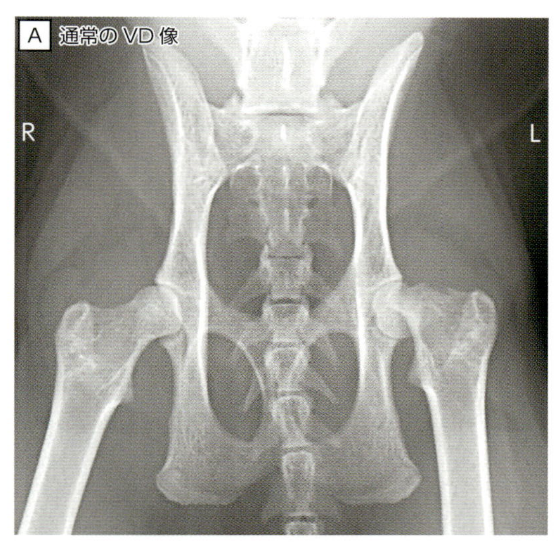

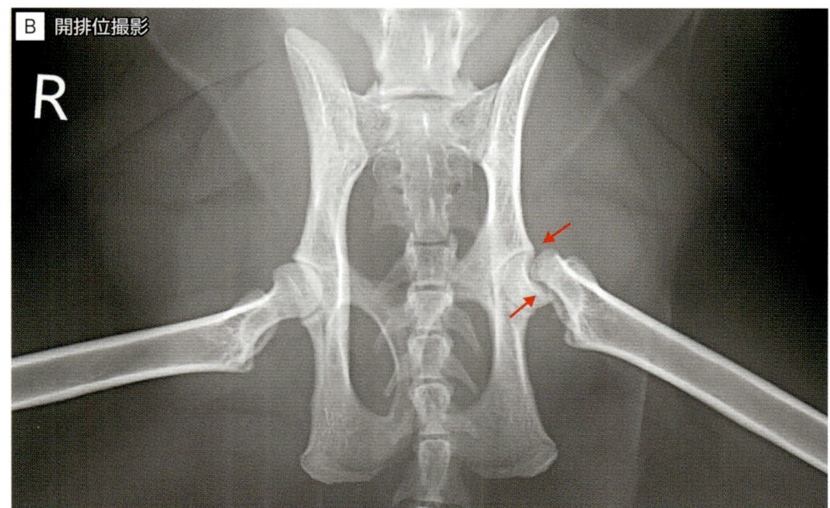

図4　大腿骨頭成長板骨折の症例
通常の股関節の VD 像と比較して，開排位で撮影した画像ではより骨折を評価しやすい（B：矢印）。

2　股関節（骨盤）ラテラル像

❖保定（図5，6A）

動物を側臥位に保定する。テーブル側の後肢を前方，反対側の後肢を後方に軽く牽引し，左右の後肢を前後にずらす。

❖照射範囲の調整（図6B）

①大腿骨の大転子を触知し，これを照射野の中心とする。

②腸骨翼，坐骨尾側縁が照射範囲に含まれるように調整する。

❖ローテーションの確認

左右の腸骨翼，坐骨を触知し，前後および軸方向のローテーションを確認する。

コツ　骨盤の前後方向のローテーションを解消するコツ

単に動物を側臥位に保定した場合，**図5**のように骨盤の軸がテーブルに対して平行になっていない場合があり，このまま撮影すると左右の骨盤が前後方向にずれることになる。

したがって，左右の腸骨翼および坐骨を触知し，前後方向のずれがないかを確認する。**図5**のように上側の腸骨翼が前方に位置している場合は，厚いスポンジなどの保定具を用いて腰椎を少し浮かせてやる必要がある。逆に上側の腸骨翼が後方に位置しているのであれば，坐骨尾側縁を少し浮かせてやればよい。

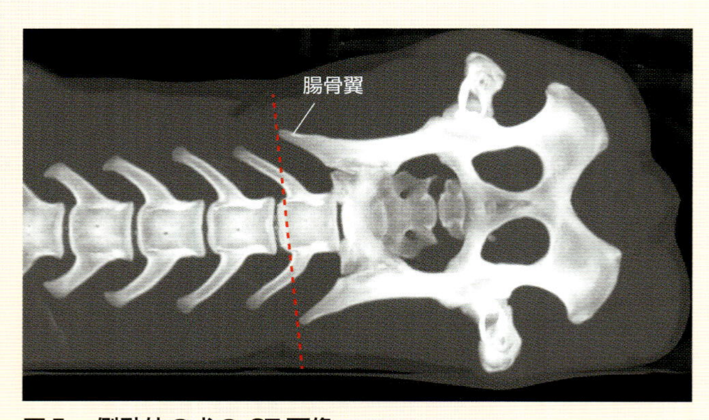

図5　側臥位の犬のCT画像

腰椎がテーブルに対して平行であるのに対し，骨盤は側弯している。この場合，上側（テーブルから離れている側）の腸骨翼が前方に位置しており，骨盤の頭側を少し浮かせてやると，骨盤の軸をテーブルに対して平行にすることができる。

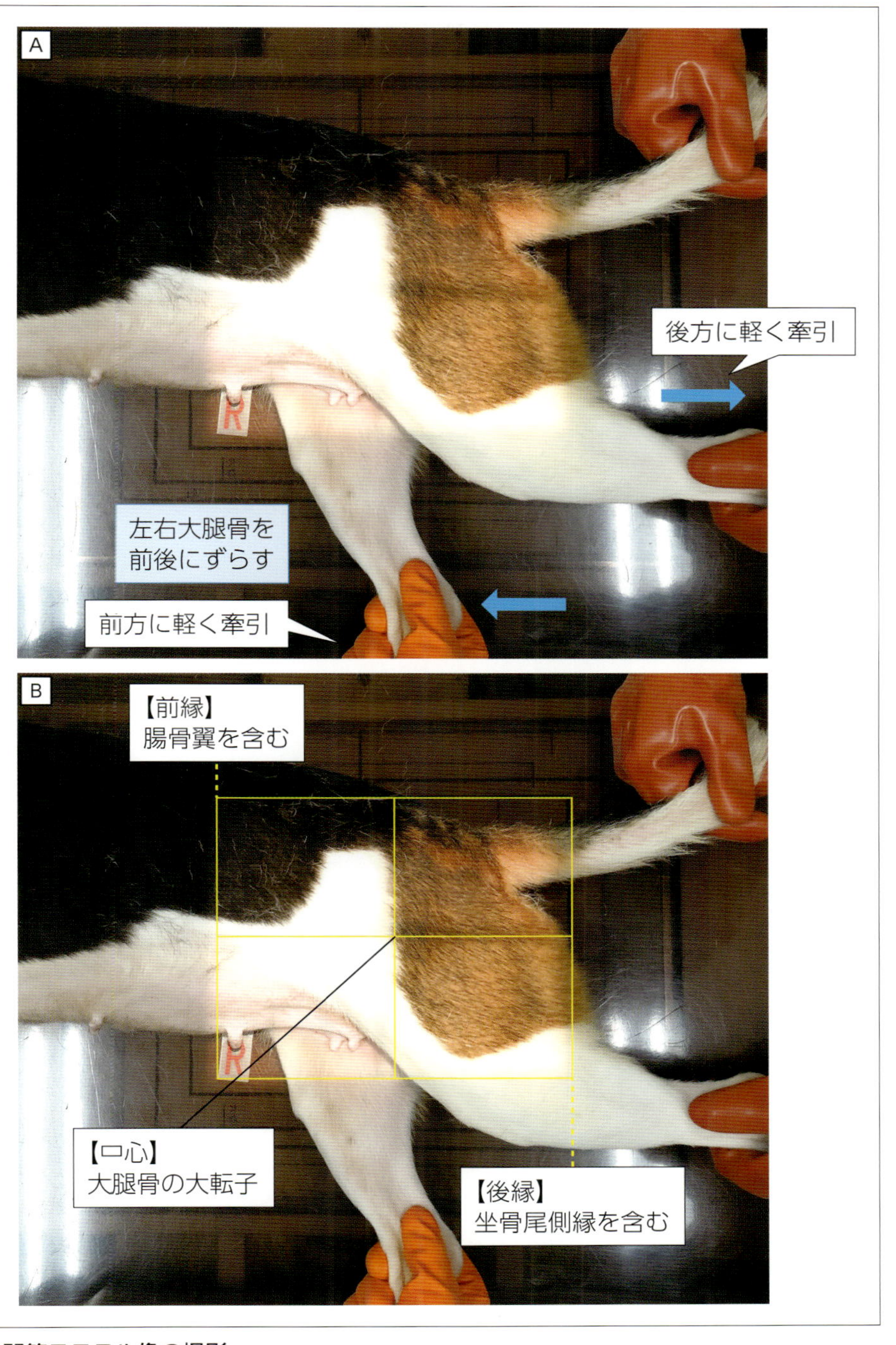

図6　股関節ラテラル像の撮影

☑ CHECK　**撮影前のチェック項目：股関節のラテラル像**

- □腸骨翼，坐骨尾側縁が照射範囲に含まれているか？
- □ローテーションはないか？（左右の腸骨翼，坐骨を触知）

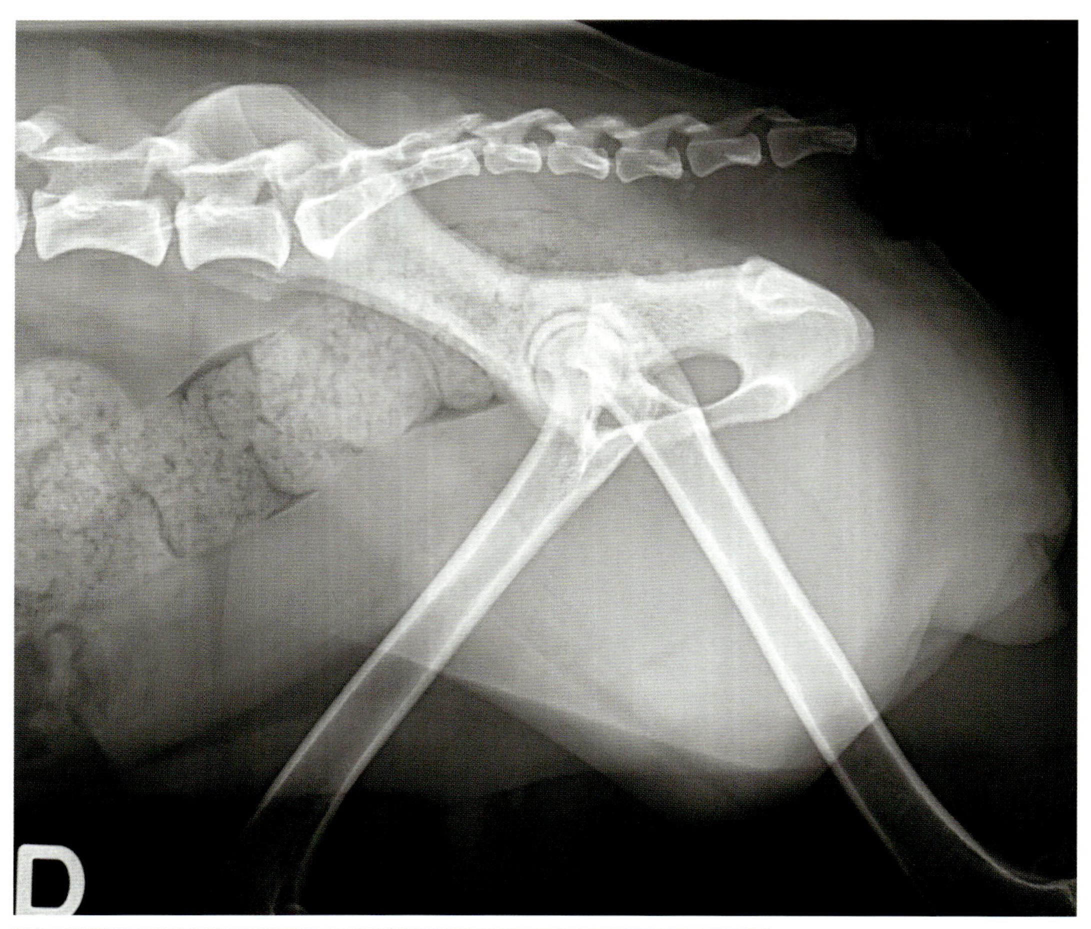

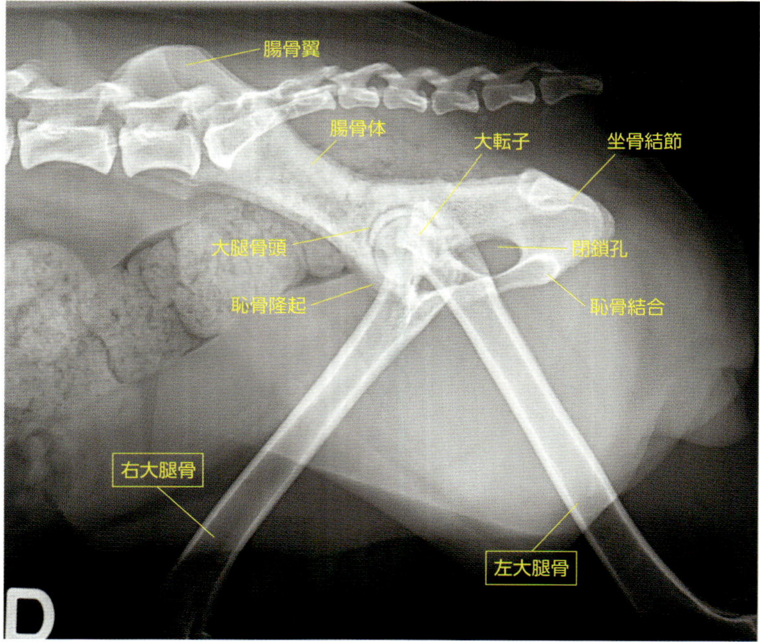

図7　骨盤のラテラル像（右側臥位の場合）
理想的な画像であり，左右の骨盤の陰影はきれいに重複している。

❖ 撮影後の確認

左右の骨盤の陰影が重複していれば正しい撮影である（**図7**）。もしも左右の骨盤を別々に評価したいのであれば，あえて軸方向に少しローテーションさせて撮影するとよい。

両後肢を前後にずらすことは，股関節脱臼の症例における脱臼の方向の評価に有用である。**図8**では左側の股関節が背側方向に脱臼していることが分かる。

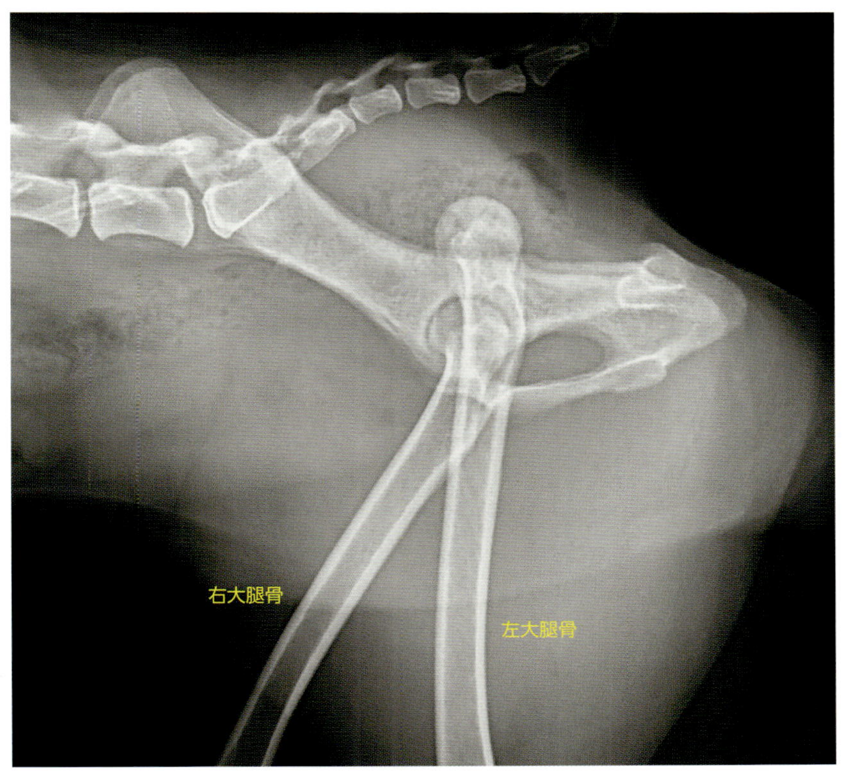

図8　左側股関節脱臼の症例のX線画像（右側臥位）
後肢を前後にずらしていることにより，脱臼しているのが左側であること，脱臼が背側方向であることが分かる。

3 膝関節の頭尾側像

❖ 保定，照射範囲の調整

動物を仰臥位に保定し，骨盤から頭側を立てるように持ち上げる（**図9A**）。大型犬では，股関節のVD像の要領でV字マットを使ってもよい。

①足根部で後肢を保持してしっかりと尾側に牽引し，後肢を伸展させる（**図9A**：①）。反対側は軽く保持していればよい。

②大腿骨滑車を摘むように触知し，この部位のやや遠位に照射野の中心がくるように調整する（**図9A**：②）。照射範囲は大腿骨遠位，脛骨近位の1/3〜1/2が入るようにする（**図9C**）。

③大腿骨滑車が真上を向くように後肢を内旋させる（**図9A**：③）。

④もう片方の手で腰部の皮膚を掴み，後肢を引き伸ばすようにテンションをかけて撮影すると，大腿骨から脛骨が直線上に並んだきれいな画像を撮影しやすい（**図9B**：④）。

❖ 撮影後の確認

得られた画像では，大腿骨から脛骨が直線上に並び，膝蓋骨が大腿骨の中心に位置していることが理想である（**図10**）。

❖ 頭尾側像 or 尾頭側像？

頭尾側像では被写体（膝関節）とディテクタが少し離れるため，わずかに拡大像となり鮮鋭度が低下する。これに対し，動物を伏臥位に保定して撮影する尾頭側像では被写体とディテクタが密着するため像が拡大されず，鮮鋭度の高い画像が得られる。ただし，技術的には頭尾側像の撮影の方が大腿骨滑車を触知して撮影できるため圧倒的に容易である。したがって，筆者は多少の鮮鋭度の低下には目を瞑り，ワークフローを優先してもっぱら頭尾側像を撮影している。

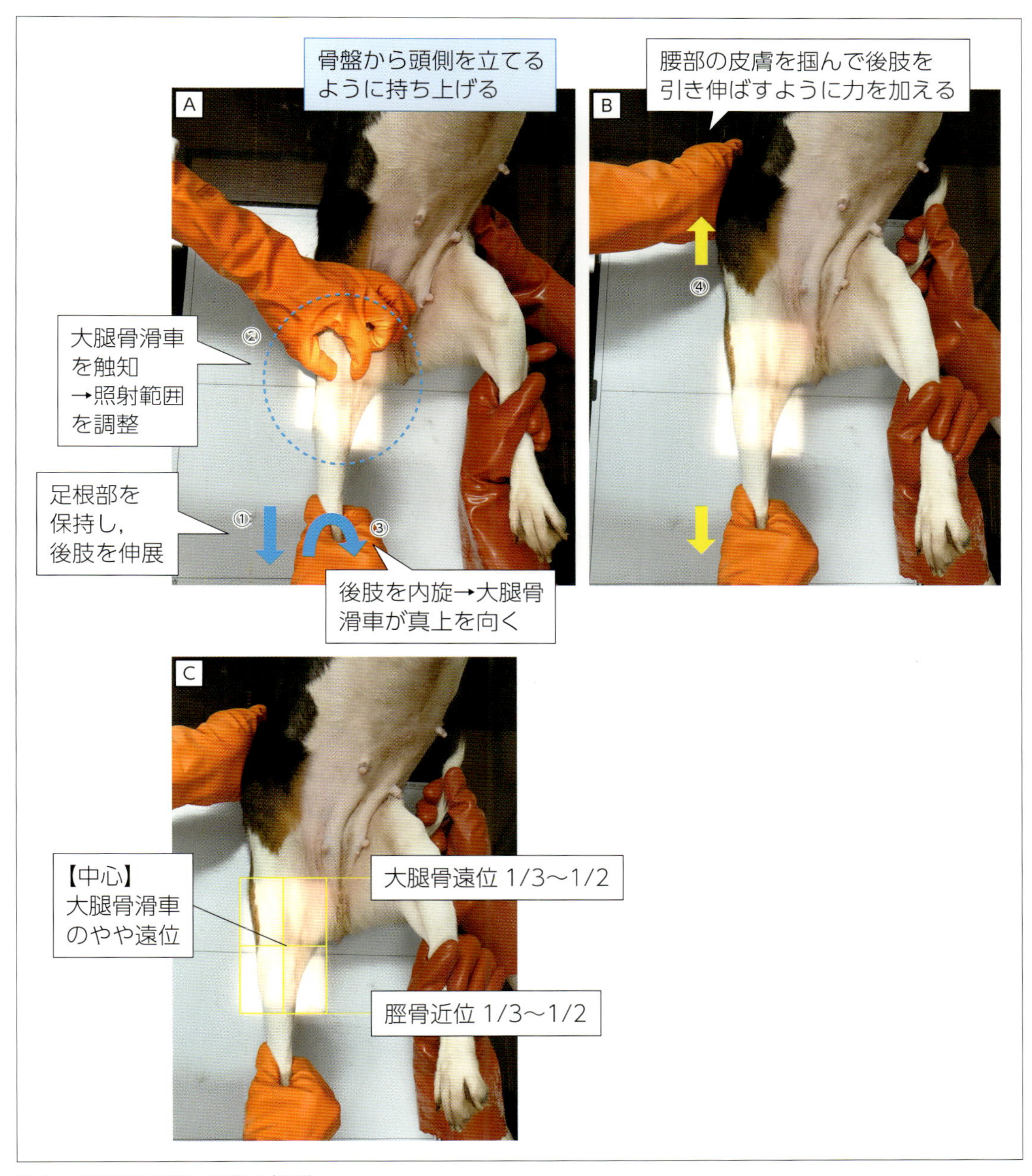

図9　膝関節の頭尾側像の撮影

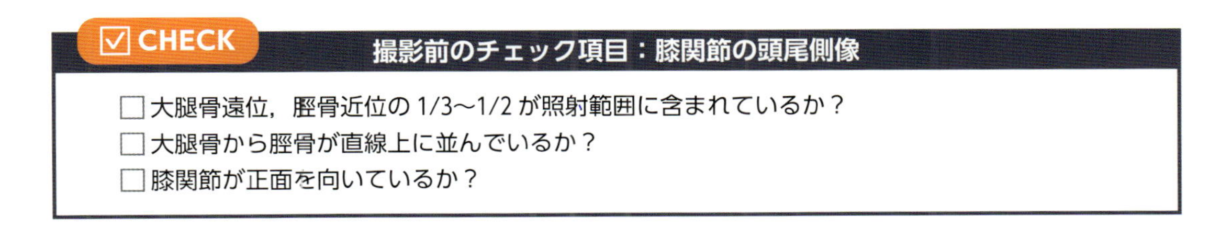

CHECK　撮影前のチェック項目：膝関節の頭尾側像

- □大腿骨遠位，脛骨近位の 1/3〜1/2 が照射範囲に含まれているか？
- □大腿骨から脛骨が直線上に並んでいるか？
- □膝関節が正面を向いているか？

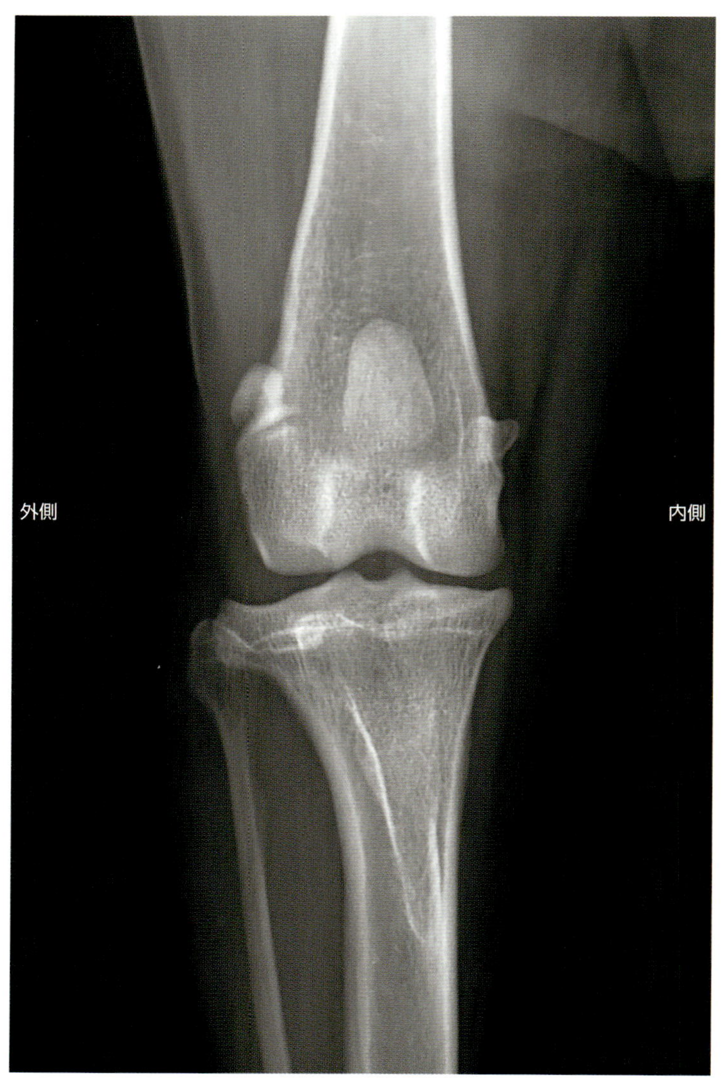

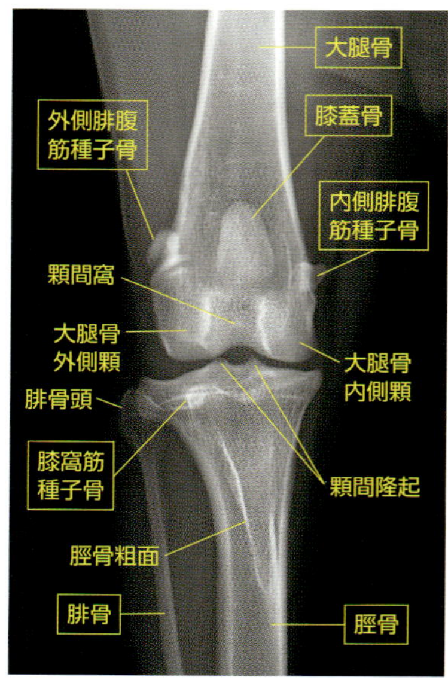

図 10 膝関節の頭尾側像
このように大腿骨から脛骨が直線上に並び，膝蓋骨が大腿骨の中心に位置していれば成功である。

4 膝関節の内外側像

❖ 保定，照射範囲の調整

①撮影したい方の後肢がテーブル側になるよう，動物を側臥位に保定する。反対側の後肢は膝関節と足根関節を曲げた状態で外転させるか（**図 11A**：①），あるいは動物が痛みにより暴れる場合などは肢端部を保持して頭側に牽引してもよい（**図 11B**）。

②足根関節を保持し，大腿骨滑車を摘むように触知する（**図 11C**：②）。照射範囲の調整法は頭尾側像と同様である（**図 11D**）。

③大腿骨滑車を触知しながら，膝関節がテーブルに対して平行になるよう足根関節を捻る角度を調整して撮影する（**図 11C**：③）。

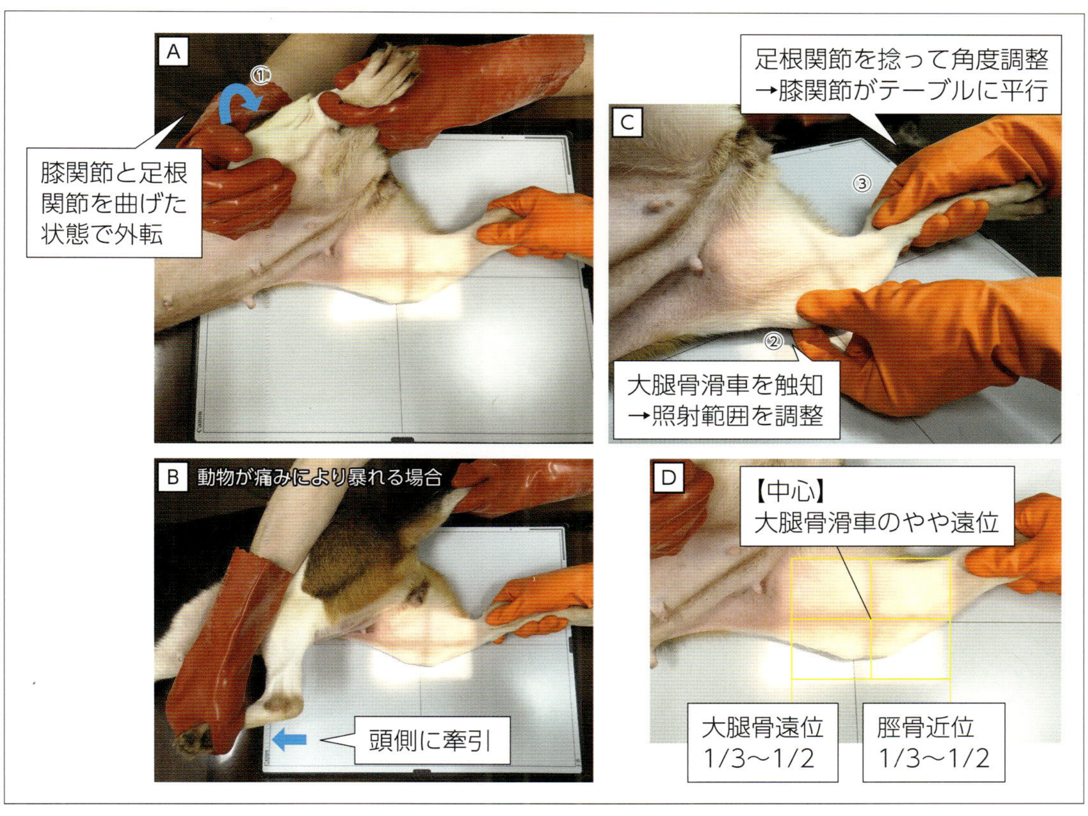

図 11　膝関節の内外側像の撮影法

☑ CHECK　撮影前のチェック項目：膝関節の内外側像

☐ 大腿骨遠位，脛骨近位の 1/3〜1/2 が照射範囲に含まれているか？
☐ 膝関節がテーブルに対して平行か？（足根関節を捻り，後肢を外旋）

ロジック

多くの場合，単に側臥位に保定するのみでは，膝関節はテーブルに対して平行になっておらず，少し浮いているはずである（**図12C**）。そこで，踵骨を少し浮かすように足根関節を捻る（つまり，後肢を外旋する）と，膝関節をディテクタに密着させることができるはずである（**図12B**）。反対に，踵骨をテーブルに近づければ（内旋すれば）膝関節は上方を向く（**図12A**）。

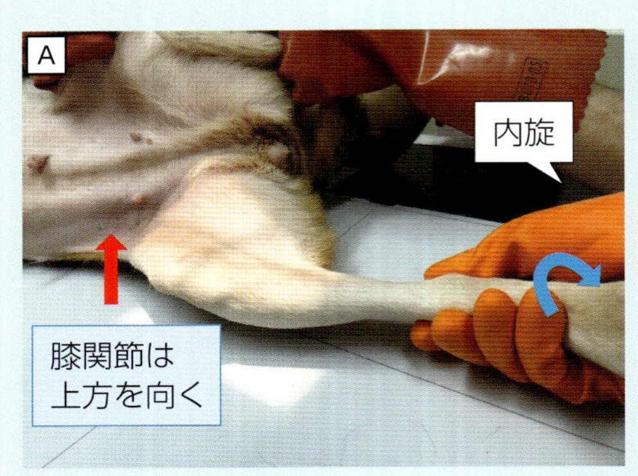

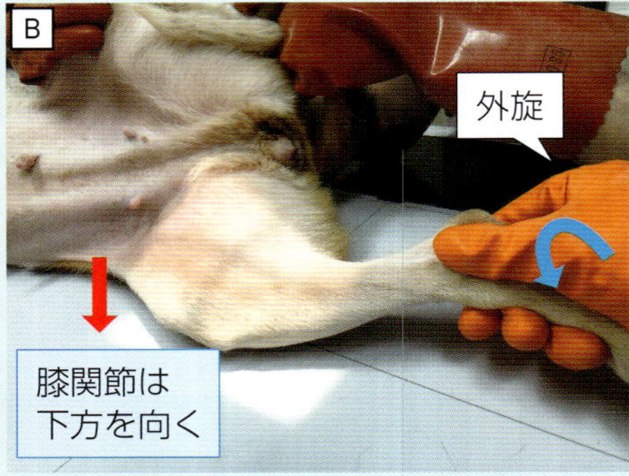

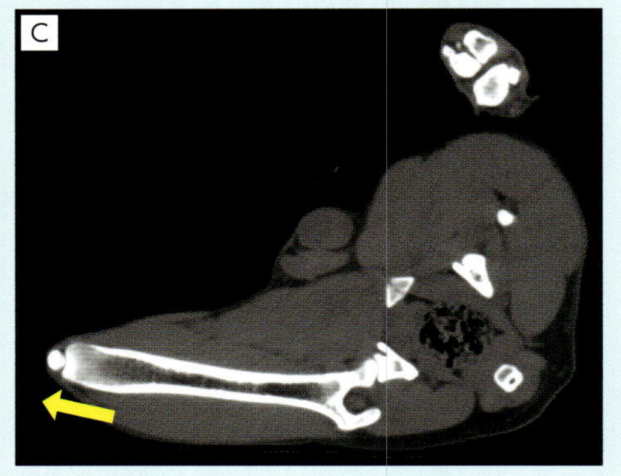

図12　膝関節の方向の調整
A，B：足根関節を捻ることで膝関節の方向を調整する。踵骨をテーブルに近づければ（内旋すれば）膝関節は上方を向き（A），テーブルから離せば（外旋すれば）下方を向く（B）。
C：撮影時と同様の体位の犬のCT画像。調整せず撮影した場合，通常は膝関節が水平よりもやや上方を向いている（矢印）。

❖ 撮影後の確認

得られた画像では，大腿骨の内側顆と外側顆の陰影がぴったりと重複していることが理想である（**図13**）。

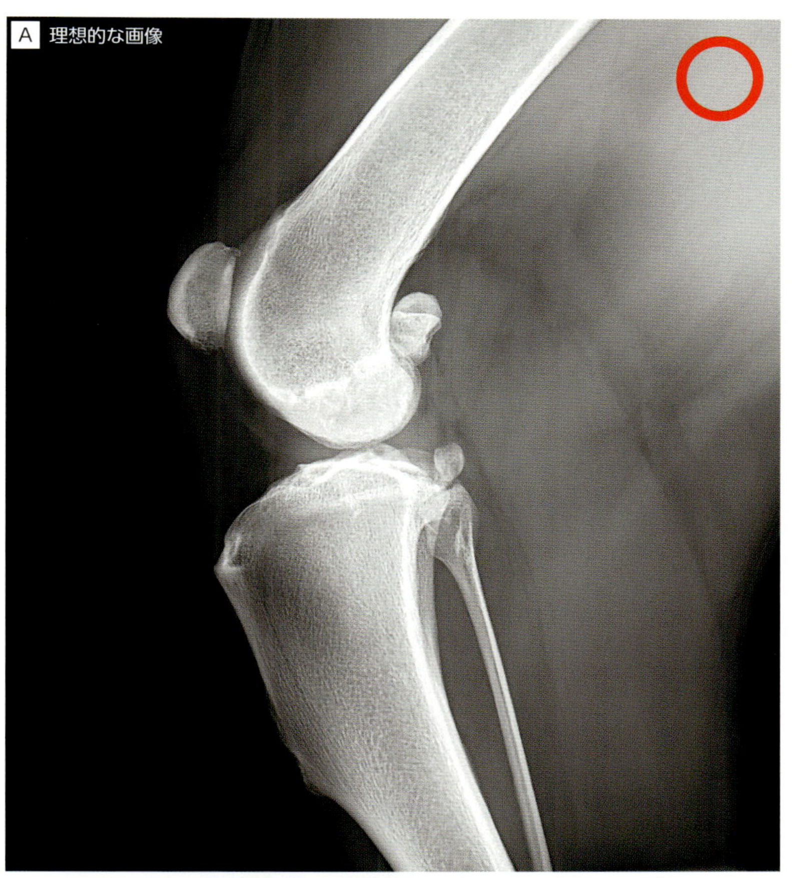

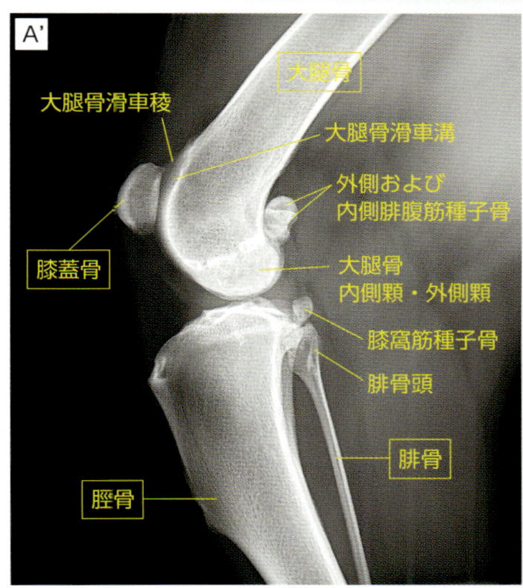

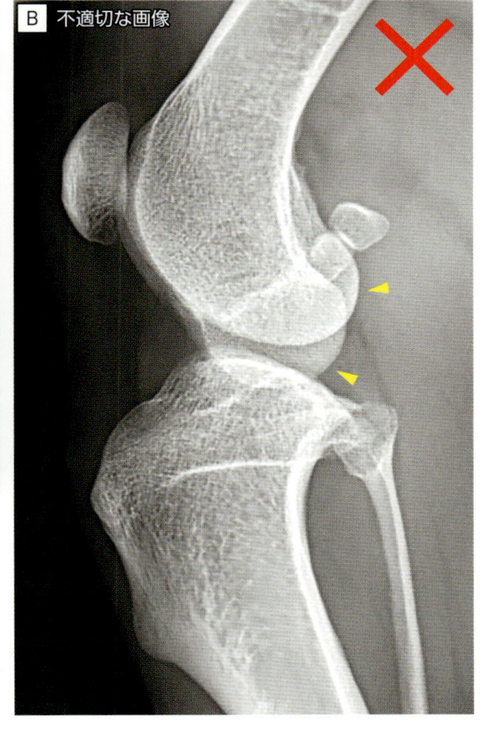

図 13　膝関節の内外側像
A は理想的な画像である。B では大腿骨の内外側顆の陰影がわずかにずれている（矢頭）。

コツ　膝蓋骨内方脱臼の症例の撮影のコツ

膝蓋骨内方脱臼の症例では，大腿骨遠位が内側に弯曲するような変形が生じていることがあり，内外側像で大腿骨の内外側顆の陰影を重複させることが難しい（**図 14**）。この場合には，厚いスポンジなどの保定具を用いて骨盤を浮かせてやると，大腿骨顆の揃った画像が得られやすい。

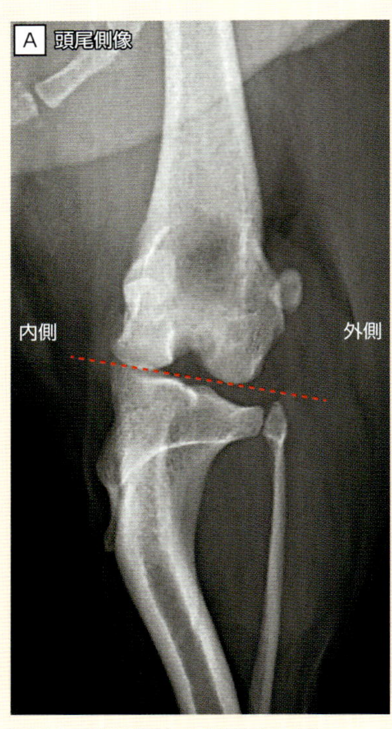

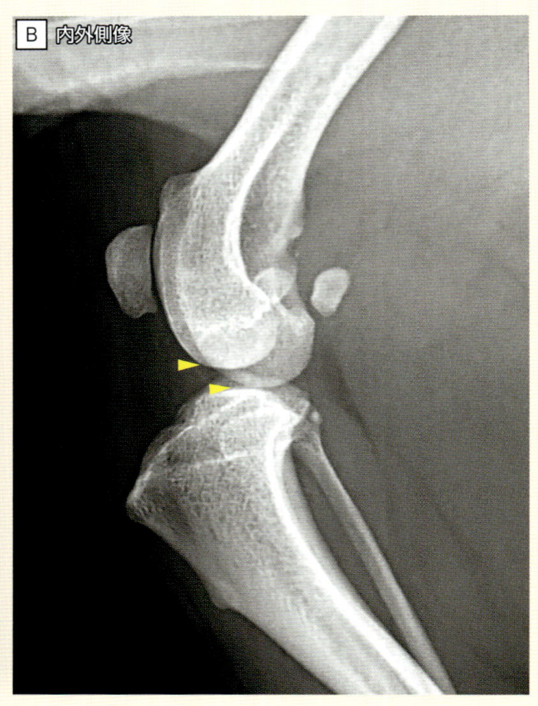

図 14　膝蓋骨内方脱臼の症例
頭尾側像で，大腿骨から脛骨の変形が生じていることが分かる（A）。この場合，膝関節の関節面に傾きが生じる（点線）。このため，内外側像では大腿骨の内外側顆の陰影が背腹方向にずれてしまう（B：矢頭）。これを防ぐには，保定具により骨盤を浮かせてやる必要がある。

5 大腿骨および下腿

❖ 保定，照射範囲の調整

大腿骨の撮影法は膝関節とほとんど同じである。大腿骨の大転子，膝関節を触知し，それらが照射範囲に含まれるように撮影すればよい（**図 15，16**）。

下腿の撮影法も膝関節とほとんど同じである。膝関節，足根関節を触知し，これらが照射範囲に含まれるように撮影すればよい（**図 15，16**）。

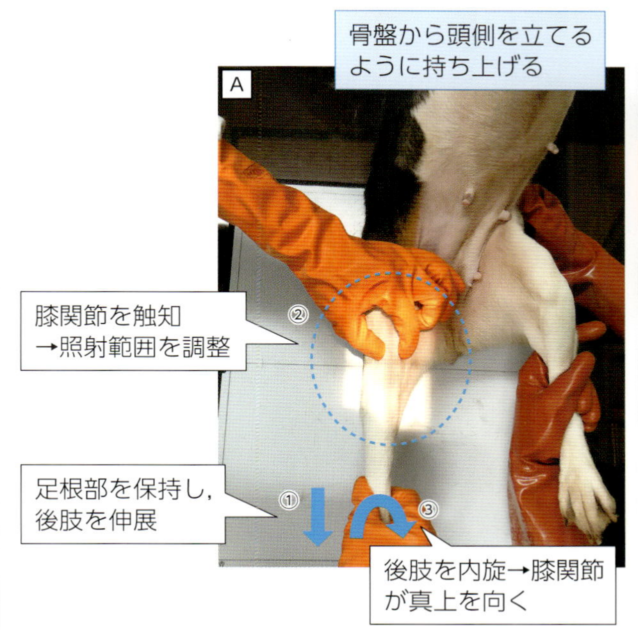

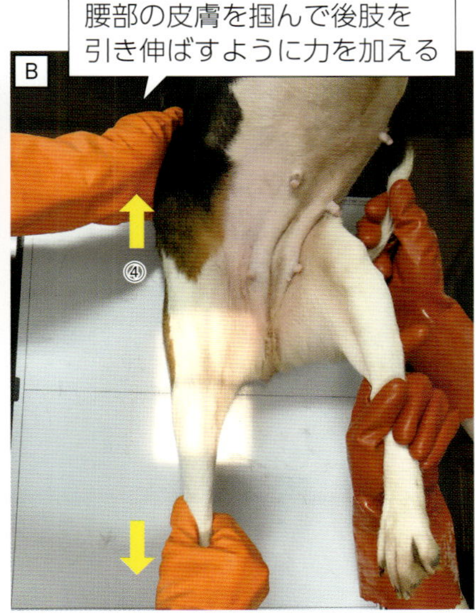

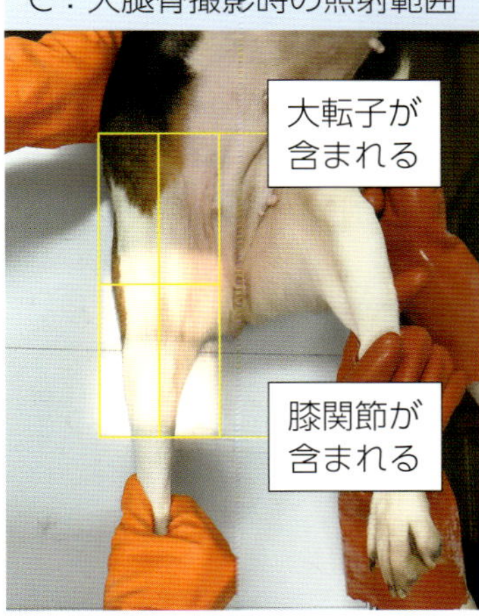

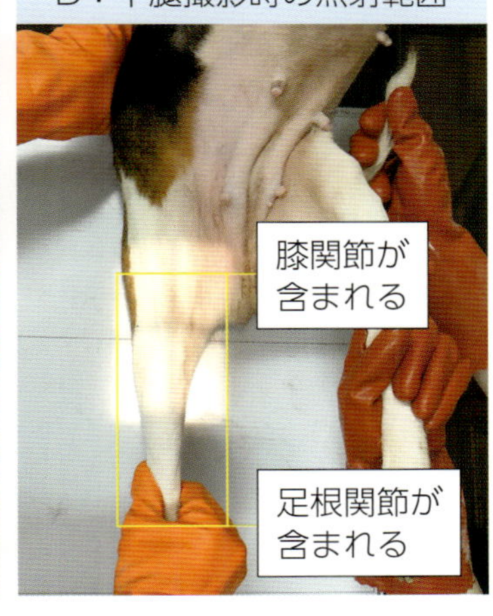

※A～D は膝関節撮影時の写真。大腿骨，下腿の撮影時にはディテクタに対する位置を調整する
※A～D は足根部を保持しているが，下腿撮影では中足骨を保持する

図 15　大腿骨の頭尾側像，下腿の頭尾側像の撮影

☑ CHECK　撮影前のチェック項目：大腿骨の頭尾側像

- □ 大腿骨の大転子，膝関節が照射範囲に含まれているか？
- □ 大腿骨から脛骨が直線状に並んでいるか？
- □ 膝関節が正面を向いているか？

☑ CHECK　撮影前のチェック項目：下腿の頭尾側像

- □ 膝関節，足根関節が照射範囲に含まれているか？
- □ 大腿骨から脛骨が直線状に並んでいるか？
- □ 膝関節が正面を向いているか？

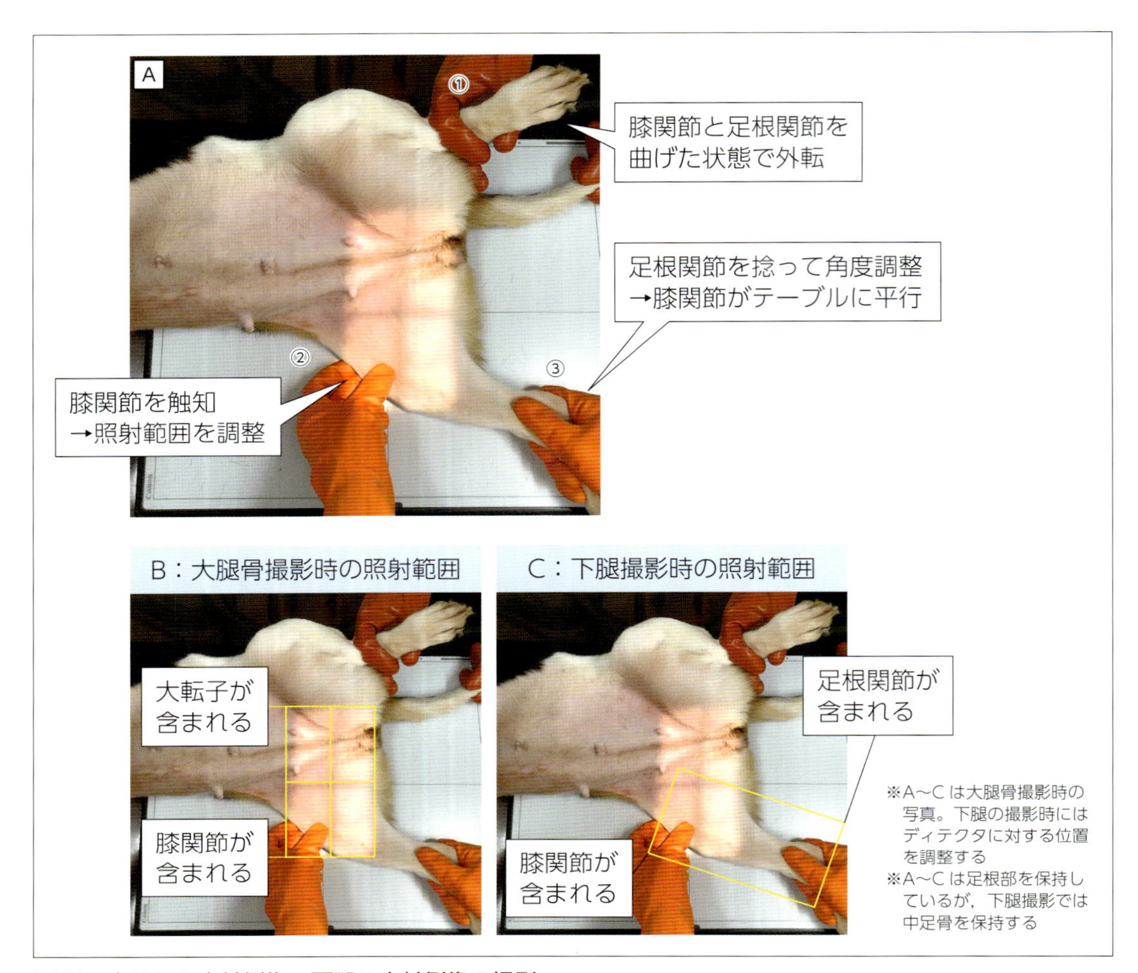

図 16　大腿骨の内外側像，下腿の内外側像の撮影

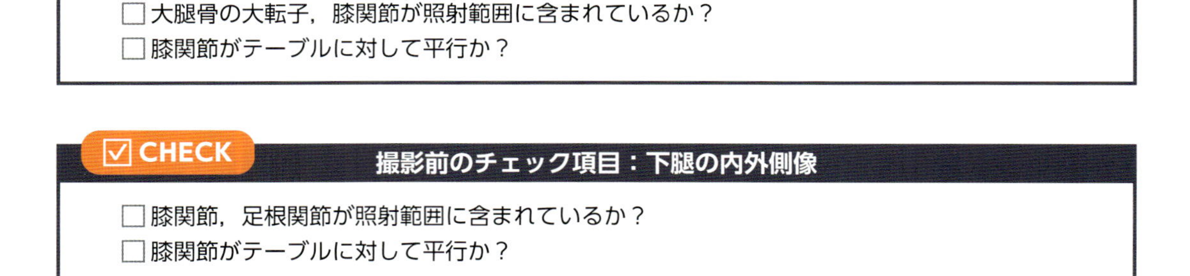

☑ CHECK　撮影前のチェック項目：大腿骨の内外側像

- □ 大腿骨の大転子，膝関節が照射範囲に含まれているか？
- □ 膝関節がテーブルに対して平行か？

☑ CHECK　撮影前のチェック項目：下腿の内外側像

- □ 膝関節，足根関節が照射範囲に含まれているか？
- □ 膝関節がテーブルに対して平行か？

❖ 撮影後の確認

図 17〜20 に撮影画像の例を示す。

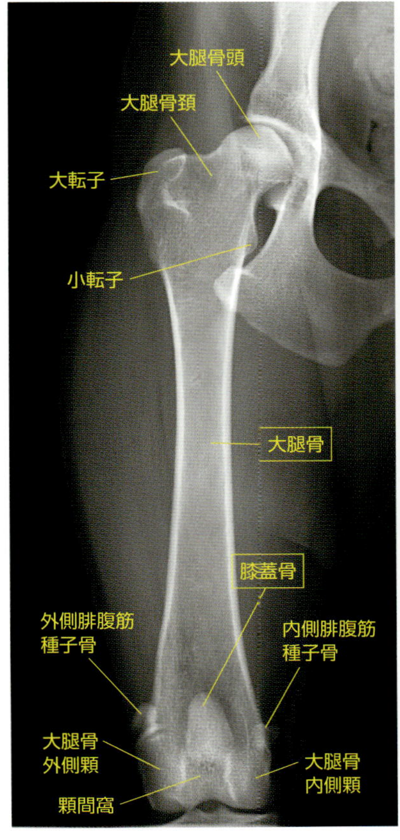

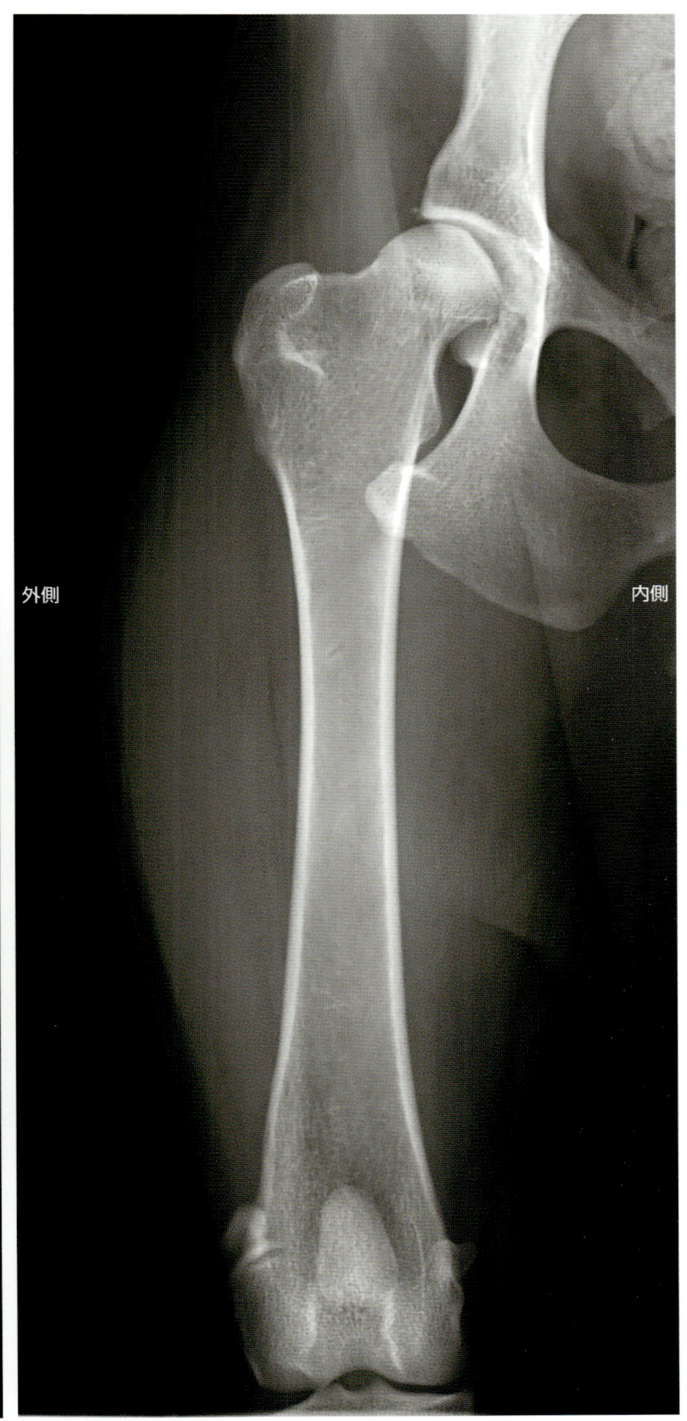

図 17　大腿骨の頭尾側像

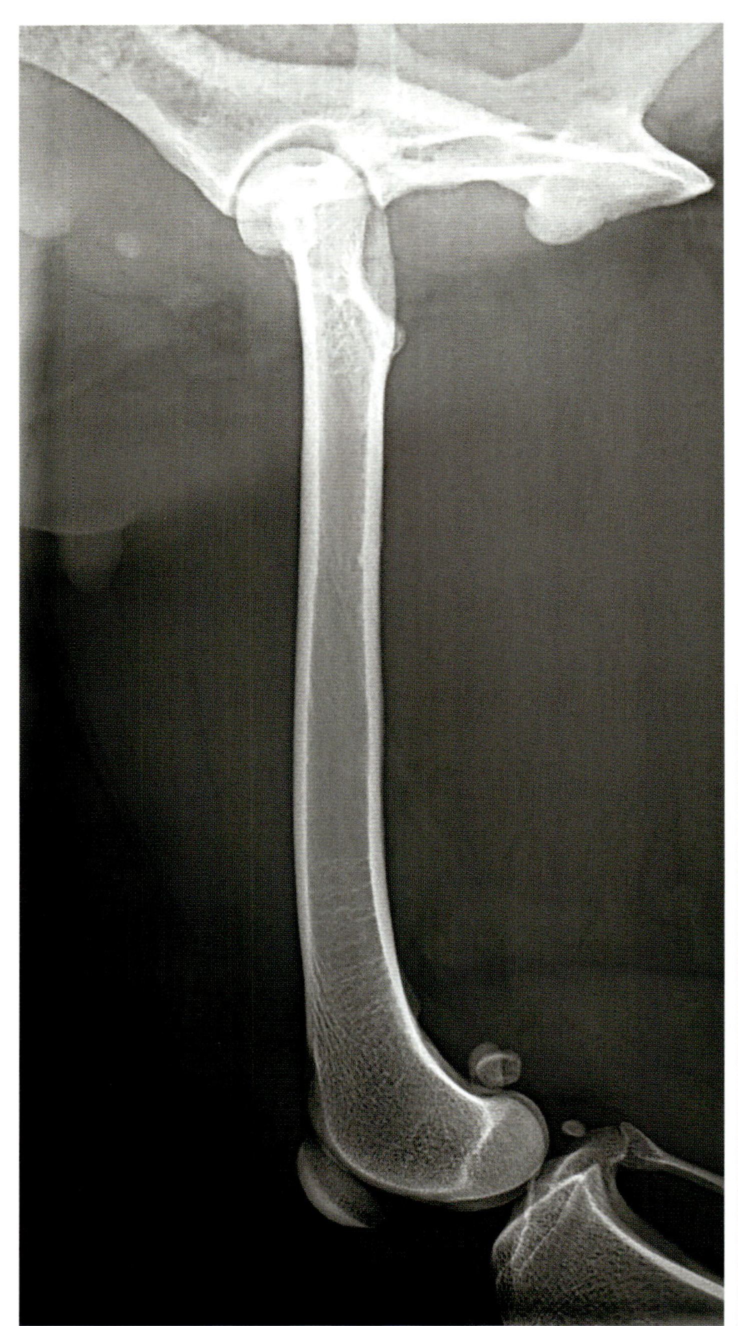

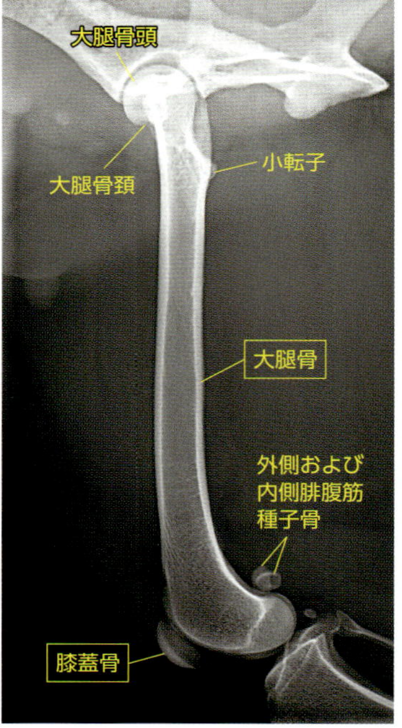

図 18　大腿骨の内外側像

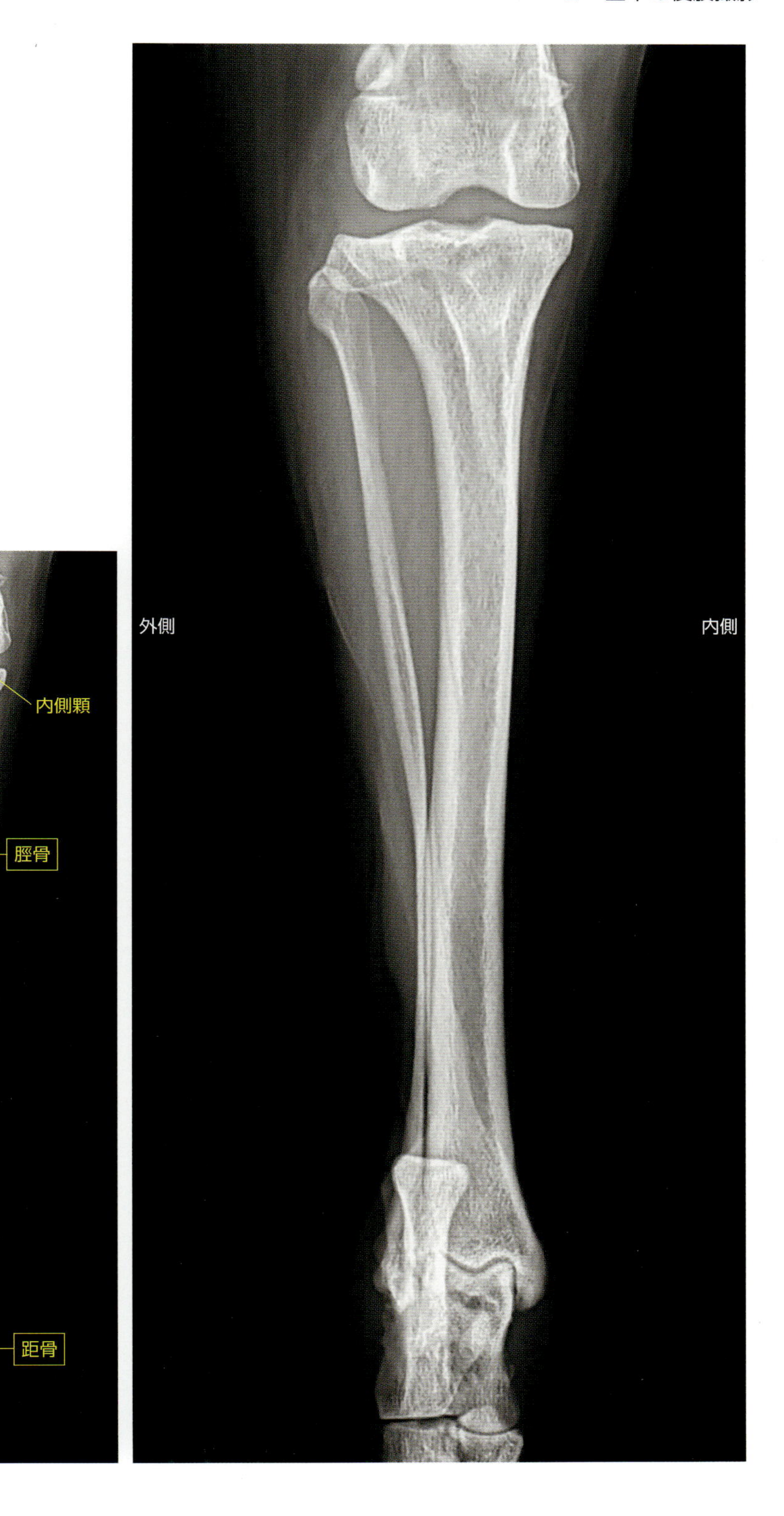

図 19　下腿の頭尾側像

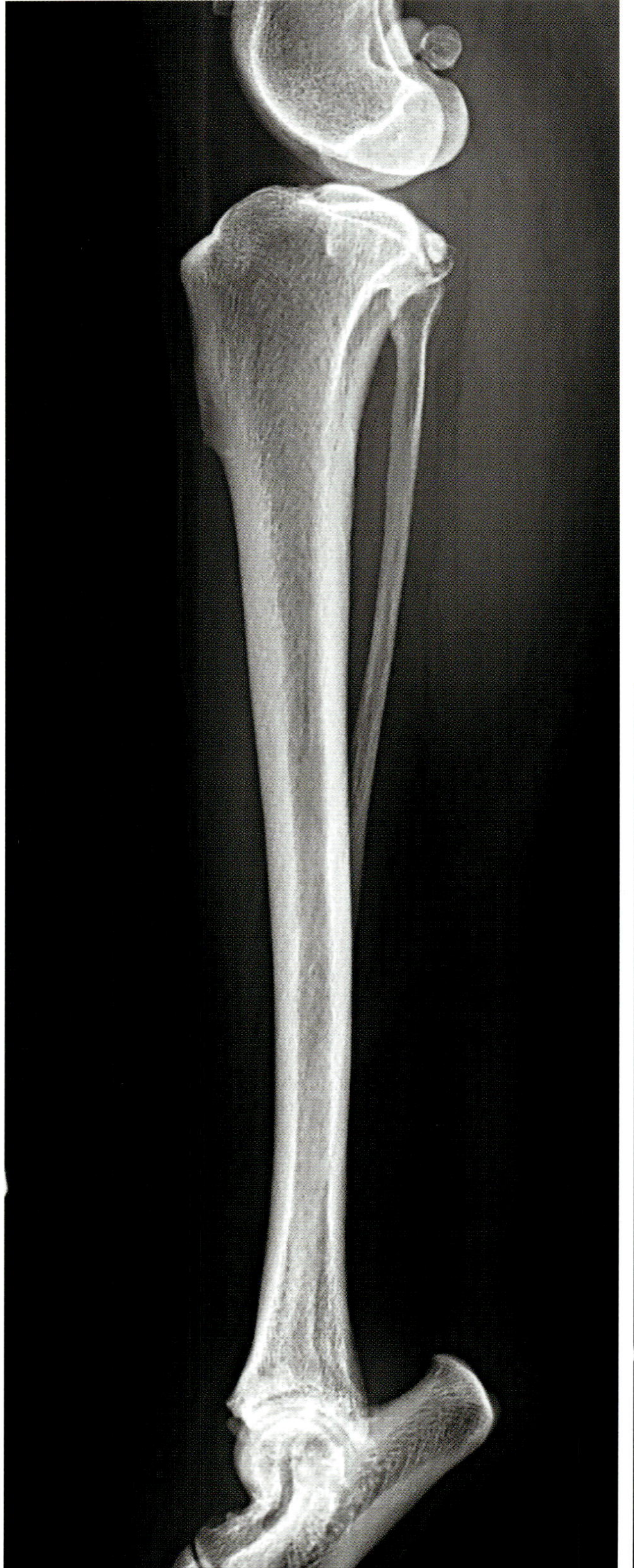

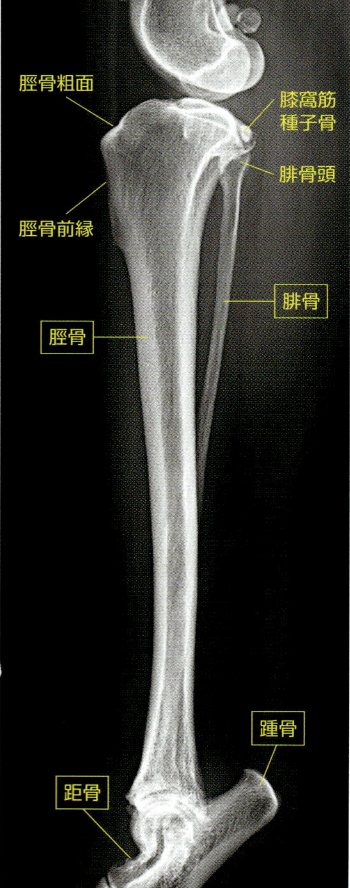

図 20　下腿の内外側像

6　足根関節（肢端部）の背蹠側像

手根関節と同様，筆者は足根関節と肢端部の撮影はほぼ同義として捉えている。蹠背側像の撮影も容易であり，背蹠側像とどちらを撮影しても問題ない。

❖ 保定，照射範囲の調整（図 21）

膝関節の頭尾側像と同じ要領で保定する。膝関節を握り込むように保定することにより，足根関節を伸展させることができるため，この状態で肢端部をディテクタに密着させ，趾骨が水平に並ぶよう角度を調整して撮影する。足根関節が照射野の中心に来るように調整し，照射範囲は脛骨遠位，中足骨近位までが含まれるようにする。

肢端部の撮影では，足根関節から肢端部末梢までが照射範囲に含まれるように撮影すればよい。

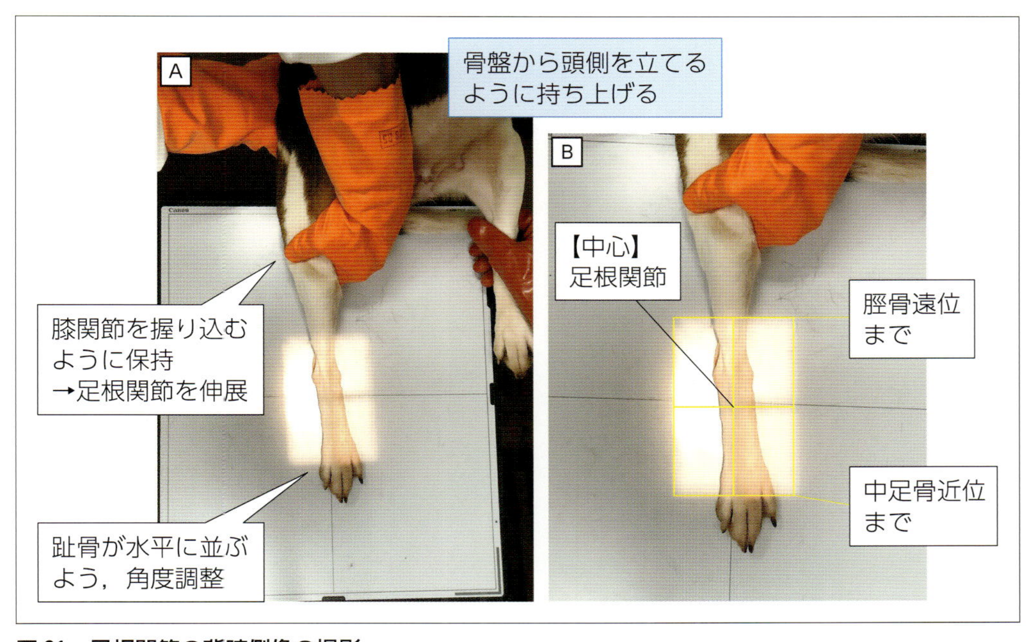

図 21　足根関節の背蹠側像の撮影

☑ CHECK　撮影前のチェック項目：足根関節の背蹠側像

- □ 脛骨遠位，中足骨近位が照射範囲に含まれているか？
- □ 肢端部がディテクタに密着しているか？
- □ 趾骨が水平に並んでいるか？

☑ CHECK　撮影前のチェック項目：肢端部の背蹠側像

- □ 足根関節から肢端部末梢までが照射範囲に含まれているか？
- □ 肢端部がディテクタに密着しているか？
- □ 趾骨が水平に並んでいるか？

❖ 撮影後の確認

図 22，23 に撮影画像の例を示す。

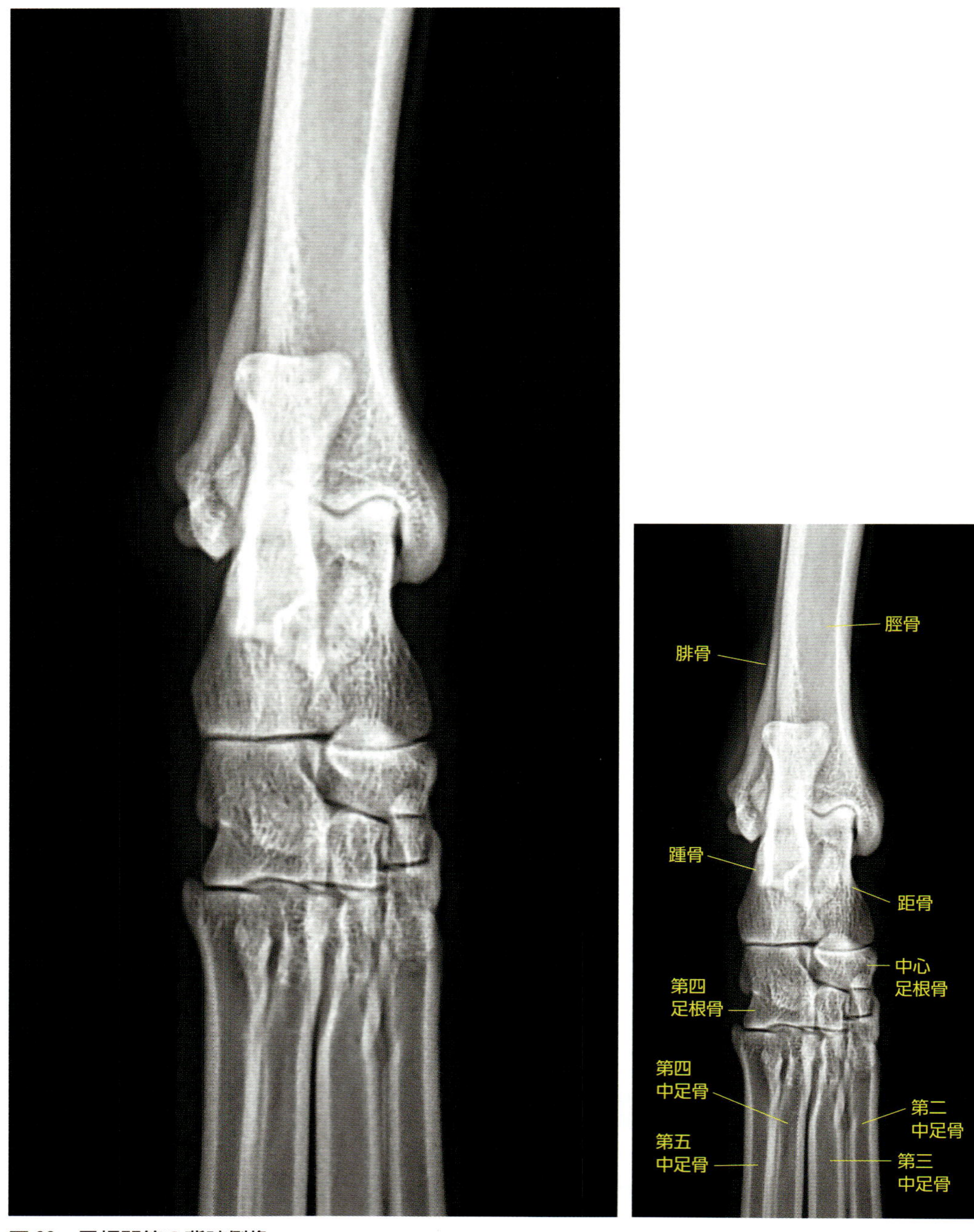

図 22　足根関節の背蹠側像

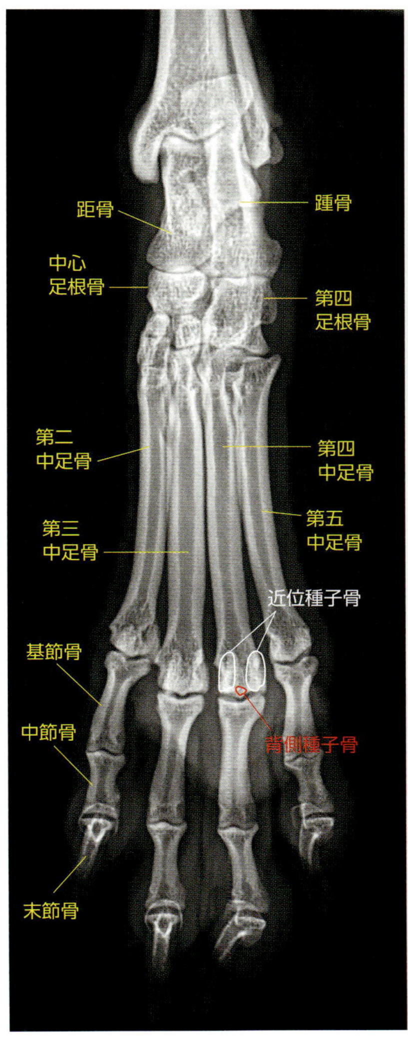

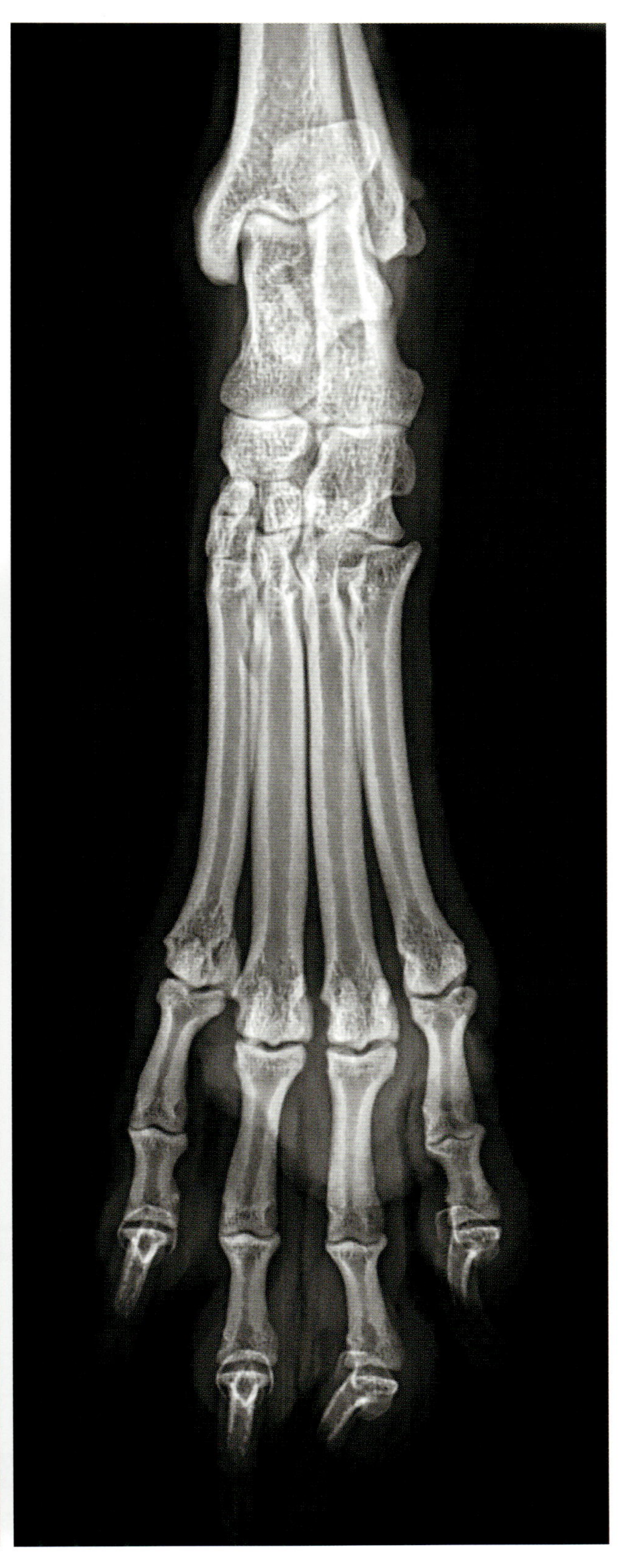

図 23　肢端部の背蹠側像

7　足根関節（肢端部）の内外側像

❖ 保定，照射範囲の調整（図 24）

①足根関節は伸展，屈曲させすぎず，90 度からやや鈍角になる程度の角度で保持する。

②足根関節を触知して照射野の中心にくるように調整し，脛骨遠位，中足骨近位までが照射範囲に含まれるように撮影する。

肢端部の撮影法は足根関節とほとんど同じである。足根関節から肢端部末梢までが照射範囲に含まれるように撮影すればよい。

内外側像では，中足骨が垂直に並ぶように撮影すると，きれいな画像となる。

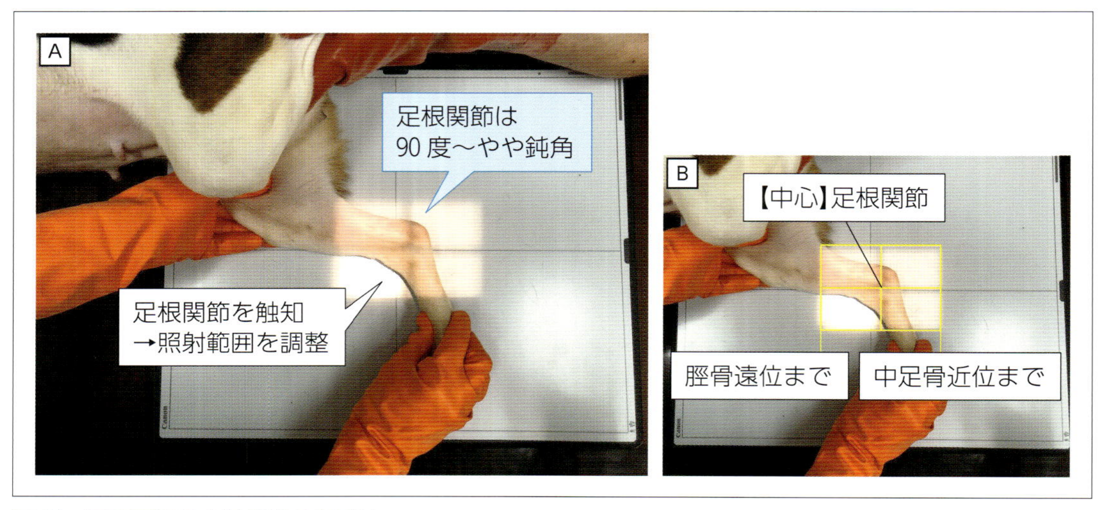

図 24　足根関節の内外側像の撮影法

☑ CHECK　撮影前のチェック項目：足根関節の内外側像

- □ 足根関節は 90 度～やや鈍角になる程度の角度か？
- □ 中足骨が垂直に並んでいるか？
- □ 照射野は足根関節が中心で，脛骨遠位～中足骨近位までが含まれているか？

☑ CHECK　撮影前のチェック項目：肢端部の内外側像

- □ 足根関節から肢端部末梢までが照射範囲に含まれているか？
- □ 中足骨が垂直に並んでいるか？

❖ 撮影後の確認

図 25，26 に撮影画像の例を示す。

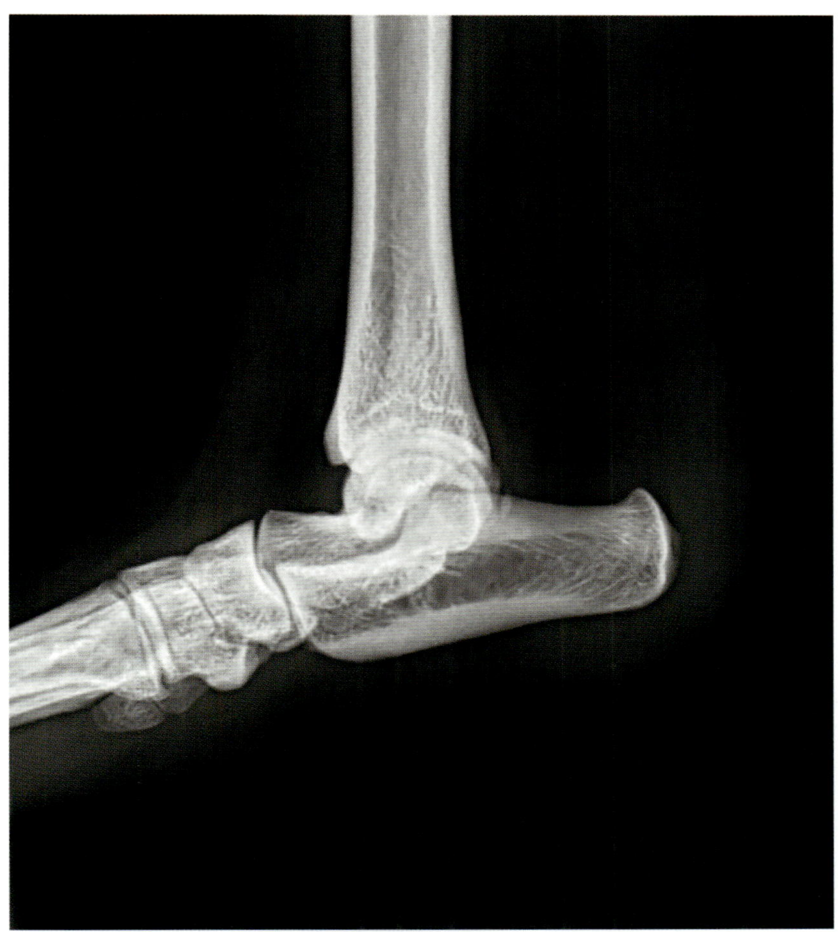

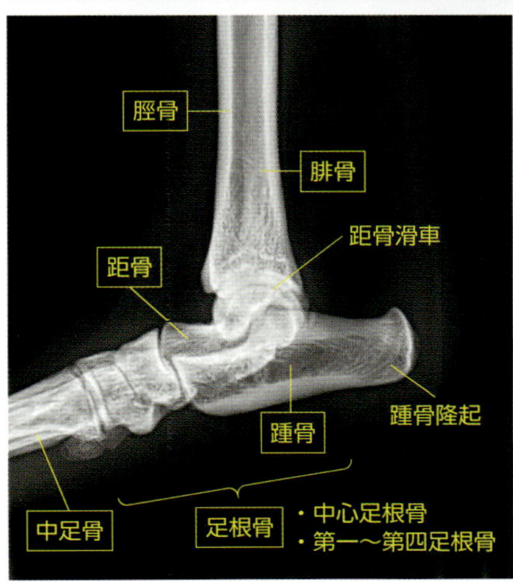

図 25　足根関節の内外側像

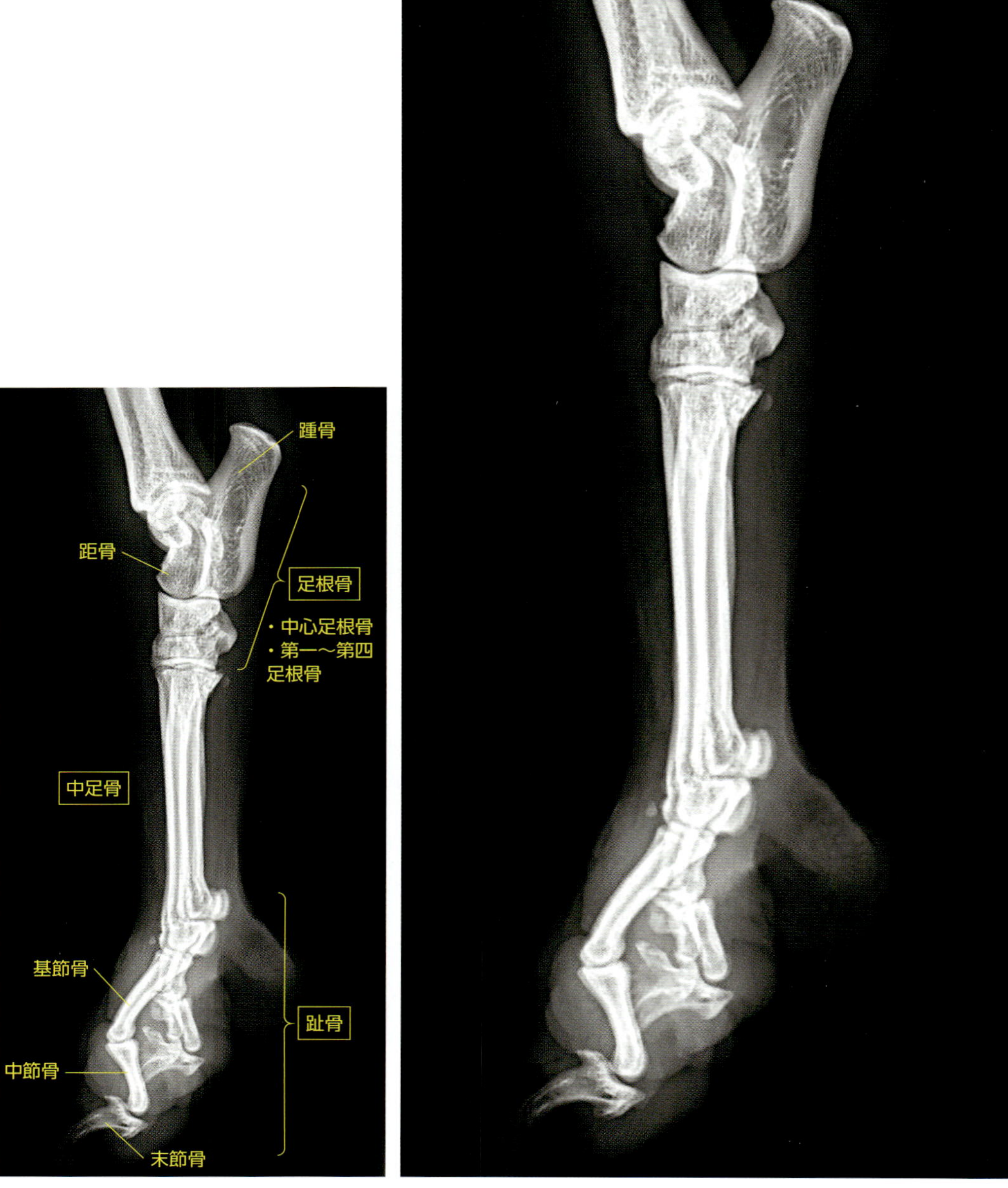

図 26　肢端部の内外側像

コツ　足根関節を伸展させる撮影法

内外側像については，前述の背蹠側像と同様に膝関節を握り込むように保持することによって足根関節を伸展させて撮影することもあると思う。この方が保定しやすく，さらに足根関節と一緒に肢端部まで含めて撮影できることがメリットである。しかし，足根関節を伸展させてしまうと，関節炎の際にみられる関節液の増量の所見が検出しづらくなってしまうデメリットがあることに注意が必要である（**図 27**）。

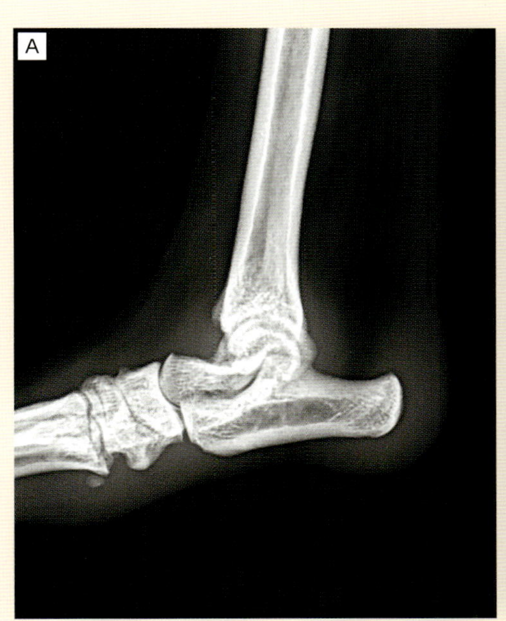

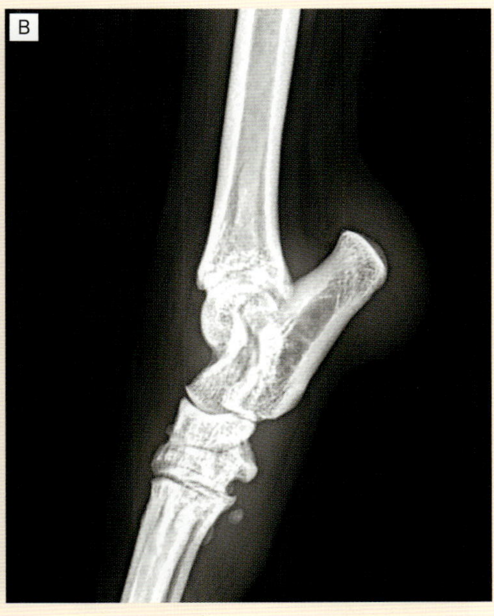

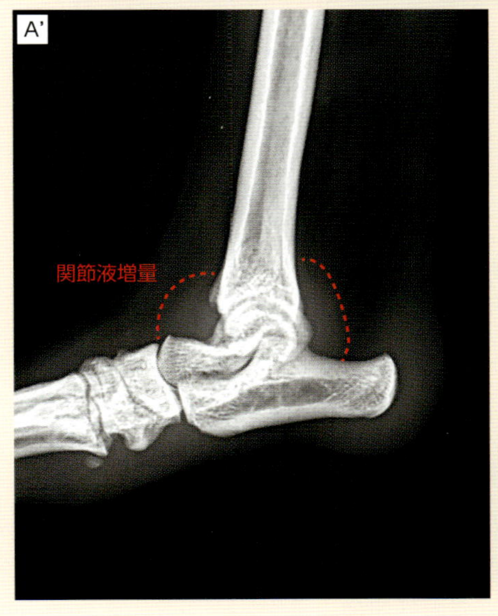

図 27　足根関節の関節炎の症例
足根関節の関節液増量の所見を認める（A'：点線）。Bのように足根関節を伸展させると，足根関節の背側，蹠側のスペースがともに狭くなってしまうため，この所見を捉えづらくなってしまう。

3 四肢の特殊撮影

Introduction

❖ 指骨の評価に適した撮影

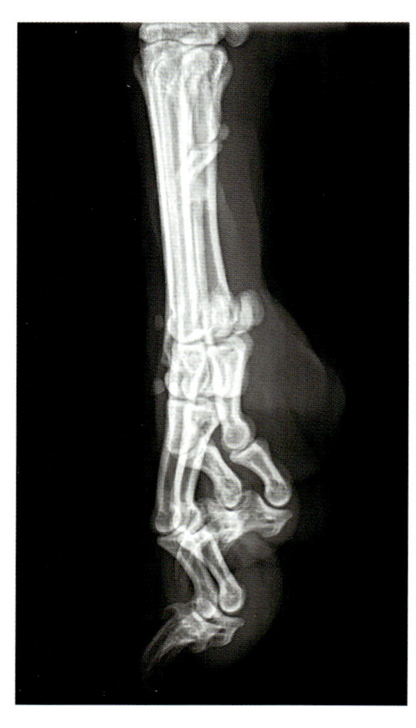

図１　撮影の失敗例
症例：雑種犬，５歳齢，雌

研修医・先生，散歩中に爪をひっかけて出血した犬の肢端部を撮ってみました（**図１**）。

指導医・これだと指が全部重なって全然評価できませんよね。

研修医・ですよね……。一応２方向で撮影したんですけど，指の病変って内外側像じゃ分からないから背掌側像だけでいい気がしていました。

指導医・そんなことはありません。ちゃんと指の内外側像の撮影法があります。テープを使って指どうしを離してあげればいいんですよ。

研修医・なるほど。ただ単純に２方向撮ればいいわけではないってことですね。

指導医・前後肢の基本的な２方向撮影以外にも有用な撮影法がいくつかありますから，今回はそれらを紹介しておきましょう。

1　指（趾）の内外側像

❖ 適応

指（趾）骨の評価をしたい場合に撮影する。特に猫は指節間関節が屈曲しているため，背掌／背蹠側像や掌背／蹠背側像では中・末節骨の評価が困難な場合が多く，有用である。

❖ 保定

肢端部の内外側像の要領で保定する（p.185 を参照）。つまり，中手骨（中足骨）が垂直に並ぶように保定する。

第２，５指（趾）の爪にサージカルテープの一端をつけ，第２指を尾側に，第５指を頭側に牽引し，指間を開いて撮影する（**図２A**）。このとき，指は頭尾方向からやや近位側に向かって牽引すると，より指間が開きやすい。

保定者が前腕部をうまく保定できない場合には，第５指につけたテープをディテクタに接着させ，撮影者自身で前腕部を保定してもよい（**図２B**：◌）。

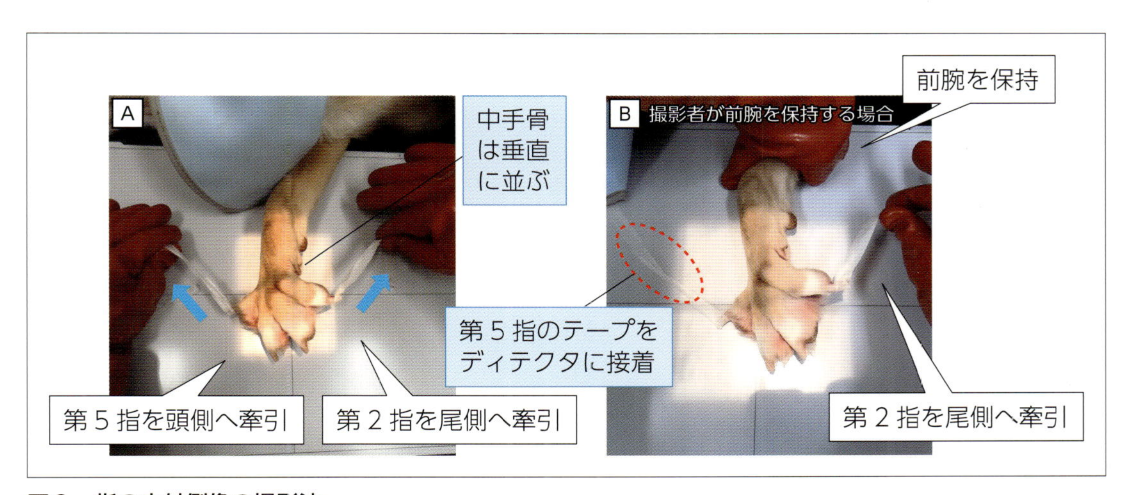

図２　指の内外側像の撮影法
やや近位側に向かって牽引すると，よく指（趾）を分離できる。

☑ CHECK　撮影前のチェック項目：指（趾）の内外側像

- □ 第２指（趾）を尾側に，第５指（趾）を頭側に牽引しているか（肢端部の背側面がみえているか）？

コツ　テープのつけ方のコツ

テープは爪に巻きつけるのではなく，テープで爪を挟み，テープの粘着面どうしを接着させるようにすると外れにくい（**図3A，B**）。

また，爪が剥がれているなどの理由で爪にテープをつけられない場合には，指（趾）の股をテープで挟むようにするとよい。ただし指（趾）間は開きにくくなる。

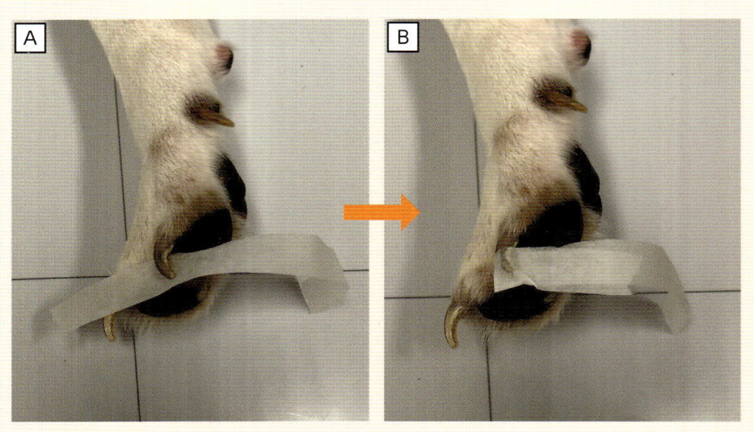

図3　テープの付け方
テープは爪に巻き付けるのではなく，A→Bの手順で，テープで爪を挟み込むようにすると外れにくい。

コツ　「肢端部の背側面がみえるように牽引」と覚える

第2，5指（趾）をどちら側に牽引するか忘れてしまいがちであるが，「撮影者の上からの視点で，必ず肢端部の背側面がみえるように保定する」と覚えておけばミスはなくなる。

❖ 撮影後の確認

図4，5に撮影画像の例を示す。第2～5指（趾）骨が重複することなく描出されていれば成功である。

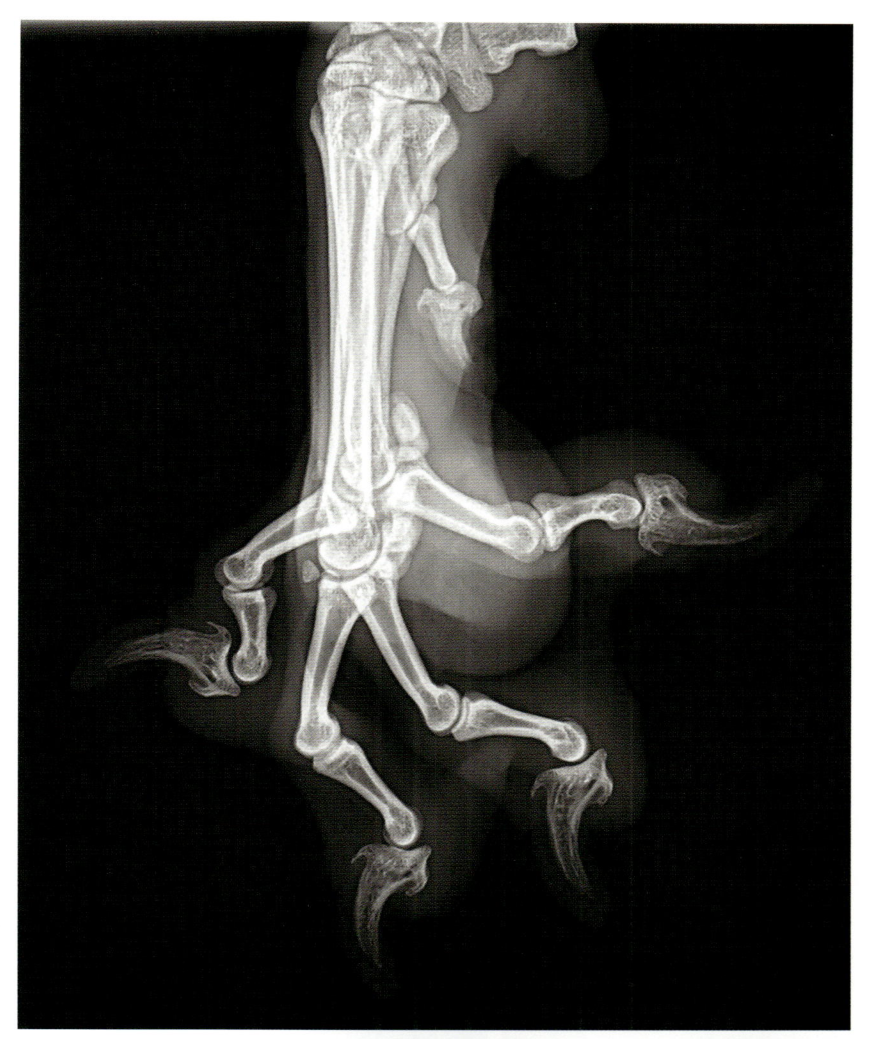

図４　指（趾）の内外側像１

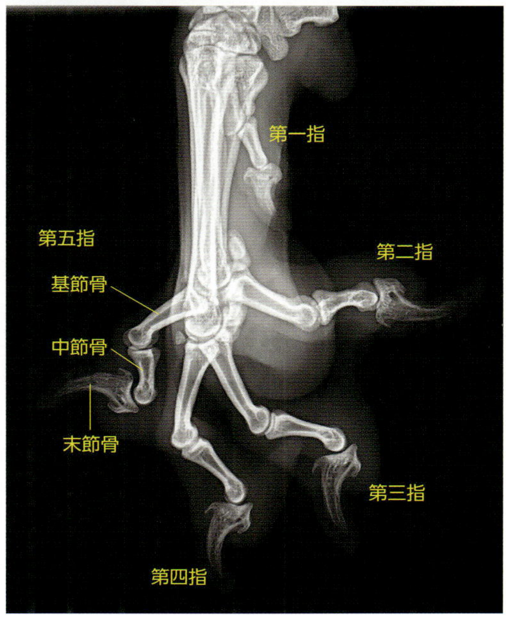

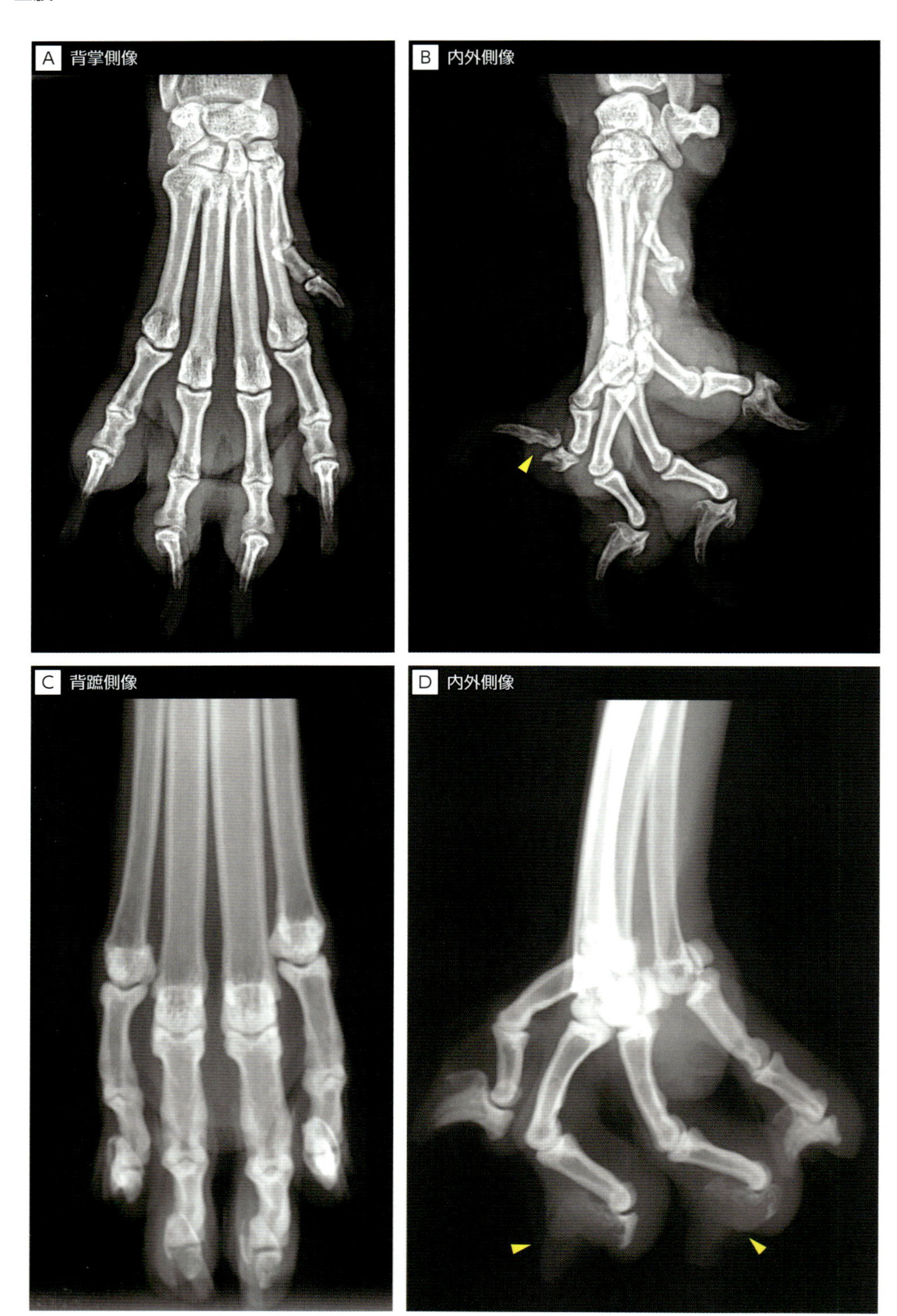

図5　指（趾）の内外側像２

A，B：散歩中に側溝に前肢の指を引っ掛けて出血した犬の画像である。背掌側像では異常を捉えられないが（A），内外側像では第５指末節骨が骨折していることが分かる（B：矢頭）。

C，D：原発性肺腫瘍の肢端部への転移（肺指症候群）の猫の後肢端の画像である。猫では指節間関節が屈曲しているため背蹠側像では末節骨が評価しづらい（C）。内外側像では，第３，４趾の末節骨がいずれも溶解していることが分かる（D：矢頭）。

2 肘関節の屈曲内外側像

❖ 適応

肘関節の変形性関節症の評価，および肘突起癒合不全（UAP）の診断に用いられる。

種々の疾患における肘関節の変形性関節症では，最初に肘突起の近位面に骨棘が形成される場合が多いとされ，骨棘の高さがグレーディングに用いられる。また，成長板が閉鎖していない若齢犬では，通常の肘関節の内外側像において上腕骨内側上顆の成長板の陰影がちょうど肘突起と重複するため，正常であっても，あたかもUAPかのように錯覚してしまう場合がある（**図6**）。これらの理由から，特に若齢犬での早期の変形性関節症の診断やUAPの診断には，肘突起がきれいに描出される屈曲内外側像が有用となる。

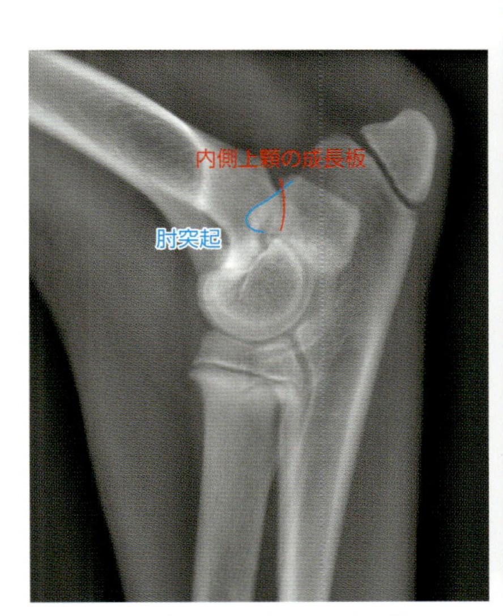

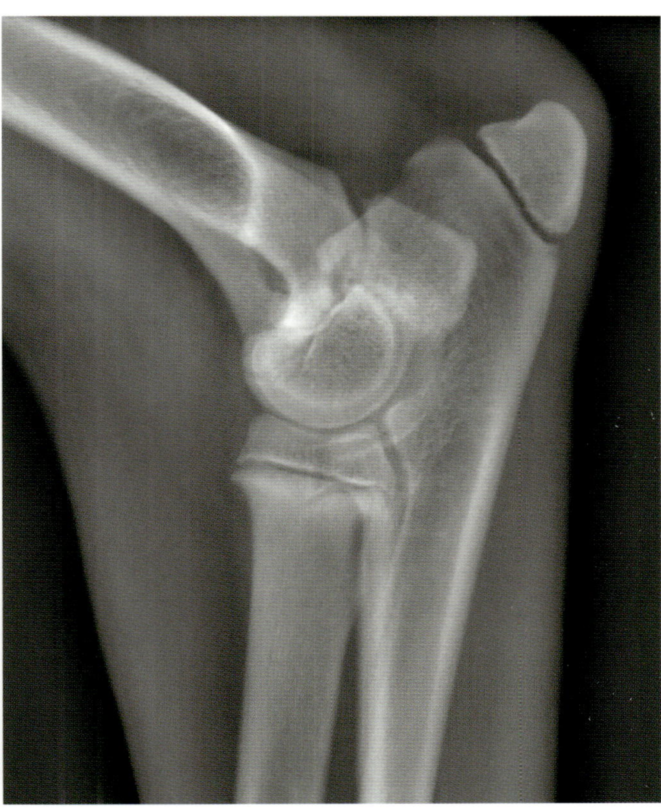

図6　若齢犬の肘関節の内外側像
若齢犬では，通常の肘関節の内外側像では上腕骨内側上顆の成長板の陰影が肘突起と重複することにより，肘突起癒合不全かのようにみえてしまう場合がある。

❖ 保定（図７）

肘関節の内外側像の要領で保定する。

手根部を保持し，可能な限り肘関節を屈曲させる。手根部を頭部の下に持ってくる程度にしっかり屈曲させることが重要である（**図７A**：→）。

> **コツ**　動物が肘関節の屈曲に抵抗するようであれば，補助者が肩甲部背側を腹側に向かって押し込むように保定してやるとよい（**図７A**：→）。

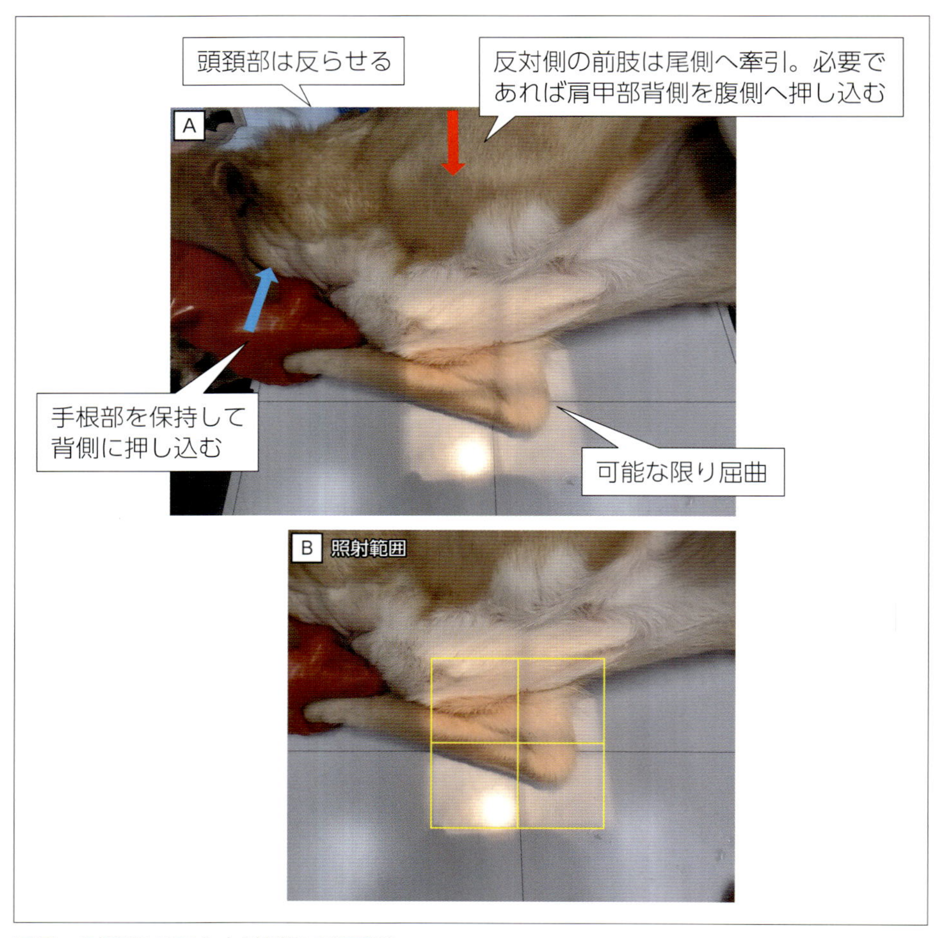

図７　肘関節の屈曲内外側像の撮影法

☑ CHECK　撮影前のチェック項目：肘関節の屈曲内外側像

- □肘関節は可能な限り屈曲しているか？

❖ 撮影後の確認

図8に撮影画像の例を示す。うまく撮影できていれば肘突起が明瞭に描出される。

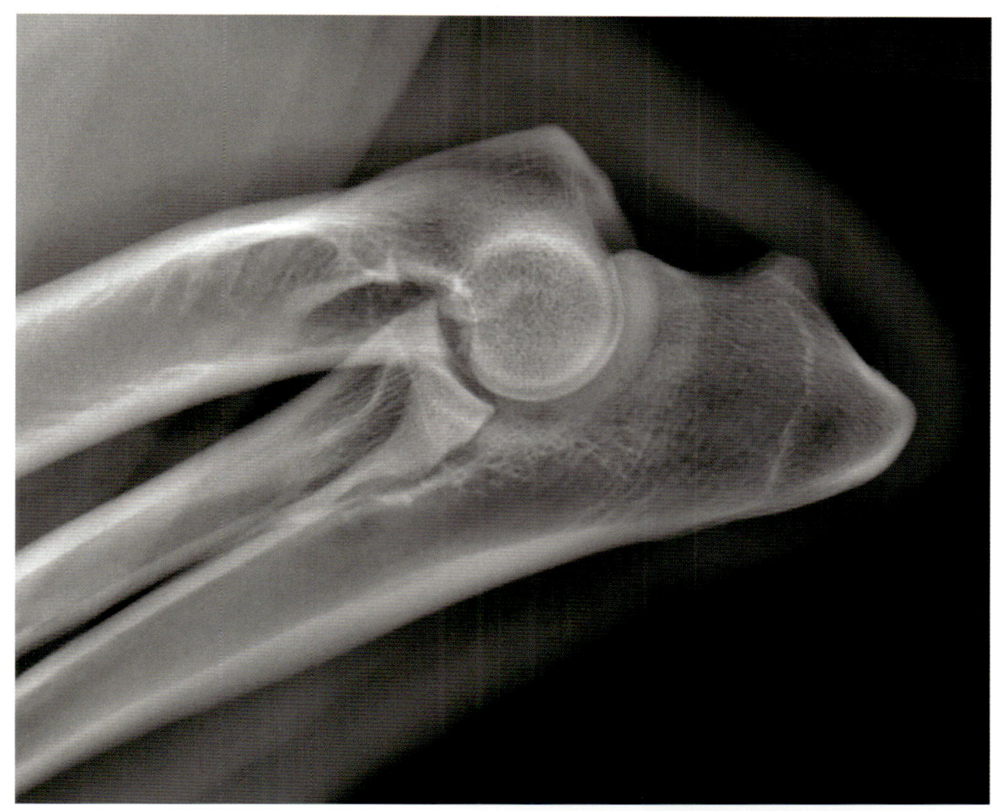

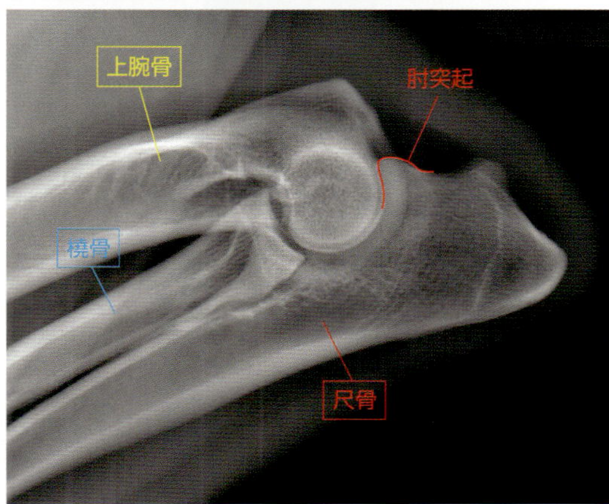

図8　肘関節の屈曲内外側像
理想的な画像。肘突起が明瞭に描出されている。

3 内側鉤状突起の撮影（肘関節の遠位内側－近位外側斜位像：Di35M-PrLO）

❖ 適応

内側鉤状突起分離を診断したい場合に撮影する。内外側像，屈曲内外側像，頭尾側像，頭尾側斜位像などと比較して，内側鉤状突起の異常の検出に優れていることが報告されている。

❖ 保定

肘関節の内外側像の要領で保定する。

肘関節を 90 度に屈曲し，前腕部を 35 度挙上，肢端部を 40 度回外する（図９）。

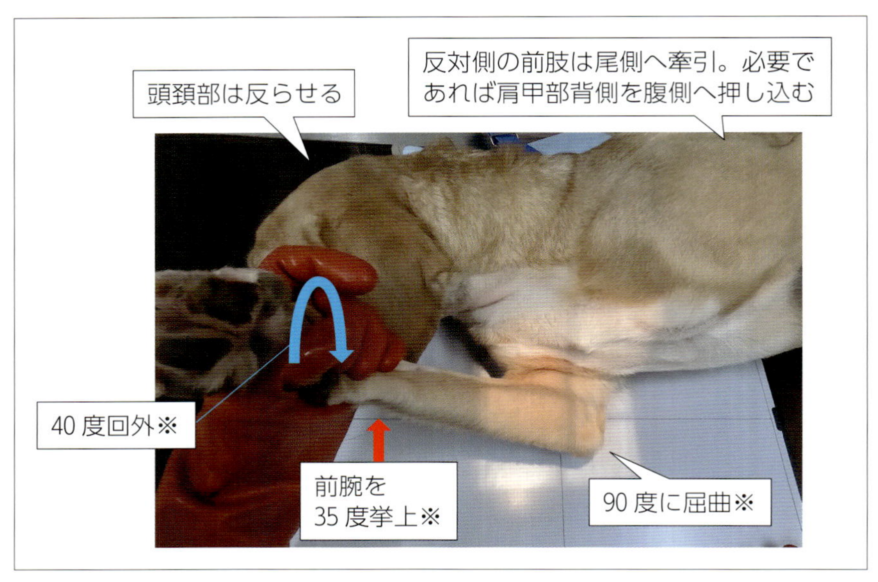

図９　内側鉤状突起の撮影法（Di35M-PrLO）
※実際には正確な角度は測定困難なため，目測で撮影して画像を確認することになる。

☑ CHECK　撮影前のチェック項目：内側鉤状突起の撮影

- □肘関節は 90 度に屈曲し，前腕部を 35 度挙上，肢端部を 40 度回外しているか？

❖ 撮影後の確認

図 10，11 に撮影画像の例を示す。うまく撮影できていれば，内側鉤状突起は上腕骨顆と重複して描出される（図 10）。

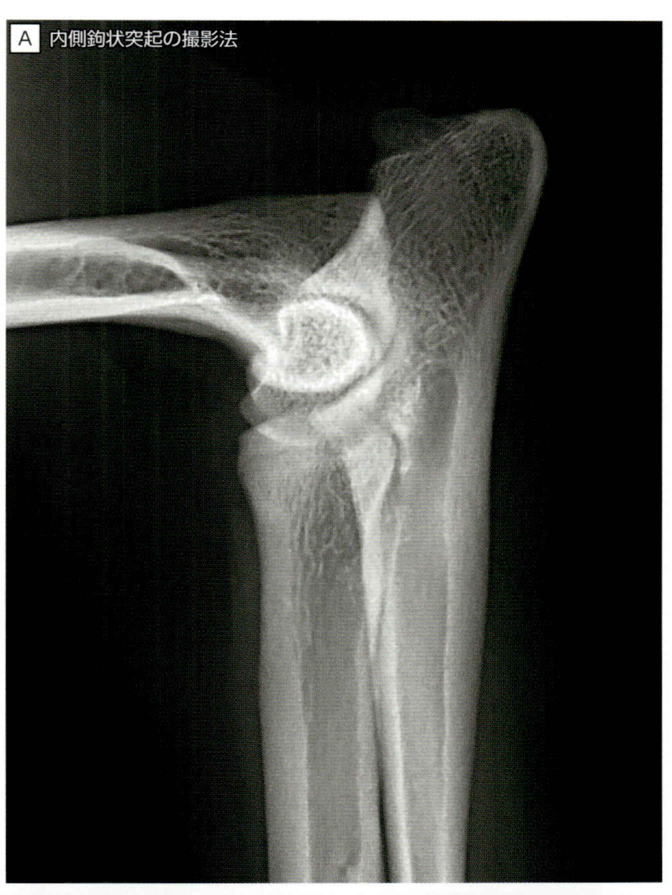

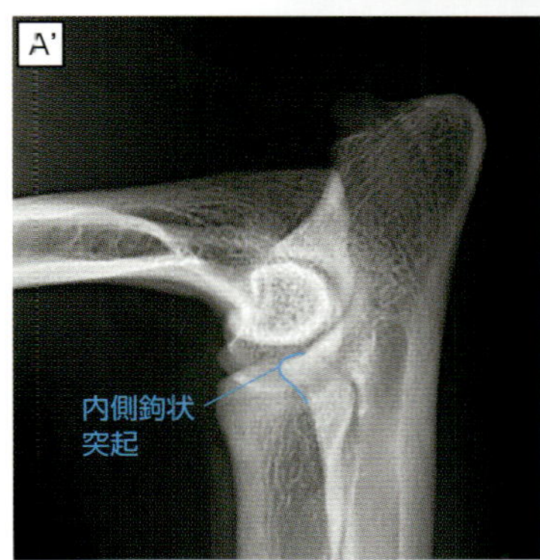

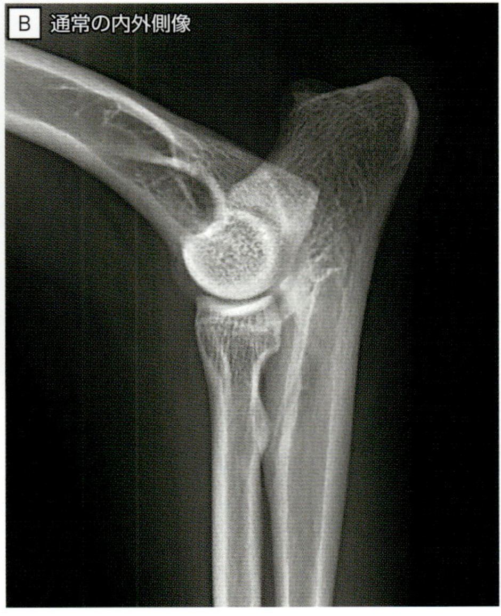

図 10　内側鉤状突起の撮影画像（Di35M-PrLO）
通常の内外側像（B）と比較して，内側鉤状突起の陰影が明瞭に検出できる（A）。

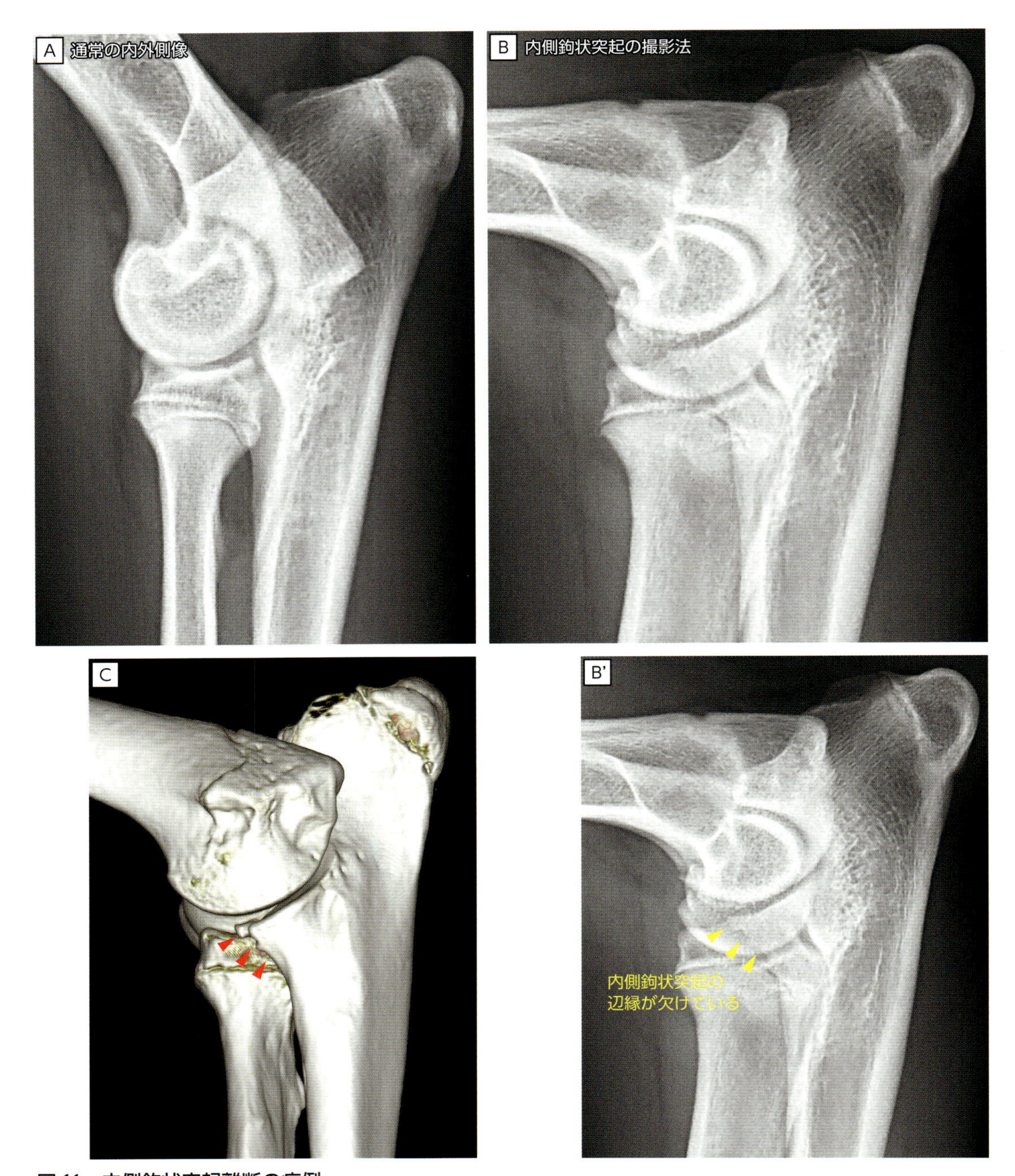

図 11　内側鉤状突起離断の症例
通常の内外側像（A）では診断困難であるが，内側鉤状突起の撮影法を用いると（B），辺縁が欠けたような形状をしていることが分かる。C は対応する 3DCT 画像である（矢頭が欠けている箇所）。

4 肩甲骨のラテラル像（内外側像）

❖ 適応

肩甲骨を評価したい場合に撮影する。

❖ 保定（図 12）

撮影したい側をディテクタ側にして側臥位に保定する。反対側の前肢は尾側に牽引する。肘関節を保持し，上腕骨を使って肩甲骨を突き上げるイメージで背側へと押し込む。
肩甲骨を触知して照射範囲を絞り込む。

❖ 撮影後の確認

図 13 に撮影画像の例を示す。

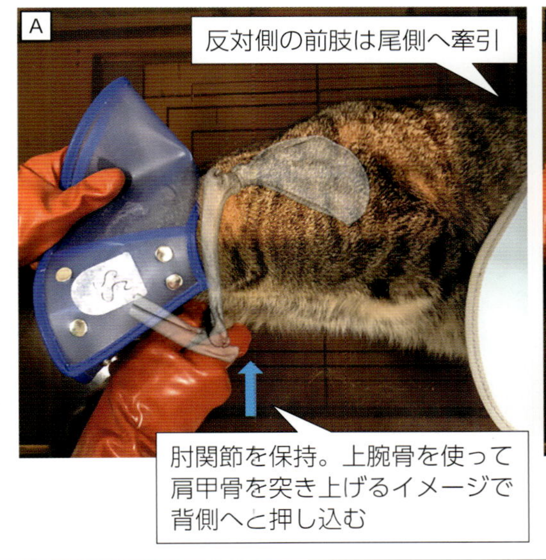

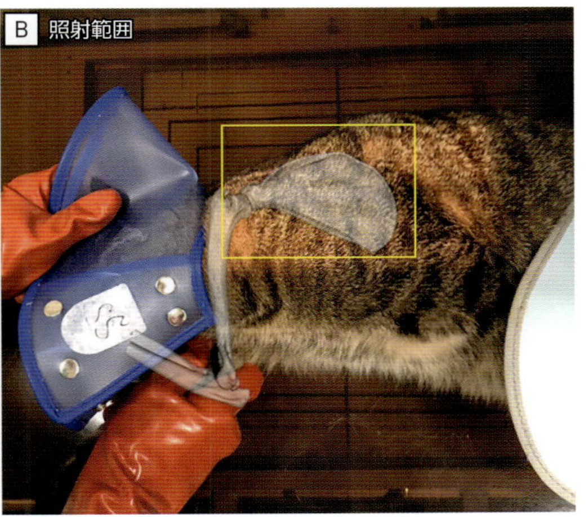

図 12　肩甲骨のラテラル像の撮影法

☑ CHECK　撮影前のチェック項目：肩甲骨のラテラル像

□ 肘関節を保持し，上腕骨を使って肩甲骨を突き上げるイメージで背側に押し込んでいるか？

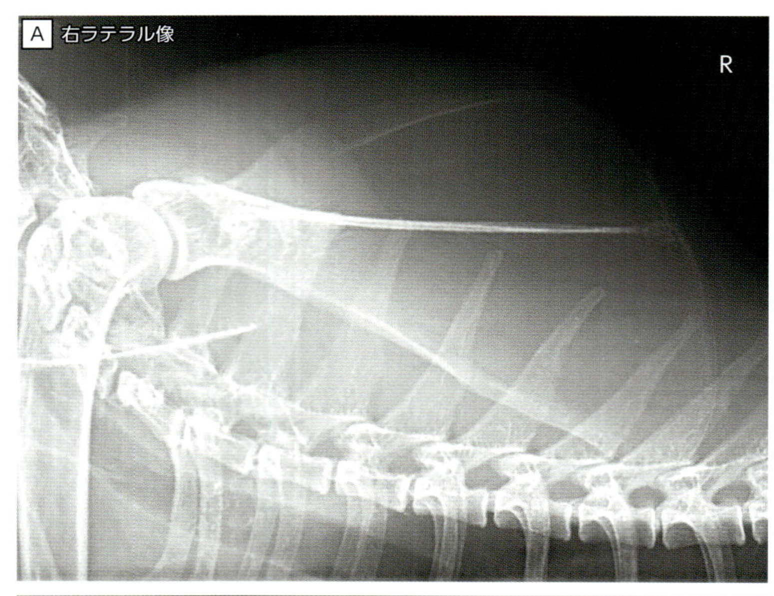

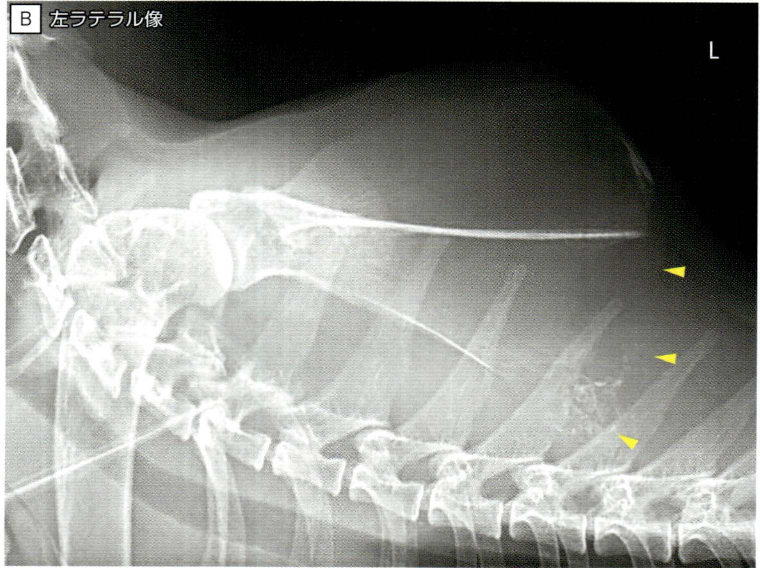

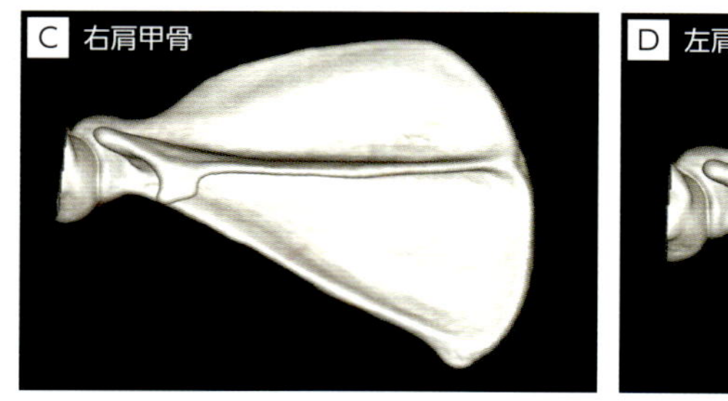

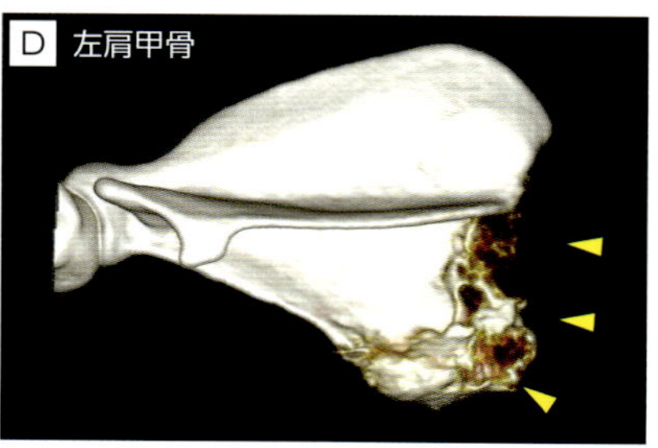

図 13　肩甲骨のラテラル像
A，B は骨軟骨腫症の猫の肩甲骨のラテラル像であり，左側肩甲骨の溶解と骨増生が認められる（B：矢頭）。C，D は対応する CT 画像である。

5 手（足）根関節のストレス像

❖ 適応

手（足）根関節の脱臼，骨折などの診断に用いる。

❖ 保定（図 14）

手（足）根関節の背掌側像（掌背側像）や内外側像と同じ要領で保定する。

手（足）根関節の近位および遠位を，反対側に力が加わるように紐状のもので牽引するか，棒状のもので押すことによってストレスをかけて撮影する。

❖ 撮影後の確認

図 15 に撮影画像の例を示す。

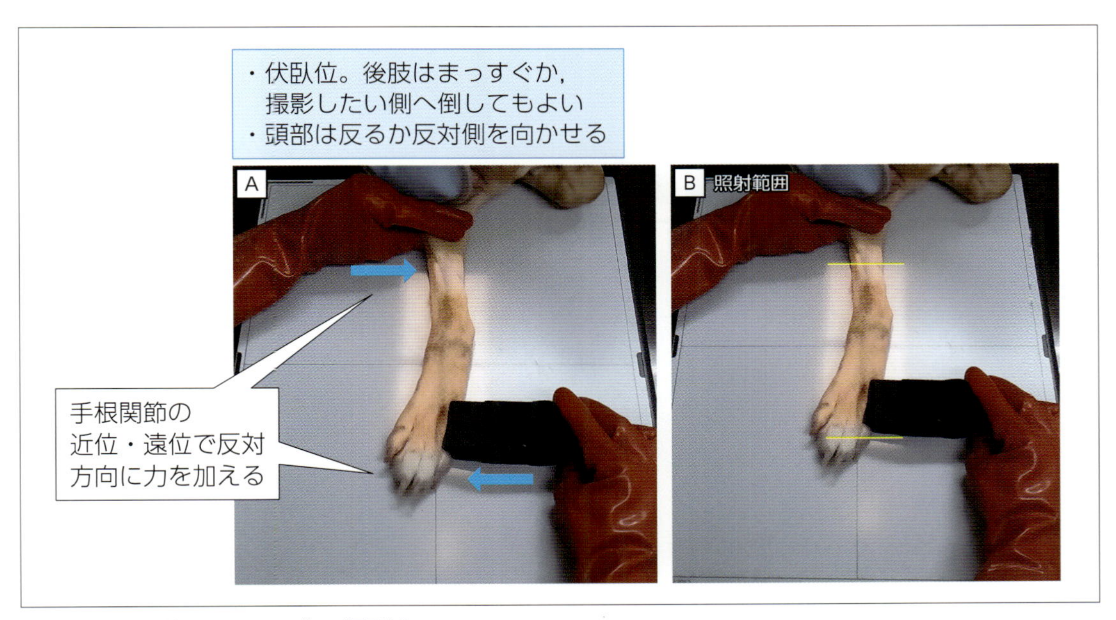

図 14　手根関節のストレス像の撮影法
図ではスポンジを用いて押しているが，テープで牽引してもよい。

☑ CHECK　撮影前のチェック項目：手（足）根関節のストレス像

□手（足）根関節の近位・遠位に，反対のストレスをかけているか？

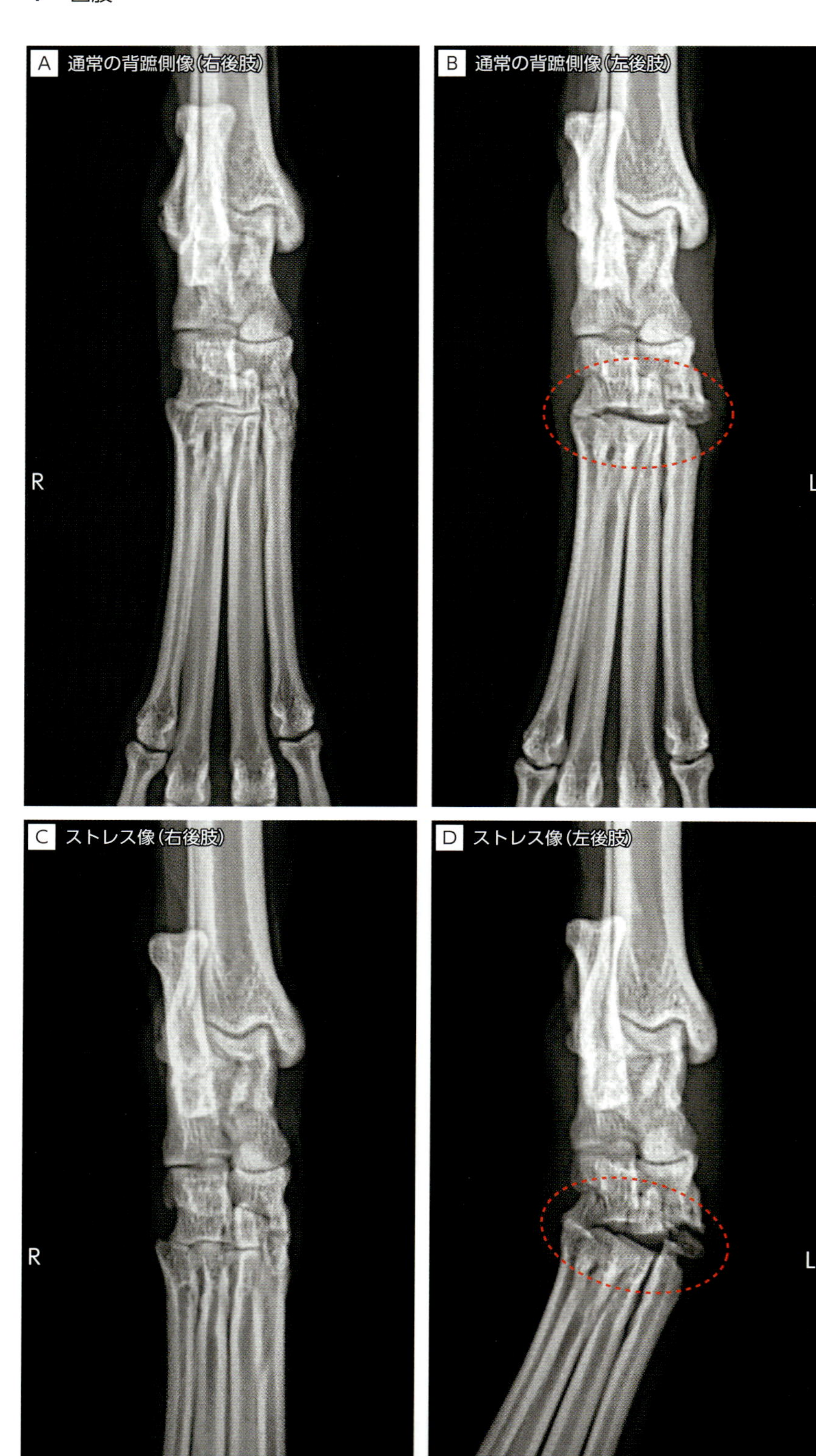

図 15　足根関節のストレス像：左側足根関節脱臼の症例

通常の背蹠側像（A，B）でも足根骨-中足骨間のギャップが認められるが（点線），ストレス像（C，D）では左右差が明らかである。

6 膝関節のストレス像

❖ 適応

前十字靭帯損傷の診断に用いる。脛骨圧迫試験をX線に応用したものである。

なお，前十字靭帯の部分損傷の症例においても脛骨の頭側偏位を捉えることができるとされる一方で，正常犬でどの程度偏位するのか基準値が存在しないことから，この撮影法はあくまで診断の一助とすることを推奨している成書もある。

❖ 保定（図16）

膝関節の内外側像の要領で保定する。

①膝関節を90度に屈曲させ，まず足根関節は伸展させた状態で通常の内外側像を撮影する（**図16A**）。

②足根関節を可能な限り屈曲させた状態で再度撮影する（**図16B**）。

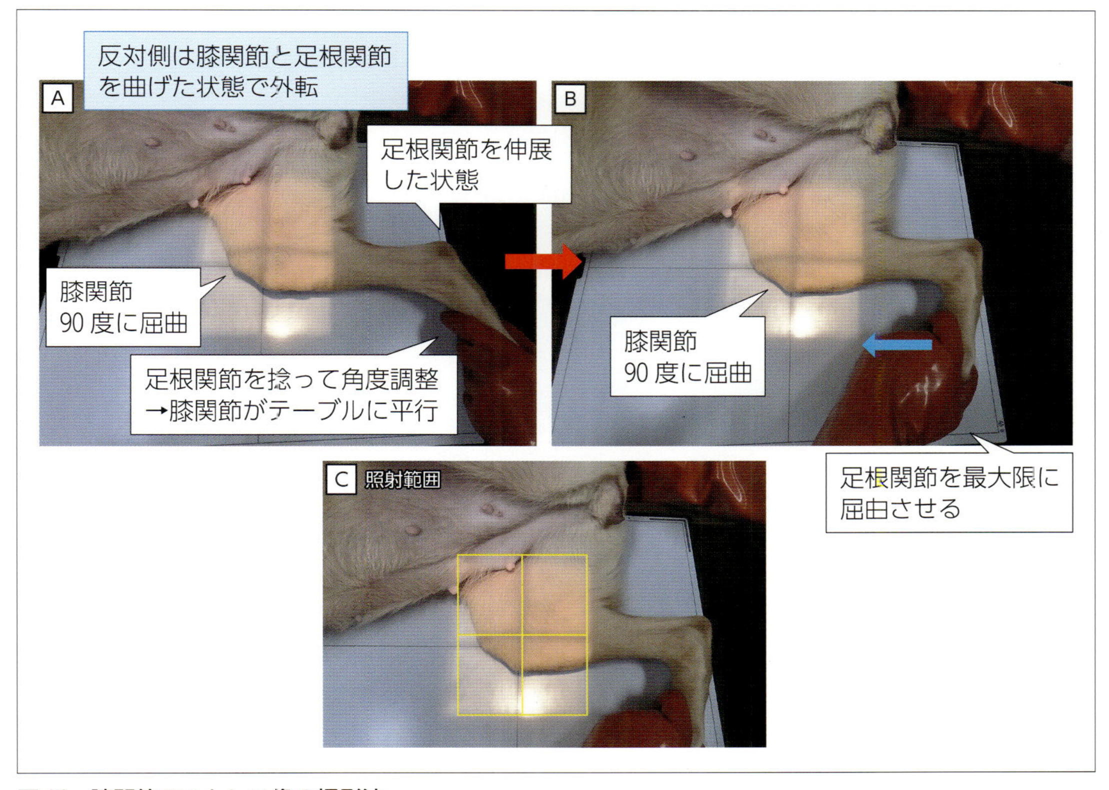

図16　膝関節のストレス像の撮影法

☑CHECK　撮影前のチェック項目：膝関節のストレス像

□膝関節を90度，足根関節を最大限に屈曲しているか？

❖ 撮影後の確認

図 17 に撮影画像の例を示す。脛骨の頭側偏位および膝窩筋種子骨の遠位側への偏位を認める場合には，前十字靭帯の損傷が疑われる。

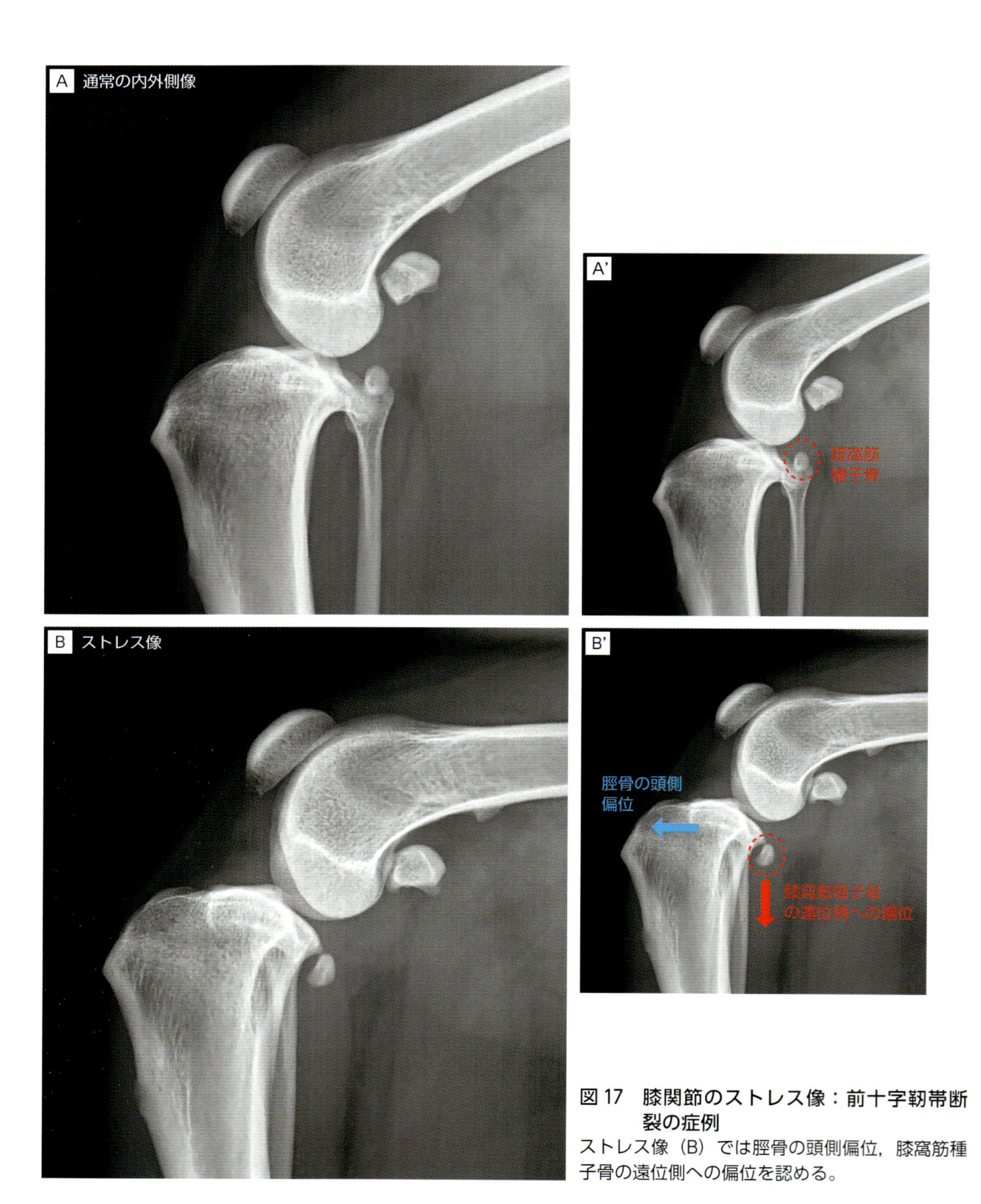

図 17　膝関節のストレス像：前十字靭帯断裂の症例
ストレス像（B）では脛骨の頭側偏位，膝窩筋種子骨の遠位側への偏位を認める。

付録

撮影条件表の一例

表1〜3に各部位の撮影条件の例を示す。これらはあくまで一例であり，実際に要求される線量は個々の装置によって異なる。必ず感度指標値や画像のノイズを確認し，施設ごとに適切な撮影条件表を作成する必要があることに留意されたい。

表1　胸部

	管電圧（kV）	管電流（mA）	撮影時間（秒）	mAs
超小型犬，猫	70	250	0.008	2
小型犬	75	250	0.008	2
中型犬	85	250	0.008	2
大型犬	95	250	0.008	2
超大型犬	105	250	0.01	2.5

表2　腹部，脊柱および骨盤

	管電圧（kV）	管電流（mA）	撮影時間（秒）	mAs
超小型犬，猫	60	250（50）	0.02（0.1）	5
小型犬	65	250（50）	0.02（0.1）	5
中型犬	65	250（50）	0.0256（0.128）	6.4
大型犬	75	250（50）	0.0256（0.128）	6.4
超大型犬	85	250（50）	0.0256（0.128）	6.4

（　）内はブレを利用した胸腰椎の VD 像の撮影条件

表３　四肢および頭頚部

	管電圧 (kV)	管電流 (mA)	撮影時間 (秒)	mAs
四肢＊	40～60	250	0.008～0.016	２～4.0
頭頚部＊	50～60	250	0.01～0.016	2.5～4.0
大型犬の肩関節	60～70	250	0.02～0.0256	５～6.4
大型犬の頭頚部	60～70	250	0.02～0.0256	５～6.4

＊グリッドは使用しない

索引

著者

新坊弦也(しんぼう げんや)

北海道大学 大学院獣医学研究院 附属動物病院 助教。博士(獣医学)。

2011年北海道大学獣医学部獣医学科卒業後，2年間の動物病院勤務を経て獣医教育・先端技術研究所にて画像診断のレジデントとして勤務。2015年より帯広畜産大学動物医療センターにて，小動物の画像診断に従事。2018年より北海道大学 大学院獣医学研究院 附属動物病院 特任助教に着任。2019年博士号取得。2023年10月より現職。画像診断全般に従事しながら，主にX線検査の撮影と読影について研修医の指導や学生の教育を行う。また，学会での講演や執筆を通じてその知識と技術の普及に努める。著書に『画像とシェーマで学ぶ犬と猫の超音波vol.3 腹部 下巻』(分担執筆，学窓社)，『猫の超音波検査 描出から診断・治療まで』(分担執筆，エデュワードプレス)など。

コツと理論がわかる犬と猫のX線撮影ガイド
ポジショニング・撮影条件・疾患別の撮影方向の考え方

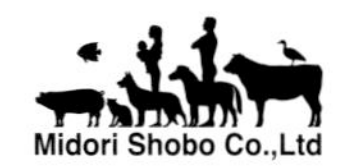

2025年3月1日　第1刷発行

著　者……新坊弦也
発行者……森田浩平
発行所……株式会社 緑書房
〒103-0004
東京都中央区東日本橋3丁目4番14号
TEL 03-6833-0560
http://www.midorishobo.co.jp
編　集……齊藤真央，片山真希
カバーデザイン……メルシング
印刷所……アイワード

ISBN978-4-86811-014-9 Printed in Japan